スポーツ理学療法プラクティス

機能評価診断とその技法

編集
片寄正樹　小林寛和　松田直樹
札幌医科大学　日本福祉大学　国立スポーツ科学センター

文光堂

執筆者一覧 (執筆順)

片寄　正樹	札幌医科大学保健医療学部理学療法学第二講座
吉田　　真	北翔大学生涯スポーツ学部スポーツ教育学科
大見　頼一	日本鋼管病院リハビリテーション科
川島　達宏	いちはら病院リハビリテーション科
岡戸　敦男	スポーツ医・科学研究所スポーツリハビリテーション科
寒川　美奈	北海道大学大学院保健科学研究院
玉置　龍也	横浜市スポーツ医科学センターリハビリテーション科
鈴川　仁人	横浜市スポーツ医科学センターリハビリテーション科
菅原　一博	国立スポーツ科学センターメディカルセンター
宮下　浩二	中部大学生命健康科学部理学療法学科
小林　寛和	日本福祉大学健康科学部リハビリテーション学科
蒲田　和芳	広島国際大学大学院医療・福祉科学研究科
坂本　飛鳥	広島国際大学大学院医療・福祉科学研究科
中本　亮二	ユニバース株式会社
松田　直樹	国立スポーツ科学センターアスリートリハビリテーション
浅野　昭裕	中部学院大学看護リハビリテーション学部理学療法学科
熊田　　倫	碧南市民病院放射線科
小林　　匠	北海道千歳リハビリテーション大学健康科学部リハビリテーション学科
高島　弘幸	札幌医科大学附属病院放射線部
竹林　庸雄	札幌円山整形外科病院
林　　典雄	運動器機能解剖学研究所
谷口　圭吾	札幌医科大学保健医療学部理学療法学第二講座
加藤　拓也	北海道社会事業協会帯広病院リハビリテーション科
森泉　茂宏	森山メモリアル病院リハビリテーション科
金子　文成	札幌医科大学保健医療学部理学療法学第一講座
大工谷新一	エムスリードクターサポート株式会社
坂田　　淳	横浜市スポーツ医科学センターリハビリテーション科
高橋佐江子	国立スポーツ科学センタースポーツ科学部
永野　康治	日本女子体育大学体育学部スポーツ健康学科
堀田　泰史	大宮アルディージャフィジオセラピスト
伊藤　　渉	新潟医療福祉大学医療技術学部理学療法学科
田中　彩乃	国立スポーツ科学センターメディカルセンター
中條　智志	松本山雅FC
島田真梨子	国立スポーツ科学センター
広瀬　統一	早稲田大学スポーツ科学学術院
小山　貴之	日本大学文理学部体育学科
金村　朋直	がくさい病院
野村　真嗣	スポーツ医・科学研究所
板倉　尚子	日本女子体育大学健康管理センター

スポーツ理学療法プラクティスシリーズ
序　文

　競技スポーツ・健康スポーツを実践する人の増加にあわせて，スポーツ外傷・障害に対する理学療法も多くの医療機関で実施されるようになってきた．一方では，さまざまなスポーツ医科学サービスを提供する施設やスポーツフィールドにおいても，主要な医科学サポートのひとつとして認識されるようになってきている．

　このような中，2020年東京オリンピック・パラリンピックの開催決定は，わが国のスポーツ理学療法シーンにも大きなインパクトを与えた．世界中から集うトップアスリートへの貢献には，グローバルスタンダードを意識したスポーツ理学療法の展開も期待される．これまでスポーツ外傷・障害と向き合ってきたわが国の理学療法士の多くは，2020年東京オリンピック・パラリンピックに向けて自らの専門性の貢献を期待するとともに，この分野の発展の願ってもない好機と考えているであろう．理学療法の基本的治療スキルをスポーツ外傷・障害に応用してきたわが国のスポーツ理学療法の黎明期から，安全で高い達成感を確保したスポーツ活動を支える，より専門的で実践的なスポーツ理学療法を展開する発展期への移行を実現していく好機ともとらえることができる．

　一方で，スポーツ理学療法に関する昨今の科学的知見の集積も加速的であり，その応用実践は日常的にそして爆発的に増えている．スポーツ理学療法の国際的学術団体であるIFSPT（International Federation of Sports Physiotherapy）は，グローバル化するスポーツ現場で活躍できる人材として，スポーツ理学療法の高度化に見合うアカデミックスキルとクリニカルスキルを確保した国際資格，Registered International Sports Physical Therapistの認証制度を展開している．

　本シリーズ「スポーツ理学療法プラクティス」は，これらの状況に鑑みグローバルスタンダードにも注視し，医療機関そしてスポーツフィールドで活躍する中上級クラスの理学療法士に必要なレベルを意識した実践的診療指針とするべく適時刊行していくものとして企画された．スポーツ競技への復帰先であるスポーツフィールドをより意識したスポーツ理学療法のための最新知見と実践的臨床スキルを織り交ぜながら系統的に提供することにより，スポーツ理学療法の実践経験が少ない理学療法士でもスポーツ理学療法

の実践に不可欠な思考プロセスやその臨床ポイントを学ぶヒントとなることも目指している．日々蓄積されていく知見を系統的なトピックスとして整理するとともに，ひとつのトピックスを多面的に理解できる実用書として，本シリーズがスポーツ理学療法の最前線で活躍する理学療法士に広く活用されていくことを願ってやまない．

　最後に，これまで，スポーツ理学療法の臨床，教育，研究にかかわり，トップアスリートサポートの実践を経験してきた者が議論を重ね温めてきた構想を，現実のものにしてくださった文光堂，そして直接の編集に携わっていただいた中村晴彦氏，増谷亮太氏にこの場を借りて厚くお礼申し上げます．

2017年8月

札幌医科大学　片寄正樹
日本福祉大学　小林寛和
国立スポーツ科学センター　松田直樹

「機能評価診断とその技法」 序文

　スポーツ競技，スポーツ活動への復帰はスポーツ理学療法の最大の関心事のひとつであり，そのプロセスのためのさまざまな展開がこの分野の発展につながってきている．わが国における「競技復帰」に向けたアプローチは，国際的に「RTP：Rerurn to Play」と表現され，医療の枠組みから飛び出しながら競技復帰に向けたスポーツ理学療法の応用が展開されてきた．このプロセスから Injury Prevention への関心も高まるようになってきた．まさに競技現場でのスポーツ理学療法の展開からの問題提起であったともいえる．やはり，競技復帰，スポーツ活動への復帰にこだわる理学療法の追求がスポーツ理学療法の根幹をなすといってもよいのかもしれない．

　これまでこだわってきた競技復帰の概念も，スポーツの多様性そしてスポーツ理学療法をとりまく科学的知見，実践的経験を背景に発展的に再整理が進んでいる．2016 年に開催された IFSPT：International Federation of Sport Physical Therapy などが主催する The First International RTS Congress in Bern での議論も背景として，これまでのひとつの概念として整理された Return to Play から，Return to Participation，Return to Sports，Return to Performance の 3 つの段階的構成として整理されるようになった．スポーツのコアバリューが意識される中，スポーツ活動への復帰を個別固有の状況に応じ，安全で達成感の高いスポーツを実践することの重要性を再確認するものとなっている．

　本書では，これらの背景を踏まえながら，Return to Participation，Return to Sports，Return to Performance を導くスポーツ理学療法のストラテジー立案に不可欠な評価技法について，わが国における状況も鑑みながら吟味構成した．個別固有の状況に応じたスポーツ活動への復帰のためには，もはや身体機能状態の観察評価から，パフォーマンスを阻害する背景原因を多角的に追求する診断的考え方が不可欠なレベルにきている．また，この機能評価診断のクオリティの追求こそが，その先につながるスポーツ理学療法の実践を高めていくプロセスとなる．

　本書のトピックタイトルを「機能評価診断とその技法」としたが，アカデミックスキルとクリニカルスキルの双方のクオリティを確保することの重要性への思いを込めてみた．本書がスポーツ理学療法の最前線で活躍される理学療法士の実用書，そしてさらなる高みに向けたヒントとなることを祈念している．

　最後に，本書の出版にあたり，難しい課題の提示にも多くの時間をかけてご執筆をいただいた著者の皆様に感謝申し上げます．また，企画から出版までのプロセス全てにおいてサポートをいただいた文光堂の中村晴彦氏，増谷亮太氏にこの場を借りて厚くお礼申し上げます．

2017 年 8 月

札幌医科大学　片寄正樹

目次

機能評価診断とその技法

I 総説

1 スポーツ理学療法における評価診断の実践に向けて ……… 片寄正樹 … 2

II 評価技法と治療計画

1 外傷・障害の発生メカニズム …………………………………… 吉田 真 … 8
2 評価，治療に続く予防戦略 ………………………… 大見頼一・川島達宏 … 12

III 検査評価総論

1 理学的検査
　1）alignment ………………………………………………………… 岡戸敦男 … 22
　2）mobility …………………………………………………………… 寒川美奈 … 32
　3）stability …………………………………………… 玉置龍也・鈴川仁人 … 39
　4）coordination …………………………………………………… 菅原一博 … 48
　5）スペシャルテストの活用
　　（1）上肢 ……………………………………………… 宮下浩二・小林寛和 … 56
　　（2）体幹 ……………………………………………… 蒲田和芳・坂本飛鳥 … 66
　　（3）下肢 ……………………………………………… 中本亮二・松田直樹 … 79
2 医用画像―理学療法プログラム立案への活用―
　1）X線 ………………………………………………… 浅野昭裕・熊田 倫 … 90
　2）CT …………………………………………………… 小林 匠・高島弘幸 … 98
　3）MRI ………………………………………………… 高島弘幸・竹林庸雄 … 105
　4）エコー ……………………………………………………………… 林 典雄 … 113
　5）エラストグラフィ ………………………………… 谷口圭吾・加藤拓也 … 122

3　生化学的検査
　1）生化学的検査とその解釈 ················ 森泉茂宏　132

4　筋電図
　1）基礎 ·· 金子文成　141
　2）応用 ·· 大工谷新一　149

5　動作分析評価
　1）肉眼による観察ポイントと分析スキル ········ 坂田　淳　157
　2）フィールド，医療現場などで活用できる手法 ········ 高橋佐江子　168
　3）機器を用いた最先端の手法 ················ 永野康治　177

6　フィールドテスト
　1）サッカー ···································· 堀田泰史　182
　2）ラグビー ···································· 伊藤　渉　189

7　体調管理のためのモニタリング
　1）コンディショニングチェック ·············· 田中彩乃　196
　2）ITを活用したコンディショニング ········ 中條智志・島田真梨子・広瀬統一　201

IV　病態経過に伴う検査評価

1　急性期評価
　1）頭部・頚部外傷 ···························· 小山貴之　208
　2）靱帯損傷 ···································· 金村朋直・小林寛和　214
　3）打撲，肉ばなれ ···························· 野村真嗣・小林寛和　220

2　慢性期評価 ································ 板倉尚子　225

索　引 ··· 235

I

総　説

I 総説

1 スポーツ理学療法における評価診断の実践に向けて

片寄正樹

Essence

- リハビリテーションのプロセスに応じたスポーツ活動のもつ意義を意識した「Return to Participation」「Return to Sports」「Return to Performance」の3段階のスポーツ活動への復帰は，これからのスポーツ理学療法の評価診断において重要なコンセプトとなる．
- スポーツ理学療法の評価診断では，パフォーマンスの阻害状態の観察で終わらせることなく，背景原因を追求する必要がある．アスリートの機能動作的な繊細な課題をあぶり出すイメージで，スペシャルテストを応用することも重要である．

1 競技およびスポーツ活動復帰の段階的定義

　スポーツ活動中の外傷・障害を経験したその時に思うことは「競技を継続できるだろうか」ということであろう．競技の継続が不可能と判断された後には「いつ復帰が可能となるのだろうか」という問いとなる．そして長引く身体機能の不調の状況下においては，「どのレベルで復帰できるのだろうか」と思うようになる．これらはアスリートのスポーツ活動への復帰のプロセスで日常的に経験することである．これらの問いに応えながら目的とする競技そしてスポーツ活動への復帰を進めるためには，復帰を妨げている要因の整理が必要となる．この要因の整理プロセスこそがスポーツ理学療法における評価診断といえる．特に競技およびスポーツ活動復帰のストラテジーを検討するための評価診断では，目的とする競技またはスポーツ活動に「どのレベルで戻るのか」は意識するべきポイントになる．

　「どのレベルで戻るのか」というアスリートサイドの意向は，メディカルサイドの「いつ戻せるのか」の解答に影響を与えてくる．アスリートが考える「どのレベルで戻るのか」は身体状況やとりまく環境で変化していくのは必然で，これに呼応したメディカルサイドの対応も必要である．これまで，スポーツ外傷・障害後の競技復帰は，受傷前の状況への完全復帰をイメージした概念で整理されてきており，スポーツ理学療法の実践プロセスにおいて経験する「競技復帰の条件や考え方の混乱」の要因にもなっていた．さまざまな背景をもつアスリートが考える競技復帰のイメージとメディカルサイドで考える機能回復レベルを基準にした競技復帰のイメージが一致しない場合も少なくはない．コーチ・監督などのチームマネージングスタッフサイドがイメージする競技復帰も加わると，アスリートをとりまく関係者での統一された競技復帰のイメージコンセンサスを得る状況が複雑になってくる．

　この状況は日本だけのものではない．2016年に開催されたInternational Federation of Sport Physical Therapy（IFSPT）などが主催するThe First International Return to Sports Congress in

Bernにおいて，この競技復帰の考え方についての議論が展開されている．スポーツ活動への復帰に必要な機能回復はリハビリテーションのプロセスに応じており，リハビリテーションの結果ではなく同時進行的に発生し，そのプロセスに応じたスポーツ活動が存在するとされ，この考え方を基盤に，これまでの競技への完全復帰という一つの概念で整理されたものから，「Return to Participation」，「Return to Sports」，「Return to Performance」の3つの段階的構成として整理されるようになった．その定義を筆者の解釈も含め表1に示す．完全復帰までのプロセスにおけるスポーツ活動参加のもつ意義，受傷前の状態への完全復帰を果たせなくともレベルコントロールや他競技も視野に入れたスポーツのもつ意義を意識したものとなっている．

この3つの段階的構成による競技およびスポーツ活動への復帰の考え方は，これからのスポーツ理学療法における評価診断を進めるうえで重要なコンセプトとなっていくと思われる．競技スポーツを実践するアスリート，さまざまな目的でスポーツ活動を実践する人の個別固有の状況に応じた安全で達成感の高いスポーツ活動をサポートするプロセスにおいて，スポーツを実践する人がもつ多様な価値観を十分に認識することの重要性も気づかせてくれる．

2 競技およびスポーツ活動復帰の判断とリスク構成要因

競技復帰そしてスポーツ活動への復帰の判断には，影響する因子が多く存在することは明白である．しかし，この影響因子の整理と具体的な評価は難しい．先に紹介したThe First International RTS Congress in Bernのconsensus statementに参考となる情報が提供されている．それは，先に解説したスポーツ活動復帰の3段階のそれぞれのプロセスにおけるリスクを，健康状態リスク，活動状態リスク，そしてこれらのリスクを許容できる程度も含めて整理評価する方法であり，

表1 スポーツ活動復帰の3段階の構成

Return to Participationとは目的とするスポーツ活動への復帰に向けた機能回復のプロセスであり，競技復帰には及ばない状況であるが，何らかのスポーツ活動が可能である状況とされる
Return to Sportsとは，目的とするスポーツ活動が可能である状況とされている．いわゆる機能回復レベルを基準に，目的とするスポーツが実施できる状況ともいえる．アスリートの主観により，このレベルでも達成感のある復帰となるケースも見受けられる
Return to Performanceとは，受傷前のスポーツ活動レベルに復帰した状況であり，アスリートの高い達成感を確保できる活動レベルの状況となる

（文献1より引用一部改変）

The Strategic Assessment of Risk and Risk Tolerance（StARRT）frameworkとして紹介されている（図1）．

外傷・障害後の器質的障害に伴う健康状態リスク，目的とする競技およびスポーツ活動の実施に伴う活動状態リスクは，直接的にスポーツ理学療法を進めるうえでの評価診断項目と解釈できる．これらのリスク評価を基盤に競技およびスポーツ活動への復帰レベルを判断するプロセスはこれまでと大きな相違はない．配慮すべき知見は，これらのリスクを修飾する要因の存在を判断基準のフレームに構成されていることであり，選手を中心にしながらも選手関係者も合わせてリスクを共有した環境で競技復帰を判断するということである．復帰のタイミングとプレーオフ時期などのスケジュールタイミング，周囲からの復帰へのプレッシャーなども含めたこれらの項目は，プロスポーツや競技スポーツのアスリートにおいてはより大きな要因となる．

3 競技およびスポーツ活動復帰までの評価診断のタイムライン

競技およびスポーツ活動への復帰プロセスに伴う評価診断で判断するべきポイントは損傷組織の治癒過程と機能回復ステージである．損傷組織への過負荷はoveruseの反応を導き，トレーニング

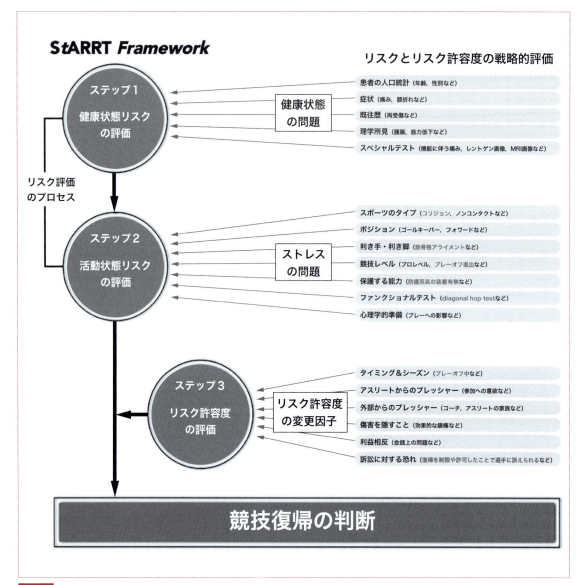

図1 競技およびスポーツ活動復帰に伴うリスク構成要因の戦略的評価
（文献1より引用）

効果が確保されない状況そして過度な安静は機能回復を遅延させるのみならずdisuseの反応を導く．これらの反応は損傷組織の治癒過程と機能回復ステージに伴い変化していていくが，disuseやoveruseなどを引き起こす健康状態リスクや活動状態リスクを修飾する要因がタイムラインで変化し多様な影響を与えることを理解しておく必要がある．

選手を中心にしながらも選手関係者とリスクを共有した環境で競技復帰を判断するStARRTの考え方では，復帰プロセスに応じた評価情報を共有する環境が必要となる．その意味では，理学療法にかかわる評価診断内容を，選手，コーチ・監督および関係者で共有できる工夫，「評価結果の見える化」や「理解しやすいデータ提示」が必要となる（図2）．特に，競技およびスポーツ活動復帰

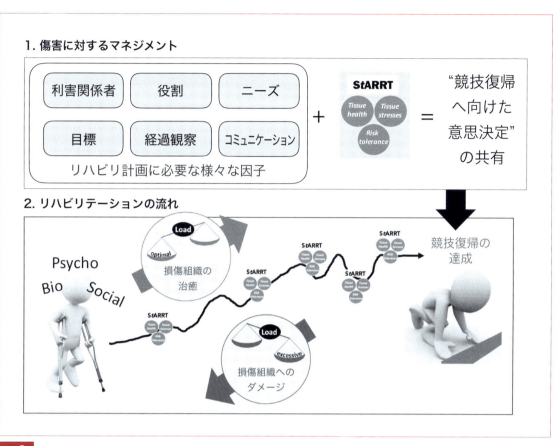

図2 競技復帰に関わる情報と適正解釈

までに時間がかかるケースにおいては，メディカルサイドによる適切で共有しやすい情報を活用しながら関係者の競技復帰に対するイメージの擦り合わせは大きな意味をもつ．

4 理学療法介入を意識した評価診断

スペシャルテストの応用技法

スポーツ外傷・障害に対する理学療法を進めていくうえで，さまざまな評価が展開されていく．スペシャルテストも重要な診断ツールとして利用される．それぞれのスペシャルテストの定義に従い規定された方法においてはその感度，特異度も検討されている．理学療法士もこれらのスペシャルテストを本来の目的で利用する場面は少なくない．このスペシャルテストを競技およびスポーツ活動への復帰のための理学療法に応用するという視点をもちパフォーマンスを意識した少しの工夫で意義ある情報が多く確保できる．

そのためのポイントは，スペシャルテストで診ている機能的メカニズムの理解である．方法と結果のみに注視するのではなく，そのテストメカニズムを解剖学，運動学とあわせて理解することで具体的なプログラム立案に役立てることができる．筆者が応用のためのポイントと考えているのは，介入外力のベクトルと速度である．アスリートが復帰をめざす競技およびスポーツ活動では多様な動作そして身体操作が展開される．これらの多様

性を考えれば，特定の一方向のストレスにおける機能状況の掌握のみでアスリートがめざす競技およびスポーツ活動に向けた機能的担保確認に不安を持たざるをえない．表にみえにくい裏に隠れるアスリートの動作機能的な繊細な課題をあぶり出すイメージで，このスペシャルテストを応用的に活用していく．介入外力のベクトルや速度を変化させた時の症状，身体操作の特徴などを診ながら，診断的情報とあわせてプログラム立案に役立てていく．このこだわりこそが，パフォーマンスの阻害状態の観察で終わらせない背景原因を追求する診断的考え方につながる．スポーツ理学療法の専門性を追求するうえでは必要な姿勢であると考えている．

2 パフォーマンスへの影響因子——全身身体システムの連携

　スポーツパフォーマンスの発現システムをイメージしてみる．脳における運動イメージに伴う全身の筋活動が制御され，その結果として全身の関節運動が協調的に起こる．この際，爆発的に時には持続的に活動する筋収縮を確保するために，呼吸システム，循環システム，そして栄養代謝システムが協調して機能する．このすべてのシステムの好循環こそが最高のパフォーマンスのバッククラウンドとなる．競技およびスポーツ活動への復帰においても，この全身システムが協調して準備される必要があることをあらためて強調しておきたい．外傷・障害という局所的課題でも，スポーツパフォーマンス発揮の視点では全身的なシステムへの影響も含めて俯瞰する必要があることを意味している．そのために必要な情報をモニタリングすること，そして評価することはスポーツ理学療法の実践において重要な評価診断となる．競技現場そしてスポーツ活動の現場では，不可欠な当然の評価項目と認識される．しかし，医療機関の中でスポーツ外傷・障害の診療だけを実践している状況では，なかなか実感しにくいことでもある．このことは，スポーツ理学療法の学びのプロセスで競技現場，スポーツ現場に身を置くことが重要であることの根拠の一つとなる．医療の延長線上にある競技およびスポーツ活動への復帰に貢献することがスポーツ理学療法の専門領域である．この視点を常に忘れない評価診断の実践が不可欠である．

文献
1) Ardern CL, et al：2016 Consensus statement on return to sport from the First World Congress in Sports Physical Therapy, Bern. Br J Sports Med 50：853-864, 2016

II

評価技法と治療計画

Ⅱ 評価技法と治療計画

1 外傷・障害の発生メカニズム

吉田　真

Essence

- スポーツ外傷の予防および治療に取り組む際に，まずはその発生原因を評価しなければならない．
- スポーツ外傷の発生原因を評価分析するうえで，力学的メカニズムを理解することが重要である．
- スポーツ動作で発生する力学的メカニズムを分析するにあたり，生体組織に生じる機械的ストレスを把握することが望まれる．

1 基本的な力学的用語と概念

　スポーツ外傷は，身体が1回の大きな外力を受けて損傷が発生するケガの総称である．スポーツ外傷の予防あるいは安全かつ効果的なアスレティックリハビリテーションを展開するためには，組織が損傷に至る力学的メカニズムを理解する必要がある．そこで本稿では，スポーツ動作で発生する力学的ストレスを臨床現場で見抜くために，まずは関連する用語を確認し，次いでスポーツ外傷の発生原因となる力学的メカニズムを中心に解説する．

 力とストレス

　力（force）は，物体を押すあるいは引くときに発生する[1]．ニュートン力学では，力は質量と加速度の積として F=ma という式で表され，これを**運動の法則**（運動の第2法則）と呼ぶ．F=ma という式に基づき，加速度の大きさは外力に比例し，物体の質量に反比例する．すなわち，ある物体に加わる外力が大きいほど，外力を受けた物体は大きな加速度を発生することになる．

　一方で，加速度がゼロの場合，つまり静止状態である物体は，力を加えない限り静止状態を保ち続ける．また，等速で運動している物体は等速直線運動を保つ．これを**慣性の法則**（運動の第1法則）という．例えば，限りなく摩擦抵抗の小さい氷上を一直線にスケートで滑走すると，進行方向を変えようとしない限り，慣性で惰性的に滑ることができる．

　多くのスポーツ動作は，移動や方向転換を伴いながら，競技が展開される．単純動作を例に挙げると，歩行や走行などの移動動作は，身体自らが力を生み出して床に伝達し，身体を移動するための力学的エネルギーとして，床に伝達した力の反力をもらい受けて移動することになる．このときに発生する力は，物体が別の物体に力（作用）を及ぼすとき，力を受けた物体は同一直線上に，かつ大きさが等しい逆向きの力（反作用）を及ぼす．これを**作用反作用の法則**（運動の第3法則）という．

　力という用語は**外力**（external force）と**内力**（internal force）に分けることができる[2]．地球上では重力が発生しているが，この重力という力を受けている物体，例えば人間を中心に説明すると，重力が外力といえる．そして外力である重力

に対して直立姿勢を保つために，人間は筋力を発揮して重力に抵抗するが，このときの筋力を内力という．一方で，身体内部にある骨を中心にみると，筋力が外力であり，骨は内力を発揮して骨格を維持する．ちなみに，筋が発生する力あるいは外力に抵抗する力のことを**ストレングス（strength）**という．

力学的ストレスという用語をもう少し踏み込んで理解するために，ストレスという用語の意味を確認しよう．**ストレス（stress）**とは，応力とも呼ばれ，材料工学では外力により変形した物体が元の形状に戻ろうとする内力のことを意味する[2]．物体に外力を加えたときに生じる変形の割合を**歪み（strain）**という．スポーツ外傷が発生する際，ある物体がもっている外力を身体が受け止める際に，自身の身体を構成する生体組織が壊れないように生じる生体反応，すなわち内力をストレスということができる[3]．作用反作用の法則を踏まえると，外力を受けた身体は内力を発生するが，この内力は外力をもつ物体に反作用の力を与えることになる．すなわち，ストレスとは，物体間に作用反作用として働く双方の力ということができる．

垂直跳びを例に挙げて考えてみよう．垂直跳びは重力に抗して身体の質量を垂直方向に移動させるために筋力を発揮して床に力を伝達（作用）させ，その反力（反作用）を身体が受けて跳躍する運動である．このとき，床と身体の間に生じる床反力というストレスを身体が受けて跳躍するための運動エネルギーに変換する．また，重力や身体質量そして筋力がもつ外力に対して，身体骨格を支えている骨は内力を発揮してその形状を保とうとする．元の骨形状を保つことができなければ，骨折をきたすことになる．

2 機械的ストレス

スポーツ外傷の発生メカニズムを力学の観点から理解するうえで，機械的ストレスを抑えておかなければならない．機械的ストレスは伸張，圧迫，剪断，曲げ，捻れの5種類がある[1]（**図1**）．**伸張（tension）**ストレスとは，外力が同一直線上で反

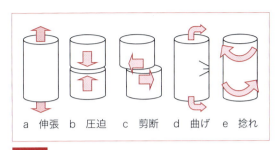

図1 5つの機械的ストレス

対方向に作用する力である．**圧迫（compression）**ストレスとは，外力が同一直線上で相対する方向に作用する力である．**剪断（shear）**ストレスとは，2平面に作用する外力が相対方向にかつ非同一線上に作用する力である．**曲げ（bending）**ストレスとは，同一物体に対して伸張と圧迫の2つのストレスが同時に発生する力であり，伸張ストレスが生じている反対側で圧迫ストレスが生じる．最後に，**捻れ（torsion）**ストレスとは，圧迫や伸張が螺旋状にかつ長軸方向に発生する力である．以上，5つの機械的ストレスは，外力に対して身体が元の形状を保とうとする内力であるといえる．

3 機械的ストレスのタイプ別による損傷組織の特徴

スポーツ外傷の発生は，受ける機械的ストレスによって，損傷する生体組織に特徴がある[1]．伸張ストレスでは，靱帯や筋，神経などの軟部組織が引き伸ばされて損傷する．肘や膝の内側側副靱帯や膝前十字靱帯などの靱帯損傷，遠心性収縮により損傷するハムストリングスの肉ばなれ，腕神経叢の引き抜き損傷などがあげられる．また，膝前十字靱帯の受傷において，骨端線閉鎖前では軟部組織が発生する張力に対して骨が脆弱であることから，前十字靱帯の張力により，その付着部である脛骨顆間窩隆起の剥離骨折が生じる．

圧迫ストレスによる損傷では，椎体の圧迫骨折，関節軟骨や半月板の損傷，打撲による筋挫傷などが代表的である．女性に多くみられる骨粗鬆症は骨密度が低下し，重力や身体質量といった外力に抗するための骨性支持機構である骨梁が乏しくなっていくと，最後は身体を支えきれずに椎体の

圧迫骨折に至る．

剪断ストレスは，2つの物体が相対方向に作用する過程で生じることから，擦過傷などの皮膚損傷，大腿骨に対して脛骨が前方に移動（剪断）することにより圧迫ストレスと複合して半月板損傷が発生する．また，Osgood-Schlatter病やSever病などの骨端症は，大腿四頭筋や下腿三頭筋の繰り返し張力により，骨端線を境に脛骨粗面や踵骨隆起が滑り剝がれて損傷する成長期特有の疾患である．

捻れのストレスの代表的な疾患は，螺旋骨折を挙げることができる．スキー滑走中にブーツにしっかりと固定された脛骨が，体幹あるいはスキー板の回転力により螺旋骨折するケースがある．

以上，機械的ストレスのタイプ別発生メカニズムから損傷組織の特徴を述べてきたが，多くの組織は異方性であるため，力が加わる方向により強度や抵抗力が異なることを踏まえなければならない．そこで，組織の構造特性に基づき，力の大きさ・向き・作用点の3要素が組織にどのように作用しているかを分析すると，スポーツ外傷発生メカニズムを理解しやすい．

2 部位別におけるスポーツ外傷発生メカニズムの特徴

スポーツ動作で発生する力学的ストレスを理解するために，基本的な用語を確認してきた．次いで，実際のスポーツ現場で発生するスポーツ外傷の発生メカニズムについて，遭遇する頻度の高い疾患として肩関節前方脱臼と膝前十字靱帯損傷を例に取り上げて解説する．

外傷性肩関節前方脱臼

肩関節は肩甲上腕関節を中心とした5つの関節から構成される複合関節である．全身のあらゆる関節のなかでも，非常に大きな可動域を発揮することができる反面，安定性は軟部組織に依存することから脱臼を生じやすい関節である．外傷性肩関節前方脱臼の典型的な受傷肢位は，肩関節の外転・外旋位あるいは過度な水平外転位の強制である．スポーツ活動における受傷場面は，バランスを崩して後外側方向に転倒しそうなところ腕を伸ばして手を床などについた瞬間，ラグビーなどのコンタクトスポーツにおいて前方あるいは前側方から走ってくる他選手の進行を止めようと腕を広げてタックルした瞬間，バスケットボールのディフェンスでシュートやパスをカットしようと腕を挙げてボールを叩く瞬間などある[4]．いずれの場面でも，受傷選手には直線的な運動のみならず回転運動が伴っていることが多く見受けられる．

肩関節前方脱臼の受傷肢位である外転・外旋位あるいは水平外転位が強制されることにより，肩甲骨関節窩に対して上腕骨頭が前方に逸脱して，肩甲上腕関節の支持機構である関節構成体が破綻する．受傷時の関節運動に関して，肩甲骨関節窩に対して上腕骨頭が前方に逸脱する動きは，水平面と矢状面から観察することができる．このとき，肩甲上腕関節の前方構成体には伸張ストレスが発生し，相対的に位置する後方構成体には圧迫ストレスが生じる．加えて，肩関節の外旋運動により，肩甲上腕関節構成体には捻れのストレスが伴い，肩甲骨関節窩に対して上腕骨頭が前方にシフトする際には関節全体に剪断ストレスが起こる．

肩関節の外転・外旋位あるいは水平外転位が強制されることにより発生する機械的ストレスを肩甲上腕関節構成体が受けて，それぞれの組織耐性の限界を超えると不可逆的に損傷することになる．具体的には，伸張ストレスを受ける前方構成体では，前方関節包，関節上腕靱帯，上腕二頭筋長頭腱が，肩甲骨関節窩に対して上腕骨頭の前方移動を制動できずに損傷する．そして，肩甲上腕関節全体では剪断ストレスが複合的に発生することに伴い，肩甲骨関節窩の前下方に付着する下関節上腕靱帯複合体が関節唇とともに引きちぎられてBankart損傷となる．肩甲上腕関節には陰圧であり，脱臼に対する筋の防御性収縮も加わり，肩甲骨関節窩に対して上腕骨頭の後上方が圧迫ストレスを受けて，骨軟骨損傷により陥凹するHill-Sachs損傷をきたす．

2 膝前十字靱帯損傷

　膝関節は脛骨大腿関節と膝蓋大腿関節の2つの関節から構成され，関節形態から顆状関節に分類されるが，その運動は蝶番関節様であり，基本的には屈曲と伸展運動が中心である．平坦な脛骨高原の上から楕円状の大腿骨内顆と外顆が逸脱しないように，前十字靱帯は関節運動を制御するとともに，大腿骨に対する脛骨の前方移動と回旋を制動する重要な関節構成体である．膝前十字靱帯損傷の典型的な受傷肢位は，いわゆる knee-in といわれ，股関節内旋運動を伴いながら下肢外反位が強調されるとともに，大腿骨に対して脛骨が前方に移動して前十字靱帯の受傷に至る．スポーツ活動における受傷場面は，接触型と非接触型に分けられる．

　接触型では，ラグビーのタックルなどにより膝関節の外側方から直接外力を受けて knee-in を強制されたり，あるいは上体を抱えられて振り子のように倒されるところを下半身で踏ん張る際にknee-in となって受傷に至るケースがある．

　一方，非接触型では，バスケットボールやサッカー，ハンドボールなどのジャンプ着地やカッティング動作時に knee-in 肢位で足部接地した瞬間に受傷するのが典型例である[5]．また，アルペンスキーでは，slip-catch や dynamic snowplowなど特異的な受傷機転もある[6]．非接触型の特徴として，ジャンプ着地，方向転換，転倒からの体勢制御に対して足部を接地したほんの一瞬で前十字靱帯を損傷する．いずれの場面でも，受傷選手は回転運動を伴う身体操作を制御できずに受傷しているケースが多く見受けられる．

　膝前十字靱帯損傷の受傷肢位である knee-in 肢位は，下肢外反，大腿骨内旋，脛骨前方移動が複合的に生じて，前十字靱帯を引っ張ることにより破綻させる．受傷時の関節運動に関して，前額面，水平面そして矢状面の3平面すべてから観察することができる．前額面では，下肢外反により膝関節の内側構成体には伸張ストレスが発生し，外側構成体には圧迫ストレスが生じる．水平面からは，大腿骨と脛骨の回旋運動により脛骨大腿関節には捻れのストレスがみられる．そして矢状面からは，大腿骨に対して脛骨が前方に移動する剪断ストレスが脛骨大腿関節に起きている．

　膝関節の knee-in 肢位により脛骨大腿関節全体に複合的に発生する機械的ストレスは，最終的に伸張ストレスが前十字靱帯損傷をもたらす．とりわけ，下肢外反と大腿骨内旋が複合的に発生して前十字靱帯に伸張ストレスをもたらし，身体重心の後方移動が転倒制御のための大腿四頭筋の遠心性収縮を導いて大腿骨に対する脛骨の前方移動を助長して，膝関節全体の剪断ストレスがさらに加わることにより，前十字靱帯損傷に至るまでの力学的ストレスが加算される．また，前十字靱帯の損傷とともに周囲の組織も合併損傷に至るケースが多々存在する．具体的には，内側構成体である内側側副靱帯や鵞足は伸張ストレスを受け，相対的に位置する外側構成体には圧迫ストレスにより外側半月板や大腿骨および脛骨の外側顆の骨軟骨損傷が生じる．さらに，足部接地時に発生する床反力と身体重量による圧迫力が膝関節への剪断ストレスとともに加わることにより，外側半月板よりも移動量が乏しい内側半月板は圧迫ストレスを受けるとともに剪断力により損傷する．また，knee-in 強制のカウンターにより大腿骨および脛骨の内側顆の骨軟骨損傷を伴うこともある．

文献
1) LeVeau BF：Basic biomechanics in sports and orthopedic therapy. Orthopaedic and Sports Physical Therapy, 2nd ed, Gould JA ed, Mosby, St. Louis, 65-83, 1990
2) 池田研二ほか：生体物性／医用機械工学，秀潤社，東京，2000
3) da Fonseca ST, et al：Integration of stress and their relationship to the kinetic chain. Scientific Foundations and Principles of Practice in Musculoskeletal Rehabilitation, Magee DJ, et al eds, Saunders, Philadelphia, 476-486, 2007
4) Crichton J, et al：Mechanisms of traumatic shoulder injury in elite rugby players. Br J Sports Med 46：538-542, 2012
5) Krosshaug T, et al：Mechanisms of anterior cruciate ligament injury in basketball：video analysis of 39 cases. Am J Sports Med 35：359-367, 2007
6) Bere T, et al：Mechanisms of anterior cruciate ligament injury in world cup alpine skiing：a systematic video analysis of 20 cases. Am J Sports Med 39：1421-1429, 2011

Ⅱ 評価技法と治療計画

2 評価，治療に続く予防戦略

大見頼一・川島達宏

Essence

- 予防戦略では，傷害の発生率などの現状を把握し，傷害の発生した要因から予防対策を立案し，予防対策を実行してその効果を検証するという一連の流れを繰り返すことが重要である．
- 予防戦略の中でも健常者に対する一次予防と再発予防は異なる．一次予防はある程度大多数に介入することになるので，時間的な制約を考えるとその傷害の発生メカニズムから考えられるポイントを絞った予防対策が必要となる．一方で再発予防は，一次予防での対策に加えてより個々に応じた評価から考えられる予防介入が必要である．
- 予防介入のスポーツ現場での普及はまだ不十分なのが現状である．現場に根付かせるには予防介入の効果をデータで示し，指導者に理解してもらうことや現場での繰り返しの指導が必要である．

1 予防戦略を実施するにあたって

傷害予防を実施するにあたっては，まず対象となる傷害の発生率や重症度などの傷害の現状を把握し，発生メカニズムやリスクファクターなどの要因を分析する必要がある．その後，予防戦略を立案・介入していき，一定期間の介入後に効果検証・現状把握に戻る必要がある[1]（図1）．予防には，健常者の傷害を予防する一次予防と，一度傷害に至った患者がスポーツ復帰後に再度同じ傷害にならないようにする再発予防がある．本稿では膝前十字靱帯（anterior cruciate ligament：ACL）損傷を具体例に挙げ，上記を示していく．

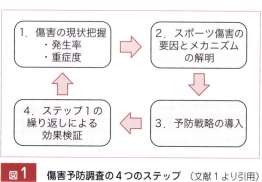

図1 傷害予防調査の4つのステップ （文献1より引用）

2 一次予防

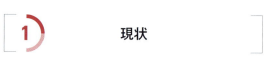

1　現状

ACL損傷はスポーツ傷害の中でも最も重篤な

図2 動的アライメントの評価（正面から）

a：正しいアライメント（neutral）．膝とつま先の方向が一致．
b：不良なアライメント．足部の回内・下腿内傾による膝外反．
c：不良なアライメント．体幹側屈，股関節内転・内旋による膝外反．

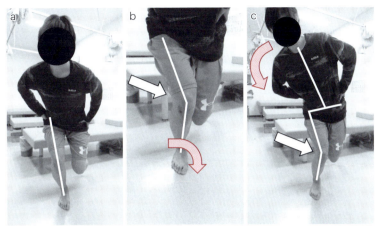

外傷であり，手術からスポーツ復帰まで最低6ヵ月はかかる傷害である．中高生のスポーツ外傷発生調査では，ACL損傷の発生件数は2,400件/年から2,600件/年と増加しており，特に高校女子バスケットボールでは700件/年と高い頻度で起こっていると報告されている[2]．学生女子に多くみられるACL損傷の予防は急務と考えられる．

2　損傷メカニズム

model-based image-matching法によるビデオ解析での損傷メカニズムでは，受傷時の膝関節キネマティクスは接地から接地後40 msecの間に急激な膝外反と内旋が起きており，一方，股関節キネマティクスは，接地から接地後40 msecまで屈曲・外転・内旋位でほぼ一定であったと報告されている[3]．また垂直方向最大床反力は平均で体重の3.2倍で接地後40 msecに生じていたとされている．正常な着地動作では，生じる床反力を股関節と膝関節が共同して吸収するのに対して，受傷時は股関節が相対的に固定されてエネルギーを吸収できずに膝関節に大きな負荷がかかり，ACL損傷が起きていると考えられる．また受傷肢位として後方重心や膝・股屈曲不足も挙げられる．

3　評価

ここではACL損傷の予防介入における代表的な評価を紹介する．

（1）動的アライメント

ACL損傷の前向き研究では，損傷群は非損傷群と比較して，ドロップジャンプで膝外反角度，外反モーメントが大きかったとされている[4]．動的アライメント評価には片脚スクワット，片脚ホップまたは片脚着地がある．比較的ゆっくりな動作であるスクワットは，簡便な動的アライメントの評価方法であり，足関節や股関節・体幹からの影響も考慮しやすい．前額面では，下方からの影響として足部が回内し，下腿が内方傾斜したため膝外反を呈する場合や上方からの影響として股内転・内旋，体幹側屈を伴い膝外反する場合などをチェックする（図2）．矢状面では，膝屈曲だけでなく，股屈曲が少ない場合も多く，股関節と膝関節が連動して屈曲しているかをチェックする（図3）．

Point
片脚スクワットは足底面が床に接しているため，実際の受傷場面とは異なる．よって，30 cmの台からの片脚着地動作，ドロップジャンプ（drop

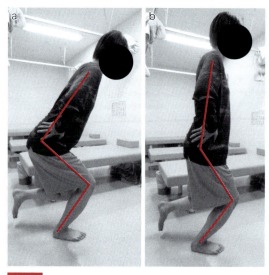

図3 動的アライメントの評価（側方から）
a：正しいアライメント．股・膝関節が十分に屈曲，体幹と下腿の前傾が平行である．
b：不良なアライメント．股関節屈曲が少なく，後方重心である．

jump）などのジャンプ動作を評価する必要がある．評価では最大膝屈曲位での前額面のアライメントに理学療法士の意識が向く場合が多い．しかし，損傷は極めて短時間で起きるので，接地前のアライメントに着目することが必要である（図4）．また着地音の大きさで床反力が予測できるので，併せてチェックする．実際の評価ではハイスピードで撮影できるデジタルカメラやデジタルビデオを使用するとよい．選手や患者へのフィードバックにも使用できる．

MEMO

膝外反に影響を与える解剖学的因子として大腿骨前捻角（以下前捻角）が挙げられる．前捻角が大きい症例は片脚着地時の膝外反角度が大きいことが報告されており[5]，我々はCraig testを用いて前捻角を測定している（図5）．Craig testは腹臥位股関節内・外転0°，膝関節屈曲90°を基準線とし，大転子を触診し，大転子が最外側に達したときの股関節内旋角度を前捻角とする評価である．簡便に実施でき，MRIで測定した前捻角とも正の相関（r＝0.81）がある．

（2）laxity

関節はもともともっている緩さがあるので，徒手テストによってそのlaxityを評価する．代表的な評価は，anterior drawerテスト，Lachmanテスト，Nテスト（またはpivot shiftテスト）である．ACLは脛骨前方移動と内旋を制御しているので，AD・Lachmanテストで前方動揺性を，Nテストで回旋動揺性を評価する．laxityが大きく，かつ膝が過伸展するような場合は要注意である．

（3）筋力

ACL損傷者はハムストリングに対して大腿四頭筋が優位であることが多いため，脛骨前方動揺を制動するハムストリングが重要である．MMT以外にも等速性筋力測定器を用いてhamstring/quadriceps比を評価するとよい．当院では50％以下を高リスクと考え，60％以上を目標としている．また動的アライメントから考えると，膝外反を制動する筋として内側広筋が，股関節を制動する筋として外転筋，外旋筋が重要である．

（4）家族歴と既往歴

臨床では双子や姉妹での損傷，親子での損傷などの例もみかけるので，家族歴を確認する．内側側副靱帯損傷や半月板損傷の既往もリスクとなる可能性があるので，既往歴も併せて確認する．

4　予防介入

損傷メカニズムから考える予防介入の指導ポイントとして，第一に股内旋を防ぎ，膝とつま先の方向を一致させること，第二に重心の前方化と衝撃吸収のために柔らかく着地することが挙げられる．また臨床上，我々は膝屈曲が大きく，股屈曲が少ない女子選手に対して股関節を曲げることを指導している．実際の介入では主に女子バスケットボール選手を対象にしており，講義での知識教育と弾性バンドを使用したジャンプ着地，バランス，股関節周囲筋・体幹の筋力強化を行っている．ジャンプ着地エクササイズでは股内転・内旋をとりやすい女子選手に対して，弾性バンドを張ることによって股外転・外旋筋を働かせてジャンプを繰り返し，neutral positionでの着地を学習

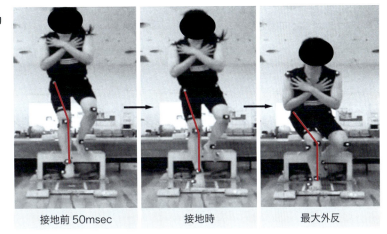

図4 30 cmの台から片脚着地動作でのアライメント評価

接地前50msec　　接地時　　最大外反

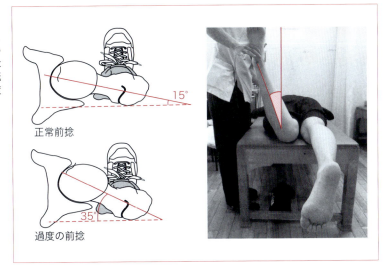

図5 大腿骨前捻角
左上図は正常な前捻,左下図は過度の前捻.前捻が大きい場合は,適合をよくするために股関節内旋しやすい.右図はCraig testで,腹臥位膝関節屈曲90°で触診にて大転子が最外側に達したときの股関節内旋角度を前捻角とする.

正常前捻
過度の前捻

させている(図6).また固有感覚向上のためにバランスエクササイズを,体幹安定性,股外転・外旋筋,ハムストリングなどの筋力向上のために筋力エクササイズを実施している.以下に予防トレーニングの代表例を紹介する[6].

- スクワットジャンプ(図7a):弾性バンドを張ることを意識しながら,上方にジャンプして柔らかく着地する.
- 股関節外旋(図7b):側臥位で膝上にミニバンドを巻き,股45°屈曲位,膝90°屈曲位から股外旋運動を行う.
- サイドブリッジ(図7c):側臥位で肘を肩甲骨の真下にし,床側の膝を90°に屈曲する.ここ

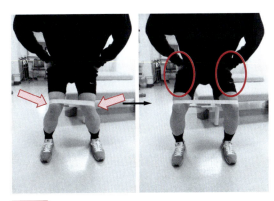

図6 弾性バンドを利用したジャンプ着地トレーニング
左:股関節内転・内旋位
右:弾性バンドを張って,股関節外転・外旋筋を収縮させ,内転・内旋位を防ぐ.

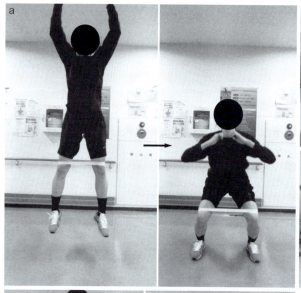
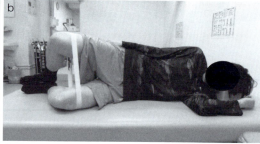
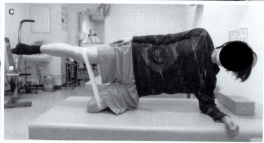

図7 予防トレーニングの代表例
a：スクワットジャンプ
b：股関節外旋
c：サイドブリッジ
d：バランスディスクへのホップ

から骨盤を挙上して，遊脚の股外転運動を行う．
・バランスディスクへのホップ（図7d）：前方にあるバランスディスクに向かって，右脚でジャンプして左脚で着地をする．

 効果検証

効果検証として，まずは介入前後でACL損傷が減少するか否かを検討した．介入前4年間をコントロール期，介入後4年間を介入期とし，各期の部員数，ACL損傷者数，練習参加人数を調査し，1,000 athlete-exposure当たりのACL損傷発生率を算出した．その結果，コントロール期0.25から介入期0.10となり，62％減少した（リスク比：0.38，95％ CI：0.17−0.87）．

次にトレーニング効果として，介入前後で片脚着地動作がどのように変化するかを検討した．対象は大学女子選手11名で，実施前に片脚着地動作測定（二次元解析）を行い，9ヵ月間予防トレーニングを実施し，再度測定を行った．動作課題は

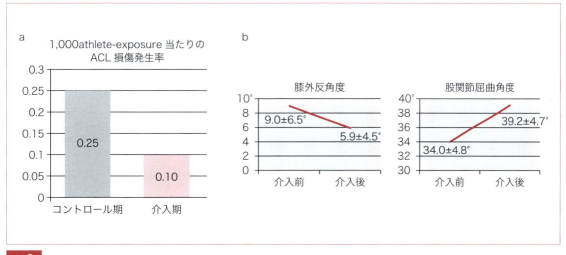

図8 介入前後でのACL損傷発生率・片脚着地動作の変化
a：ACL損傷発生率の変化，b：片脚着地動作の変化（接地後50msec）

30cm台からの片脚着地動作とし，正面・側面からハイスピードデジタルカメラ（120Hz）で撮影し，接地時と接地後50msec時の膝外反・屈曲，股内転・屈曲角度を算出した．その結果，接地後50msec時の膝外反・股内転が有意に減少し，接地時，接地後50msec時の股屈曲角度が有意に増加した（図8）．

このような予防介入によって，ACL損傷は減少し，片脚着地動作における下肢キネマティクスにも変化が認められ，損傷リスクが軽減すると考えられた[7]．

大きな傷害の経験がない健常選手や指導者には，ただプログラムを指導するだけではなく，講義による予防意義やトレーニング内容，ACL損傷によるデメリットの理解が必要である．我々の活動は8年経過しているが，実際の介入では理学療法士が現場に出向いて粘り強く指導を繰り返すことが重要である．

3 再発予防

ACL再建術後のスポーツ復帰率は再建術の手技や理学療法技術の進歩により向上している．一方でACL再建者の中には再建術を受け，長期にわたる理学療法を行ったにもかかわらず，再建術を受けた膝，もしくは反対側の膝がACL損傷となる症例がある．この再損傷（同側損傷＋反対側損傷）を予防する再発予防に対する我々の考え方を紹介していくが，再発予防の戦略を考えるにあたり，現状把握，評価，予防戦略介入，効果検証を順に行っていくことは一次予防と同様である．

1 ACL再建者の再損傷の現状

ACL再建者のうち同側損傷・反対側損傷ともに約5％前後に発生することが報告されている[8]．ただし，この数値はACL再建者全体を対象としたもので，実際には年齢や活動レベルが個々の症例により異なる．当院にて初回ACL再建術を施行した791例を対象とし，学生と社会人，競技スポーツ復帰者とレクリエーションスポーツ

復帰者に対象を分類し，再損傷率をそれぞれ調査したところ，学生で競技スポーツへ復帰した症例では再損傷率が11.1％と最も高く，レクリエーションスポーツへ復帰した症例では1％程度であった[8]（**表1**）．年齢が若く高リスクの部活動に所属している症例は特に再損傷に至りやすく，同側損傷・反対側損傷併せて約20％という報告もある[9]．

再損傷の時期においては，同側損傷は再建術後1年以内が多い．この時期は移植腱がリモデリング過程であり，自己判断によりスポーツ復帰し受傷した症例が多い．一方，反対側損傷は術後1〜4年が多い[10]．スポーツ復帰後のスポーツ継続期間中には常にリスクを伴っていることが窺える．

以上のことは一定の見解を得ており，高率で発生する再損傷は予防戦略を実施すべきであり，年齢の若い症例，活動性の高い症例は再発予防において特に重点を置くべき対象となる．

MEMO

一般的に初回ACL損傷は男性に比べ女性が2〜8倍も多いと報告されている[11, 12]．一方，再損傷において性差はないという報告が多い[13]．再建術後1年での競技スポーツへの復帰率は女性より男性が高いこと[14]，激しいスポーツへ定期的に参加する割合は女性より男性が多いことなどが報告されており[10]，再建術後の女性は再損傷しにくいレクリエーションレベルで活動している割合が多いことが考えられる．当院にて初回ACL再建術を施行した学生かつ競技スポーツへ復帰した174例を調査したところ，男性に比べ女性の反対側損傷率が高かった[15]．競技スポーツに復帰する症例においては女性のリスクが高いと考えられる．

2) 再損傷のリスクファクターの評価

ACL再建術後，患部を中心に理学療法評価を行うが，それに加え再発予防の観点から一次予防と同様の評価を実施する．Paternoら[16]はACL再建者のスポーツ復帰前にdrop jumpの3次元解析を行い，再損傷例において不良な動的アライメントが残存していることを報告している．受傷した動作を中心に各スポーツ動作での動的アライ

表1 年齢・活動レベル別再損傷率

	同側損傷	反対側損傷	再損傷 （同側損傷＋反対側損傷）
競技レベル 学生	6.0％	5.1％	11.1％
競技レベル 社会人	2.4％	2.4％	4.8％
レクレベル 学生	0％	1.6％	1.6％
レクレベル 社会人	1.2％	0％	1.2％
対象 全体	3.3％	2.7％	6.0％

競技スポーツに参加する学生では10％以上の再損傷率となる．

メントは十分に評価する．また患者自身は再損傷があることを知らないことが多い．またコンプライアンスの低い症例もみられる．これらのことが再損傷につながることもあるため，各症例の把握が必要である．

3) 再損傷に対する予防戦略

再損傷の明確な要因は現在のところ不明である．そこで一次予防で効果のあった予防戦略を我々は術後経過に合わせて理学療法に取り入れ，実施している（**図7**）．また自己判断によるスポーツ復帰での同側損傷を予防するために，患者教育は十分に行っている．具体的には再損傷率，再損傷時期，移植腱の力学的強度，不良なアライメントなどについて復帰までに計3回パンフレットを用いて繰り返し指導している．

4) 再損傷に対する予防戦略の効果

我々はこの再発予防を2011年より行っている．再損傷率に関しては術後経過観察期間がある程度必要であり，現時点での効果検証は不明である．ただし，現状では術後6ヵ月以内に自己判断によりスポーツ復帰し，再損傷した症例はみられていない．効果検証には術後経過観察期間が必要なほか，種々の問題がある．一次予防に関しては指導

者やトレーナーが予防トレーニング実施を管理することが可能である．しかし再発予防に関しては医療機関への通院終了と同時に予防トレーニングの継続ができているかが不明となる．またACL再建者の再損傷は健常者がACL損傷となる確率の4〜15倍であることが報告されている[9,17]．健常者に比べACL再建者自体が何らかのリスクファクターをもっていることは明らかであり，健常者に効果のあった予防トレーニングがACL再建者に対して同様の効果を出せるかは検証が必要である．

一次予防，再発予防を通じて予防戦略について述べてきたが，治療だけでなく予防という領域で理学療法士がスポーツ現場に貢献できる場があると我々は考えている．

文献

1) Bahr R, et al：Understanding injury mechanisms：a key component of preventing injuries in sport. Br J Sports Med 39：324-329, 2005
2) 奥脇 透：スポーツ外傷の再受傷予防の取り組み．臨スポーツ医 31：412-417, 2014
3) 古賀英之：膝靭帯損傷の受傷機転に対するビデオ分析．MB Med Reha 154：13-20, 2013
4) Hewett TE, et al：Biomechanical measures of neuromuscular control and valgus loading of the knee predict anterior cruciate ligament injury risk in female athletes：a prospective study. Am J Sports Med 33：492-501, 2005
5) 金子雅志ほか：大腿骨前捻角が片脚着地時の膝外反角度に与える影響：二次元解析法を用いて．日臨スポーツ医会誌 23：50-57, 2015
6) 大見頼一：選手の膝をケガから守る．ブックハウスHD 2014
7) 大見頼一ほか：バスケットボールにおけるACL損傷予防の取り組みと成果．臨スポーツ医 31：1036-1042, 2014
8) 川島達宏ほか：膝前十字靭帯再建術後の同側損傷・反対側損傷の特徴―年齢・活動レベルによる違い―．日臨スポーツ医会誌 23：433-439, 2015
9) Paterno MV, et al：Incidence of contralateral and ipsilateral anterior cruciate ligament（ACL）injury after primary ACL reconstruction and return to sport. Clin J Sport Med 22：116-121, 2012
10) Bourke HE, et al：Survival of the anterior cruciate ligament graft and the contralateral ACL at a minimum of 15 years. Am J Sports Med 40：1985-1992, 2012
11) Arendt EA, et al：Anterior cruciate ligament injury patterns among collegiate men and women. J Athl Train 34：86-92, 1999
12) Myklebust G, et al：A prospective cohort study of anterior cruciate ligament injuries in elite Norwegian team handball. Scand J Med Sci Sports 8：149-153, 1998
13) Wasserstein D, et al：Risk factors for recurrent anterior cruciate ligament reconstruction：a population study in Ontario, Canada, with 5-year follow-up. Am J Sports Med 41：2099-2107, 2013
14) Ardern CL, et al：Return to the preinjury level of competitive sport after anterior cruciate ligament reconstruction surgery：two-thirds of patients have not returned by 12 months after surgery. Am J Sports Med 39：538-543, 2011
15) 川島達宏ほか：膝前十字靭帯再建術後の同側損傷・反対側損傷の性差．日臨スポーツ医会誌 23：496-502, 2015
16) Paterno MV, et al：Biomechanical measures during landing and postural stability predict second anterior cruciate ligament injury after anterior cruciate ligament reconstruction and return to sport. Am J Sports Med 38：1968-1978, 2010
17) Orchard J, et al：Intrinsic and extrinsic risk factors for anterior cruciate ligament injury in Australian footballers. Am J Sports Med 29：196-200, 2001

（執筆協力者：金子雅志　日本鋼管病院リハビリテーション科）

III

検査評価総論

Ⅲ　検査評価総論

1 理学的検査

1）alignment

岡戸敦男

Essence
- アライメントは，静的アライメントと動的アライメントに大別される．
- 静的アライメントは，動的アライメントにも影響し，スポーツ外傷の発生要因となる．
- 動的アライメントは，スポーツ外傷および症状の発生に関係が深い．
- スポーツ動作（動的アライメント）の問題と運動器の問題（静的アライメントなど）の関係を明確にすることにより，改善すべき問題点が絞られる．

1 alignment（アライメント）とは

アライメントとは，関節を構成する骨と骨の解剖学的，または機能的な並び（配列）や位置関係を表現したものである．

本項では，主に下肢アライメントについて解説する．

静的アライメント

静的アライメント（スタティック・アライメント）は，静止した規定肢位で観察するアライメントである．静的アライメントの不良（malalignment）の代表的なものとして，O脚・X脚，回内足・回外足，外反母趾などが挙げられる．静的アライメントの不良やスポーツ活動などによる変化は，動的アライメントにも影響し，スポーツ外傷の発生要因となる．静的アライメントの確認により，動的アライメントの問題や習慣化しているスポーツ動作の問題を推測するための有用な情報が得られる[1]．

動的アライメント

動的アライメント（ダイナミック・アライメント）は，動作時の特定の位相で呈するアライメントである．代表的な問題として，knee-in & toe-out, knee-out & toe-in がある[2]．動的アライメントは，観察で注視すべきポイントを明確にすることを助け，動作観察を容易にする．特定の位相で呈する下肢のアライメントから，動作の特徴・問題がわかりやすく理解できるとともに，足尖，膝の方向から，関節や局所に加わりうる応力の推測にも役立つ[3]．

2 手技の実際

下肢静的アライメント[1]

（1）足指の状態
① 外反母趾
　外反母趾は，第1中足指節関節で基節骨が外

転・内旋し，母指が外反した状態をいう（図1
a）．遺伝的要因や扁平足などに伴い発症する
こともある．また，スポーツ動作において
toe-outを呈している選手に生じやすい．外反
母趾を有している選手は，特に中足部〜前足部
に荷重した際に，足部回内が生じやすい（図1
b）．また，外反母趾では母指での荷重が十分
に受けられずに第2指以下の中足骨骨頭で荷重
を受けるために足底に胼胝ができ疼痛を生じる
場合や，第2指以下に槌指を合併していること
も多い．

　母指の外反変形は，外反母趾角（第1中足骨
長軸と基節骨長軸のなす角度）を用いて評価す
る．正常値は10〜16°であり，20〜30°未満
が軽度，30〜40°未満が中等度，40°以上が高
度変形とされている．

② 内反小趾

　内反小趾（図2a）は，バニオネット（bunio-
nette）またはtailor's bunionとも呼ばれ，第5
中足骨頭外側の突出と小指の内反変形を特徴と
した変形である．内反小趾は第5中足骨の解剖
学的変異により3型または4型に分類されてい
るが，第4〜5中足骨間が開大しているⅢ型が
多い．

　第4〜5中足骨間の開大は，第4〜5中足骨
間角（第4中足骨長軸と第5中足骨長軸のなす
角度）で評価でき，正常値は6°であり，8°以
上は異常とされ，内反小趾例ではこの角度の増
大を認める．小指の内反変形は，内反小趾角
（第5中足指節角：第5中足骨長軸と基節骨長
軸のなす角度）により評価でき，正常値は10°
であり，内反小趾例では増大している．

　内反小趾を有している選手では，ストップ動
作や方向転換動作時に足部回外位となりやすく，
足関節内反捻挫の発生要因ともなる（図2b）．

　なお，外反母趾と内反小趾が合併している例
（図2c）では，第1〜2中足骨間と第4〜5中
足骨間が開大するため，開張足を呈しやすい．

（2）足部アーチ

　足部アーチ（内側縦アーチ，外側縦アーチ，横
アーチ）は，骨，関節，靱帯，筋などにより構成

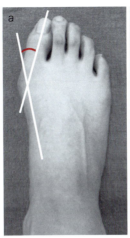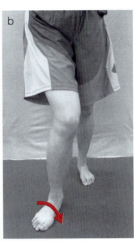

図1　外反母趾

a：外反母趾角は，第1中足骨長軸と基節骨長軸のなす角度を
計測する．正常値は，10〜16°である．
b：外反母趾を有している選手では，特に中足部〜前足部に荷
重した際に，足部回内が生じやすい．

され，トラス構造やウィンドラス機構により荷重
支持，緩衝作用，足部剛性の向上などの役割を果
たしている[4]．

① 内側縦アーチ

　内側縦アーチの指標として一般的に用いられ
るものに，足部アーチ高率がある．足部アーチ
高率は，床面から舟状骨粗面までの高さを，第
1中足骨頭から踵骨後面までの長さ（アーチ長）
または足部全長の長さ（足長）で除した値に
100を乗じて算出する（図3）．

　扁平足の程度を判定する方法としては，X線
検査により荷重時の足部側面像から足骨の位置
をみる横倉法などがある．

　足部と下腿の運動は密接に関係しており，足
部回内は距骨下関節を介して下腿内旋運動を，
足部回外は下腿外旋運動を誘導する．扁平足で
は，内側縦アーチの降下により，足部回内を生
じ，さらに距骨下関節を介して下腿内旋運動を
誘導してしまい（図4b），足底腱膜炎，シンス
プリント，足部・下腿の疲労骨折などの発生要
因となる．一方，凹足は緩衝作用の低下が予測
され，足底腱膜炎，足部・下腿の疲労骨折など

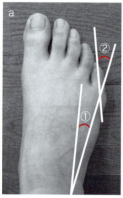 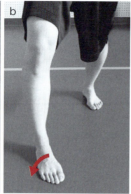 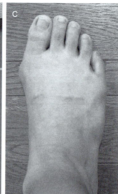

図2 内反小趾

第4〜5中足骨間角(a-①)は第4中足骨長軸と第5中足骨長軸のなす角度を，内反小趾角(第5中足指節角：a-②)は第5中足骨長軸と基節骨長軸のなす角度を計測する．

正常値は，第4〜5中足骨間角が6°，内反小趾角が10°である．

内反小趾を有している選手では，ストップ動作や方向転換動作時に足部回外位となりやすい(b)．

cは，外反母趾と内反小趾の合併例である．第1〜2中足骨間と第4〜5中足骨間が開大することで横アーチも降下し，開張足を呈しやすい．

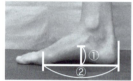 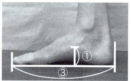 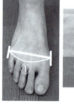 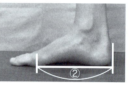

$$足部アーチ高率（\%）=\frac{①舟状骨高}{②アーチ長または③足長}\times 100$$

① 舟状骨高（cm）：床面から舟状骨粗面までの高さ
② アーチ長（cm）：第1中足骨頭から踵骨後面までの長さ
③ 足長（cm）：足部の全長

$$足部幅率（\%）=\frac{①足部幅}{②アーチ長}\times 100$$

① 足部幅（cm）：第1〜5中足骨頭までの長さ
② アーチ長（cm）：第1中足骨頭から踵骨後面までの長さ

図3 足部アーチ高率，足部幅率の計測方法

の要因ともなる．また，凹足ではストップ動作や方向転換動作時などで足部回外を生じやすく，距骨下関節を介して下腿外旋運動を誘導してしまう（図4e）．

MEMO

簡便に扁平足の程度を判定する方法として，Feiss線（第1中足骨頭の下端と脛骨内果下端とを結んだ線）よりどの程度下方に舟状骨粗面が位置するか確認する方法がある[5]．舟状骨粗面がFeiss線より著しく下に位置すれば扁平足，上に位置すれば凹足であると評価できる．

Point

一見，扁平足に見えても，母趾外転筋の肥大による「見かけ上の扁平足」もあるので注意しておく必要がある（図4c）．

② 外側縦アーチ

第5中足骨‐立方骨間不安定性などにより外側縦アーチが降下している場合などでは，ストップ動作時などで足部回外を生じやすい．外側縦アーチの降下は，足関節内反捻挫や第5中足骨疲労骨折などの発生にも関係する．

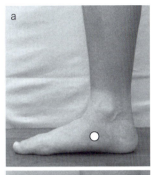
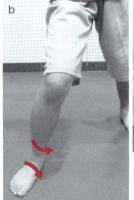
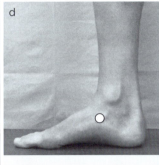
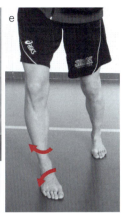
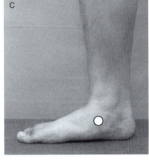

図4 扁平足，凹足

扁平足（a）では，内側縦アーチが降下し，足部回内を生じ，さらに距骨下関節を介して下腿内旋運動を誘導してしまう（b）．cのように舟状骨の位置は正常でも母趾外転筋の肥大による見かけ上の扁平足もある（a，c，dの写真内の○印は，舟状骨粗面の位置を示している）．凹足では（d），ストップ動作や方向転換動作時に足部回外を生じやすく，さらに距骨下関節を介して下腿外旋運動を誘導してしまう（e）．

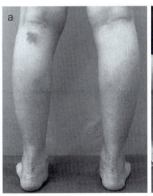
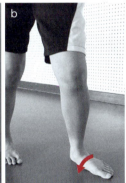
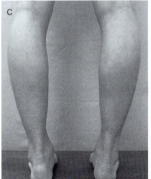
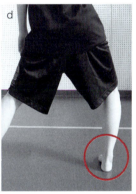

図5 回内足，回外足

踵骨が外反（距骨下関節の回内）した状態のものを回内足（a）という．回内足の場合，内側縦アーチが降下し，足部回内を生じやすい（b）．踵骨が内反（距骨下関節の回外）した状態の場合を回外足（c）という．回外足の場合，ストップ動作や方向転換動作時に足関節内反位を呈しやすい（d）．

③ 横アーチ

横アーチが降下し，前足部が扇状に広がった状態を開張足という．第1～5中足骨間が開大する．開張足の評価としては，第1中足骨長軸と第5中足骨長軸とのなす角度を用い，正常値は24～30°である．

横アーチの指標として我々が提唱する足部幅率は，第1～5中足骨頭間の長さを，アーチ長で除した値に100を乗じて算出する[6]（図3）．

（3）踵骨の位置

回内足や回外足を確認する．回内足は踵骨が外反（距骨下関節の回内）した状態であり，回外足は踵骨が内反（距骨下関節の回外）した状態である（図5）．

踵骨の位置を客観化する方法（回内足，回外足の評価の目安）として，leg-heel angleを計測す

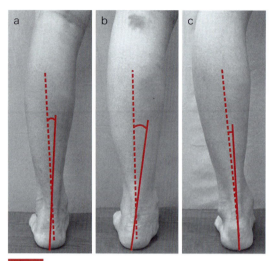

図6 leg-heel angle
下腿遠位1/3（またはアキレス腱）の長軸線（破線）と踵骨の縦軸線（実線）のなす角度．
a：正常，b：回内足，c：回外足（図はすべて左下肢）

る．leg-heel angle は，荷重位または非荷重位で下腿遠位1/3（またはアキレス腱）の長軸線と踵骨の縦軸線がなす角度を計測する（図6）．明確な評価基準はないが，非荷重位の値と荷重位の値の差が13°以上であると回内足，5°以下であると回外足ともされ，荷重による変化量とランニングによる変化量には相関がみられたとの報告もある．

ランニングにおいて距骨下関節は，foot-strike 直前に回外が生じ，foot-strike と同時に回内が始まり，takeoff で再び回外が起こる．この距骨下関節の回内，回外運動は，重心移動と衝撃吸収に重要な働きをしている．そのため，踵骨（距骨下関節）の過度な運動は重心移動や衝撃吸収機能に影響し，近位へと波及し，下腿や膝関節の外傷発生につながってしまう．

leg-heel angle の経時的変化を確認することにより，前回に比べ計測値が増大していれば，スポーツ動作時にも踵骨の外反（距骨下関節の回内）が増大し，下肢への応力増強も推測される．

（4）膝蓋骨の位置

① 膝蓋骨高位（patella alta），膝蓋骨低位（patella baja）

膝蓋骨の位置確認として，膝蓋腱の長さと膝蓋骨長軸の長さとの比（腱・膝蓋比：Lt/Lp）を算出する．正常では，この比率は約1.0であり，1.2以上を膝蓋骨高位とする．

膝蓋骨高位では，大腿四頭筋（特に大腿直筋）の伸張性低下が原因となっていることが多く，殿部踵部間距離も併せて確認しておくとよい．一方，膝蓋骨低位では膝蓋腱の伸張性の低下や大腿四頭筋の機能低下がみられることが多い．どちらの場合においても，膝蓋大腿関節での圧迫力が増強し，膝痛（膝蓋大腿関節障害，軟骨損傷，膝蓋腱炎など）の原因となる．また，膝伸展機構の機能が低下してしまう．

② squinting patella，frog's eye patella（図7）

squinting patella（やぶにらみ膝）は，膝蓋骨が内側に偏位した状態をいう．squinting patella とは逆に，膝蓋骨が蛙の眼のように外側に偏位した状態を frog's eye patella という．どちらの場合においても，膝蓋大腿関節での圧迫力は増強し，膝痛の原因となる．また，大腿四頭筋筋力の発揮効率が低下し，膝伸展機構の機能低下にもつながる．

（5）Q-angle

Q-angle は，大腿四頭筋の作用軸を表すものである．上前腸骨棘と膝蓋骨中心の結線と膝蓋骨中心と脛骨粗面の結線がなす角度をいう（図8）．正常値は15°以下であり，squinting patella を呈している例では，Q-angle は増加する．この角度が増加すると大腿四頭筋の収縮時には，膝蓋骨が外方に牽引されてしまうため，膝蓋大腿関節外側部での圧迫力は増強し，膝痛の原因ともなる．また，膝伸展機構としての機能も低下してしまう．

（6）O脚（内反膝），X脚（外反膝）（図9）

O脚は左右の足部内側縁が接するように基本的立位姿勢をとり，下肢全体が外側にカーブした形状をなすものをいう．

X脚は下肢全体が内側にカーブしており，左右の大腿骨内側上顆が接するように基本的立位姿勢をとった際に，左右の足部内側縁が離れた形状をしているものをいう．

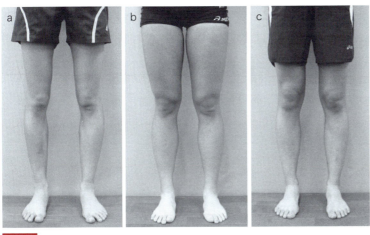

図7　squinting patella, frog's eye patella

膝蓋骨が内側に偏位した状態のものを squinting patella（a）といい，膝蓋骨が外側に偏位した状態のものを frog's eye patella（b）という．c は，正常な状態である．

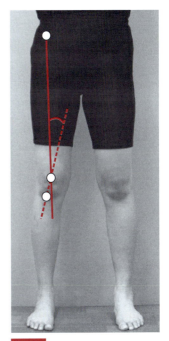

図8　Q-angle

上前腸骨棘と膝蓋骨中心の結線（実線）と膝蓋骨中心と脛骨粗面の結線（破線）がなす角度．正常値は 15°以下である．

図9　O脚，X脚

左右の足部内側縁が接するように基本的立位姿勢をとり，下肢全体が外側凸のカーブをなすものを O脚（a），下肢全体が内側凸のカーブで左右の足部が離れるものを X脚（b）という．c は，neutral type である．

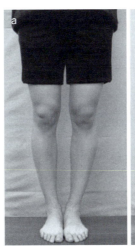
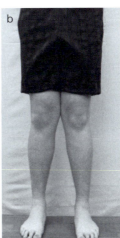
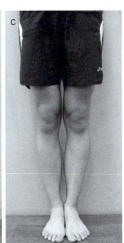

Point ▼

　大腿骨の前捻角の程度や左右差などは，膝蓋骨の位置や Q-angle，O脚・X脚などの遠位のアライメントにも影響を与える．大腿骨前捻角は，正常で 10〜30°とされている．簡便に大腿骨前捻を把握する評価法として，Craig's test（Ryder 法）[7]がある．これは腹臥位で膝関節屈曲 90°位とし，大転子が最外側に達するまで内旋させ，下腿長軸と床面からの垂線とのなす角度を計測する方法である．

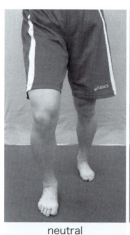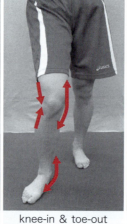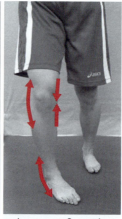

図10 下肢動的アライメント
knee-in & toe-out では下肢内側には伸張，外側には圧縮の応力が加わる．knee-out & toe-in では下肢内側には圧縮，外側には伸張の応力が加わる．また，それぞれにおいて回旋，剪断の応力も加わる．

2　下肢動的アライメント

（1）動的アライメントの問題

代表的な動的アライメントの問題として，knee-in & toe-out，knee-out & toe-in がある[2]（図10）．また，下肢動的アライメントに関係する表現として，dynamic valgus，valgus knee，kissing knee なども用いられている．

knee-in & toe-out では下肢内側には伸張，外側には圧縮の応力が，knee-out & toe-in では下肢内側に圧縮，外側には伸張の応力が加わる．また，それぞれにおいて回旋，剪断の応力も加わる．

スポーツ動作（荷重位の位相）において，これらの動的アライメントを呈した際には，neutralに比べ，関節や局所に加わる応力が増強し，外傷発生につながる．

（2）動作観察・分析

動的アライメントの特徴は，動作の観察により確認する．まずは，受傷した位相や症状を訴える位相を観察し，問題を確認する．動的アライメントの特徴から，発生メカニズムを推測する．

スポーツ動作は，各位相の動作の特徴が相互に関係しあっているため，症状を訴える位相の観察・分析にとどまらず，前後の位相についても観察し，運動連鎖の観点から動作の特徴を確認しておく必要がある（図11）．

図12に示すランニング動作では，mid-supportにおける動的アライメントは，どちらもknee-inを呈しているが，運動の波及様式が異なっている．図12aは，足部運動が近位関節の運動に影響を与える「近位への波及タイプ」[8]である．逆に，図12bは，体幹や股関節の運動が遠位の膝関節や足部運動に影響を及ぼす「遠位への波及タイプ」[8]である．同様の動的アライメントを呈していても，波及様式によって対応策は異なる[9]．このような観点からも，連続した位相の観察・分析が必要となる．

動的アライメントの経時的変化や他者との相違を確認するには，動作分析ソフトや動作分析システムなどを用いる[3]．定量的な分析には，2次元動作分析と3次元動作分析があるが，それぞれの利点，欠点を理解した上で実施する必要がある．画像の活用は，単に客観的データを得るためだけではなく，選手自身にスポーツ動作の特徴や問題点を理解してもらいやすく，また自らの動作イメージと実際の動作を照合させることができるなどのメリットがある．

3　姿勢，上肢アライメント

（1）姿勢

静的な姿勢観察は，基本的立位姿勢で行う．前額面の観察では，後頭隆起，椎骨棘突起，殿裂，

1. 理学的検査　29

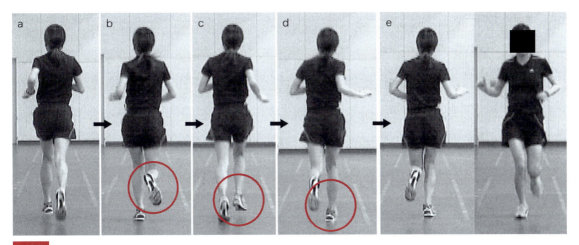

図11 ランニング動作の観察

mid-support(e)で症状を訴えており，knee-in & toe-outの動的アライメントを呈している．mid-supportより前の位相を観察すると，forward swing(b)において，toe-outを呈しており，その後のfoot descent(c)，foot-strike(d)でもtoe-outを保ったままmid-supportに至っている．なお，follow-through(a)ではneutralである．

　両膝関節内側間の中点，両内果間の中点が一直線上に整列しているか確認する．その他，脊柱側弯の有無，体幹や骨盤の傾斜の有無なども確認しておく．

　矢状面の観察では，耳垂，肩峰，大転子，膝関節前部（膝蓋骨後部），腓骨外果の前方を通る線が一直線上に整列しているか確認する．脊柱の弯曲の程度（胸椎後弯，腰椎前弯の増強あるいは減小の有無）や骨盤の傾斜の程度なども確認しておく．

　胸椎後弯の増強による円背姿勢は，肩甲骨位置にも影響し，肩関節の運動制限につながり，上肢スポーツ外傷の発生要因となる．また，その運動制限の代償として腰椎での運動も増大しやすく，腰痛の発生要因ともなる．腰椎前弯が増強している場合では，体幹伸展運動時に脊柱起立筋群の過度な収縮や腰椎・腰仙椎関節での運動が増大しやすく，腰痛の発生要因となる．

　骨盤の傾斜は上前腸骨棘と上後腸骨棘の結線と水平線のなす角度で評価し，正常では前方に8〜10°傾斜している．骨盤後傾位は，下肢動的アライメントにも影響し，膝や下腿の痛みなど下肢スポーツ外傷の発生要因となる．

　スポーツ活動での姿勢の観察としては，構え姿

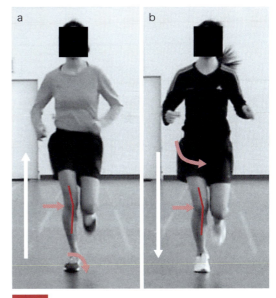

図12 ランニング動作における波及方向によるknee-inのタイプ分類

a：近位への波及タイプ．足部回内運動からknee-inにつながっている．
b：遠位への波及タイプ．股関節内転・内旋運動からknee-inにつながっている．

勢を確認しておく．構え姿勢では，骨盤の傾斜（前後，左右），下腿前傾や体幹前傾の程度などを確認する．

(2) 上肢アライメント

上肢アライメントの不良もスポーツ動作（動的アライメント）に影響し，上肢スポーツ外傷のみならず体幹や下肢のスポーツ外傷の発生要因ともなる．

肩甲骨アライメントとしては，肩甲骨の位置の左右差や翼状肩甲の有無などを確認する．

上腕骨頭の位置も確認し，前方偏位している場合があり，このようなアライメントは投球障害などの発生要因となる．

肘のアライメントでは，carrying angle（上腕骨長軸と尺骨長軸のなす角度）を用いて外反の程度を確認する．carrying angle が正常範囲（10〜15°）を超えると外反ストレスが増強し，肘のスポーツ外傷の発生要因となる．

評価への具体的活用法

 足部アーチの変化

スポーツ活動による下肢への負荷が，下肢静的アライメントの変化に及ぼす影響を確認し，外傷発生の予防に役立てることを目的として，ランニング練習前後での足部アーチ高，足部幅の分析を試みている．

実業団チームに所属する女子陸上長距離選手を対象として，練習前後に足部アーチ高率と足部幅率の計測を実施した[6]．練習内容は，1日目が低強度の練習を，2日目は高強度の練習を実施した．2日目の練習は陸上競技場にてランニング方向を反時計回りのみで行った．計測はこれに加え，3日目の練習前までとした．

3日間の練習，休憩の影響による足部アーチ高率，足部幅率の経時的変化として，各測定時の実測値を比較した．なお，足部アーチ高率の増加は内側縦アーチの挙上を，減少は降下を表し，足部幅率の増加は横アーチの降下を，減少は挙上を表す．変化率は，練習前後の値から算出し，各練習前後の変化を変化率で比較した．また，これらの練習強度，左右足部による相違についても比較した．

内側縦アーチの指標となる足部アーチ高率は，すべての対象で練習後に減少し，休憩後に増加していた．高強度の練習では，すべての対象が両足部とも練習前の値に比べ，翌日練習前の値が小さかった（表1）．変化率では，両足部とも低強度の練習に比べ，高強度の練習が大きかった．また，ランニング方向を反時計回りで実施したランニングでは，カーブの外側に位置する右足部に比べ，内側に位置する左足部が大きかった（表2）．

横アーチの指標となる足部幅率は，すべての対象で練習後に増加し，休憩後に減少していた．両足部とも，練習前後間，練習後と翌日練習前の間で差があったが，練習強度や左右足部間における差はなかった（表1）．変化率では，練習強度の違いや反時計回りのランニングにおける左右足部間に差はなかった（表2）．

スポーツ活動（ランニング）により足部アーチは変化していることから，スポーツ活動中に動的アライメントも変化していることが推測される．

 動的アライメントと機能的要因の関係づけ

外傷発生の問題点を把握するためには，動作観察・分析で得られた症状の発生に関係する動的アライメント（スポーツ動作の問題）と，各種検査・測定により得られた運動器の問題（静的アライメントの不良，筋力低下，関節可動域制限など）とを関係づけることがポイントとなる．これにより，理学療法プログラムの立案に際し，改善すべき問題点が絞られる．また，スポーツ動作の問題（動的アライメント）とその動作に関係する代表的な機能的問題の関係を理解しておくことにより，実施すべき検査・測定が選定できるため，効率良い評価やリハビリテーションにつながる．

文献

1) 岡戸敦男ほか：静的アライメント．臨スポーツ医 28（臨時増刊）：120-128, 2011
2) 川野哲英：ダイナミック・アライメント．トレーニング

表1 足部アーチ高率，足部幅率

足部アーチ高率	右	左
第1日目練習前	24.1±2.9	23.5±3.4 ┐＊
練習後	23.0±2.5	22.7±3.0 ┘＊
第2日目練習前	24.0±2.8 ┐	24.1±3.3
練習後	22.1±2.4 ┘＊	21.4±2.8
第3日目練習前	23.4±2.8	22.8±3.1

足部幅率	右	左
第1日目練習前	54.5±3.3 ┐＊	54.2±3.4 ┐
練習後	55.8±3.6 ┘	55.3±3.4 ┘＊
第2日目練習前	54.6±3.3 ┐	54.5±3.2
練習後	55.6±3.5 ┘＊	55.6±3.3 ┘＊
第3日目練習前	54.6±3.0 ┘	54.8±2.9

＊：対応のあるt検定，Mann-Whitney U 検定（p＜0.05）
（単位：％，平均±標準偏差）　　　（文献6より引用）

表2 足部アーチ高率，足部幅率の変化率

足部アーチ高率	右	左
第1日目練習前→後	−4.3±2.8 ┐	−3.1±2.7 ┐
第1日目練習後→第2日目練習前	4.1±3.3 ┘＊	6.0±3.7 ┘＊
第2日目練習前→後	−7.6±3.2	−11.4±2.6
第2日目練習後→第3日目練習前	5.9±4.2	6.6±2.8

足部幅率	右	左
第1日目練習前→後	2.4±0.7	2.1±1.0
第1日目練習後→第2日目練習前	−2.1±0.9	−1.4±0.8
第2日目練習前→後	1.8±1.0	2.1±1.2
第2日目練習後→第3日目練習前	−1.7±1.9	−1.4±1.3

＊：対応のあるt検定，Mann-Whitney U 検定（p＜0.05）
（単位：％，平均±標準偏差）　　　（文献6より引用）

ジャーナル 14：84-85, 1992
3) 金村朋直ほか：動的アライメント．臨スポーツ医 28（臨時増刊）：129-136, 2011
4) Sammarco GJ：Biomechanics of the foot. Basic Biomechanics of the Skeletal System, Frankel VH, et al eds, Lea & Febiger, Philadelphia, 193-220, 1980
5) 伊藤浩充：姿勢・アライメントの観察．アスリートのリハビリテーションとリコンディショニング上巻，小林寛和編，文光堂，東京，92-97, 2010
6) 岡戸敦男ほか：ランニングの負荷による足部アーチの形状変化について．スポーツ医・科学 21：7-12, 2009
7) Jeff GK, et al：Craig's test. Special Tests for Orthopedic Examination, 3rd ed, SLACK Inc., Thorofare, 211-213, 2006
8) 小林寛和ほか：運動連鎖の視点による足底挿板の活用．理学療法 28：428-436, 2011
9) 岡戸敦男：ランニング動作と関節運動連鎖．ランニング障害のリハビリテーションとリコンディショニング，増田雄一編，文光堂，東京，37-43, 2012

Ⅲ 検査評価総論

1 理学的検査

2) mobility

寒川美奈

Essence

- mobilityは，スポーツにおける傷害発生の予防や運動パフォーマンス発揮の上で大切である．
- 関節におけるmobilityは，構造学的因子が大きいとされている柔軟性（flexibility）とともに，実際その柔軟性を機能的に動かすという意味での可動性として考える必要がある．
- mobilityは，運動のコントロールや神経筋活動などによる影響を受けやすく，これらの要素を合わせた評価が望まれる．
- mobilityの評価には，関節可動域や柔軟性を中心とした静的な評価と，実際のスポーツ動作で必要とされる複合関節の運動連鎖からなる動的な評価を合わせて確認していく必要がある．

1 mobilityとは

mobilityとは，英語で「可動性」を意味し，臨床では柔軟性（flexibility）としてよく捉えられている[1]．関節のmobilityには，関節面の形状，皮膚や筋，腱，靱帯，膜，関節包など周囲の軟部組織の構造学的因子，転がりや滑り，軸回旋（副運動）などの運動学的因子も影響していると考えられる．

スポーツにおいては高度な運動能力が要求される．そのため，近位部の関節を安定化（stabilization）させながら四肢の可動性（mobility）を高めるような，mobilityとstabilityの関係性が重要である．近年，これらの関係性が示されてきてからmobilityに対する捉え方も整理されてきている．すなわちmobilityとは，必要とされる動作獲得のため，多関節を効果的に動かせる機能的な可動性と定義されている[2]．

これまで柔軟性（flexibility）には，筋や腱，膜，靱帯，関節包などによる構造的な要素に対する評価を中心に行われてきた．一方mobilityでは，構造的要素のみならず神経筋活動や運動制御，バランス能力など多くの要素が関連し合って影響を受けると考えられる．したがってmobilityでは，柔軟性評価をベースとしつつ，多関節の運動連鎖や，それらを機能的に動かすことができるかという機能的な評価についても必要になってくることがわかる．実際，柔軟性には問題がない場合であっても，関節を機能的に動かすためには，主働作筋や拮抗筋，支配神経による作用，運動時のバランスなど，多要因が関わり合っているのは明らかである．そのためmobilityには，より機能的な要因を含めた評価が必要となる．また，スポーツ動作やパフォーマンスが競技ではより必要とされる動きも異なってくることから，mobilityはスポーツや競技特性を考慮した上での評価の選択が大切と思われる．

2 mobility 評価の実際

臨床やスポーツ現場における柔軟性は，関節可動域（range of motion：ROM），トーマステストやSLRテストなどの柔軟性テストを用いた評価が中心に行われる．しかしながら，これまでの知見では柔軟性と傷害発生予防について直接的な関係性が示された報告が実は少ない．それは傷害の発生予防には，柔軟性の改善のみではなく，筋力や動作スキル，バランス，パフォーマンスなど多因子が関係しているためと考えられている．このように，スポーツ現場における評価では，これらの要素も含む方策が傷害予防へとつながっていくと思われ，そのような点からもmobilityの評価は大切と思われる．

そしてmobilityの評価では，構造面や機能面といった目的に合わせた評価バッテリーの選択が勧められる．柔軟性の評価では，他動での最大ROMや柔軟性のテストが行われている．特にこれらのテストでは，角度や距離など数字で評価結果は表されるが，代償運動や副収縮，隣接関節の運動など影響因子の検討が大切である．一方，上述の定義に基づく動的状況下のmobility評価では，実際の運動時機能を確認することも必要とされるであろう．またmobilityには，feedforwardやfeedback機構，神経筋コントロール，筋機能など神経学的因子も影響することを合わせて考慮する．特に動きの評価では，近位部の安定性（stability）と遠位部の可動性（mobility）のように，より複合的で，より機能的な評価が必要とされ，神経学的因子の影響をも合わせて受けるであろう．例えば肩甲帯のmobility評価の際には，肩関節ROMや周囲筋の柔軟性評価とともに，肩甲上腕リズムのように上肢運動に影響している肩甲骨と上腕骨における運動のリズムを調べることは，これらの多くの要素を合わせて評価している．そこから見出す動作戦略のみならず，問題点を抽出していくためには，やはり動作の観察が大切であり，病態発生とどのように関係しているのか推論を深

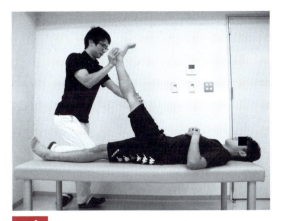

図1　straight leg raising（SLR）test

めていくことができる．このような視点でのmobility評価は，傷害発生予防の点からも重要であろう．

以下に，臨床やスポーツの現場でよく用いられているmobilityの評価を紹介していく．

1 下肢 mobility 評価

- **straight leg raising（SLR）test**（図1）：下肢伸展挙上テストとも呼ばれるSLR testは，ハムストリングス柔軟性評価としてよく用いられている．SLR testは，仰臥位で膝伸展位での最大股関節屈曲角度を測定する．active SLR testは，SLRを自動で最終可動域まで行わせるが，ハムストリングス肉離れ受傷にはactive SLRでの可動域低下が報告されており，このようなmobility評価の指標も傷害発生には大切であることが示されている[3]．

- **sit-and-reach test**（図2）：長座位両膝伸展位で，手掌を下に向け床と並行になるよう腕を前方へ伸ばしながら，最大到達距離を計測するテストで，ハムストリングス柔軟性の評価で用いられている．また，sit-and-reach testでは，腰椎や骨盤のmobilityも合わせて評価することが可能である[4]．一方，back-saver sit-and-reach testは，壁に足部接地した状態で長座位膝伸展位にて座らせ，そこから体幹を前屈させ

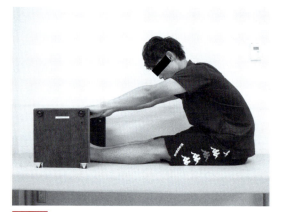

図2　sit-and-reach test

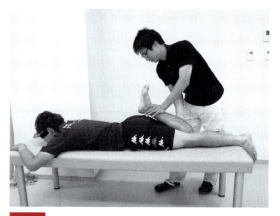

図4　Ely test

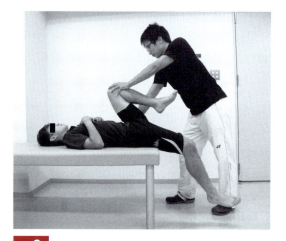

図3　modified Thomas test

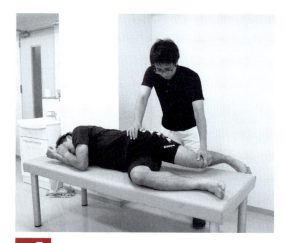

図5　Ober test

る方法で，よりハムストリングス柔軟性を調べる方法である[5]．このテストは被験者自身が動作を行うため，伸張に対する感覚や耐性なども影響しやすい．

・**Thomas test**：腸腰筋柔軟性の評価テストである．仰臥位で検査側の下肢伸展位で対側股関節を屈曲した際に，検査側の股関節屈曲がみられるかを調べる．近年，柔軟性の程度や代償による周囲筋の柔軟性を合わせて評価を可能とするmodified Thomas test（図3）が行われてきている[6]．このテストでは，検査側の下肢を台から垂らし，対側の股関節屈曲した際に検査側も屈曲位となれば陽性であるが，股関節屈曲角度を調べることができるため，治療効果についても

評価しやすい指標とされている．

・**Ely test**（図4）：大腿四頭筋柔軟性のテストで，尻上がりテストとも呼ばれる．腹臥位で踵を臀部につけるよう膝を屈曲した際に，同側臀部が挙上した場合を陽性とし，大腿四頭筋の柔軟性低下を示すテストである．

・**Ober test**（図5）：腸脛靱帯の柔軟性を調べるテストである．側臥位で被検査側（下側）の股関節は屈曲位とし，検査側（上側）の股関節と膝関節はそれぞれ90°屈曲位で，体幹と大腿部を一直線上となるよう保持しながら股関節を内転する．この際，床へ検査側の膝がつかない場合は，腸脛靱帯の柔軟性低下として考えられる．本法実施により膝内側の疼痛が起こる場合には，

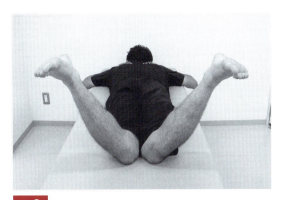

図6　股関節内旋 ROM

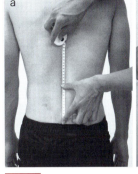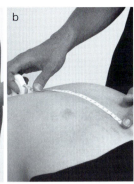

図7　Schober's test
a：開始肢位，b：体幹前屈位

検査側を膝伸展位で股関節内転する Ober test 変法もある[7]．

- 股関節回旋 ROM：腹臥位で股関節内外旋可動域の左右差をみる．股関節の回旋可動域の低下や左右差は，腰痛発生との関係性について示されている[8]．図6は，股関節内旋可動域の検査を示す．
- 足関節背屈 ROM：ROM 検査における足背屈角度の計測では膝屈曲位で実施されているが，膝伸展位での足背屈 ROM 計測は二関節筋である腓腹筋伸張による影響を受けやすく，スポーツ現場では用いられることも多い．また，動作中の評価として荷重位膝屈曲位にて足関節背屈可動域を調べ（weight bearing lunge test），足関節背屈角度は，ゴニオメーターや下腿前部の前傾角度をインクリノメーターによる計測方法もある[9]．

2　体幹 mobility の評価

- Schober's test（図7）：体幹前屈テストともいわれ，腰部 mobility 評価に用いられるテストである．上後腸骨棘の間（第2仙椎の高さ）を結んだ線の中間より上方へ10 cm，下方へ5 cm マーキングする．その間の距離が体幹前屈した際にどの位変化するか調べる[10]．テスト時には腰椎後彎させないよう留意する．
- 胸椎回旋：胸椎回旋の mobility は，アライメントや行うスポーツによって影響を受けやすく，

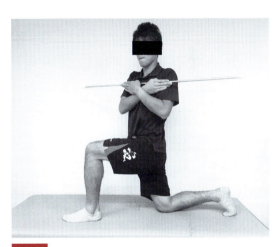

図8　胸椎回旋 ROM

低下により腰痛発生との関連性が示されている[11]．胸椎回旋 mobility の検査では，座位で両手を胸の前で交差して棒を持たせ，最大回旋時の前額面に対する棒の角度を頭上より計測する方法（図8）がある[12]．

3　上肢に対する mobility の評価

- 肩関節内外旋 ROM[13]（図9）：投球動作を伴うスポーツにおいては，肩関節内外旋可動域の評価はよく行われている．内旋運動の評価時には，肩甲帯が protract しないよう注意して計測を行う．

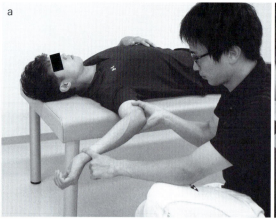
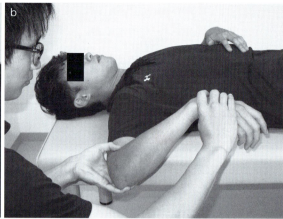

図9 肩関節ROM計測
a：外旋，b：内旋

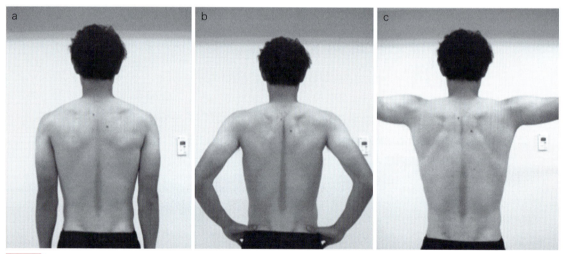

図10 scapular lateral slide test
a：上肢下垂位（1st position），b：両手で骨盤支持（2nd position），c：肩外転90°（3rd position）

- scapular lateral slide test [13, 14]（図10）：肩関節運動に伴う肩甲骨のmobility評価に用いられるテストである．肩関節外転0°（1st position；図10a），両手を腰（2nd position；図10b），90°外転位（3rd position；図10c）の3肢位にて肩甲骨位置の左右差や，翼状肩甲などをチェックする．mobility評価としては，1st positionでは肩甲骨下角と同一の高さにある棘突起部分にマーキングを行い，各ポジションでの下角との距離変化を調べる．通常，肩関節外転0°では周囲の筋活動に変化はあまりみられないが，両手を腰におく2nd positionでは，前鋸筋と僧帽筋下部線維が，3rd positionでは僧帽筋上部および下部線維，前鋸筋，菱形筋の活動増加がみられる．
- bird dog（図11）[11]：本法は体幹stabilityのエクササイズとしても知られているが，四つ這い位にて一側下肢は股関節の高さへ，体側上肢を肩の高さまで挙上させる運動である．肩関節や股関節のROM制限や，筋力やバランス低下に

より代償がみられるため，体幹のstabilityとともに四肢のmobilityも必要とされる動きである．

3 mobility評価の具体的活用法

mobilityの評価で，筋や腱の伸張性つまり構造的因子が主に影響すると考えられる場合には，ストレッチングを中心とした可動域改善が有効であり，機能や神経系の影響が考えられる際には筋力やバランス，スキルなどの改善を目的としたエクササイズを行っていく．mobilityとstabilityは関連し合っていることから，例えば体幹を安定化しながら大きな腕の振りを要するゴルフスウィングのような動作では，肩甲骨や肩のmobility獲得には体幹のstabilityが重要になると考えられる．またバレーボール選手における膝蓋腱炎発生には，足関節背屈ROM低下[15]がリスクファクターであったことも報告されている．一方，ゴルフやテニス競技は股関節回旋ROM全域を必要とする運動形態であり[8,16]，股関節回旋mobility低下が代償運動を引き起こして傷害発生リスクにつながりやすいと考えられる．

mobility評価においては，従来の柔軟性やROM検査で対応しきれない場合がある．体幹のROM検査では，頚部と胸腰椎部として複合的に実施されているが，例えば野球やゴルフ，ボート，体操など，体幹や上肢回旋運動を多く必要とする競技では胸椎回旋mobility評価を要する．

このような理由から傷害発生時にはmobilityの獲得を再考する必要がある．野球やソフトボール競技では，肩関節内旋ROM制限[17]や，内外旋ROMが180°以下[18]と，投球障害発生との関係性が示されている．陸上（短距離）やサッカー，ラグビー競技などのスポーツで好発しているハムストリングス肉離れは，ダッシュを中心とした走動作において損傷しやすく，特に疾走型は股屈曲位にて膝伸展位付近での遠心性収縮時に好発すると考えられている[19]．このような受傷には，膝

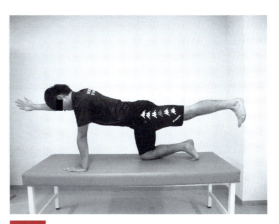

図11　bird dog

窩角により示されるハムストリングス柔軟性の低下がリスクファクターとも考えられている一方で，否定的な見解もあり[20]，あくまでも他要因の評価とともにスクリーニング方法の1つとして用いられるべきかもしれない．動的mobility評価は，傷害予防や競技復帰の場面において非常に重要な戦略となっていくであろう[21]．

> **Point**
> mobilityは，関節がどれだけ動くかという柔軟性とともに，関節をどれだけ機能的に動かすことができるかという可動性を示す．遠位関節のmobilityは，近位関節を安定化させることが大切といわれる．したがって，不安定な姿勢となることも多いスポーツ動作では，mobilityの獲得が非常に重要である．

文献

1) Kisner C, et al：Stretching for impaired mobility. Therapeutic Exercise. Foundations and Techniques, 6th ed, FA Davis Company, Philadelphia, 72-118, 2012
2) Brooks T, et al：Mobility training for the young athlete. Strength and Conditioning Journal 35：27-33, 2013
3) Askling CM, et al：A new hamstring test to complement the common clinical examination before return to sport after injury. Knee Surg Sports Traumatol Arthrosc 18：1798-1803, 2010
4) Pedro A, et al：A comparison of the spine posture among several sit-and-reach test protocols. J Sci Med

Sport 10 : 456-462, 2007
5) López-Miñarro PA, et al : A comparison of the sit-and-reach test and the back-saver sit-and-reach test in university students. J Sports Sci Med 8 : 116-122, 2009
6) Wakefield CB, et al : Reliability of goniometric and trigonometric techniques for measuring hip-extension range of motion using the modified Thomas test. J Athl Train 50 : 460-466, 2015
7) Reese N, et al : Use of an inclinometer to measure flexibility of the iliotibial band using the Ober test and the modified Ober test : differences in magnitude and reliability of measurements. J Orthop Sport Phys Ther 33 : 326-330, 2003
8) Van Dillen LR, et al : Hip rotation range of motion in people with and without low back pain who participate in rotation-related sports. Phys Ther Sport 9 : 72-81, 2008
9) Benell K, et al : Intra-rater and Inter-rater reliability of a weight-bearing lunge measure of ankle dorsiflexion. Aus J Physiother 44 : 175-180, 1998
10) Thomas E, et al : Association between measures of spinal mobility and low back pain. Spine 23 : 343-347, 1998
11) Schenkman M, et al : Relationships between mobility of axial structures and physical performance. Phys Ther 76 : 276-285, 1996
12) Talukdar K, et al : The role of rotational mobility and power on throwing velocity. J Strength Cond Res 29 : 905-911, 2015
13) Struyf F, et al : Clinical assessment of the scapula : A review of the literature. Br J Sports Med 48 : 883-890, 2014
14) Kibler WB : The role of the scapula in athletic shoulder function. Am J Sports Med 36 : 325-337, 1998
15) Malliaras P, et al : Reduced ankle dorsiflexion range may increase the risk of patellar tendon injury among volleyball players. J Sci Med Sport 9 : 304-309, 2006
16) Vad VB, et al : Low back pain in professional golfers. The role of associated hip and low back range-of-motion deficits. Am J Sports Med 32 : 494-497, 2004
17) Shanley E, et al : Shoulder range of motion measures as risk factors for shoulder and elbow injuries in high school softball and baseball players. Am J Sports Med 39 : 1997-2006, 2011
18) Wilk KE, et al : Correlation of glenohumeral internal rotation deficit and total rotational motion to shoulder injuries in professional pitchers. Am J Sports Med 39 : 329-335, 2011
19) Chumanov ES, et al : The effect of speed and influence of individual muscles on hamstring mechanics during the swing phase of sprinting. J Biomech 40 : 3555-3562, 2007
20) Freckleton G, et al : Risk factors for hamstring muscle strain injury in sport : a systematic review and meta-analysis. Br J Sports Med 47 : 351-358, 2013
21) Finn C : Rehabilitation of low back pain in golfers : From diagnosis to return to sport. Sports Health 5 : 313-319, 2013
22) Gabbe BJ, et al : Predictors of hamstring injury at the elite level of Australian football. Scand J Med Sci Sports 16 : 7-13, 2006
23) Thacker SB, et al : The impact of stretching on sports injury risk : A systematic review of the literature. Med Sci Sports Exerc 36 : 371-378, 2004
24) McCall A, et al : Injury prevention strategies at the FIFA 2014 World Cup : perceptions and practices of the physicians from the 32 participating national teams. Br J Sports Med 49 : 603-608, 2015

Ⅲ 検査評価総論

1 理学的検査

3) stability

玉置龍也・鈴川仁人

Essence

- stability とは，制御を乱す外的作用（外乱）に対する変化を最小限に抑え，運動の目的に沿って必要な機能を維持する能力である．
- 最適な stability とは，運動内容や環境によって異なり，効率性やパフォーマンスを犠牲にせず，組織のダメージや機能障害などの臨床的問題の発生を防ぐことを実現した状態である．
- stability の構成要素を個別に評価し，動作の問題と結びつけることで，適切で発展性のある治療やトレーニングを選択することが可能となる．

stability とは

stability（以下，安定性）とは，臨床的に広く用いられる用語であるが，状況によって意味合いが変化するため，やや曖昧に定義されている[1]．本項では，スポーツ分野の理学療法で扱う安定性を，組織損傷や症状と関連する関節の安定性と全身の姿勢制御に関する安定性として区別する．ここでは安定性の概念について過去の脊椎の研究に基づき定義し，関節や姿勢制御の安定性に貢献する要素を整理する．

1 安定性の定義

エネルギーに基づく平衡論の考え方では，制御を乱すような外的作用（外乱）を加えた後に物体の挙動が時間とともに元の状態に近づく場合を安定していると判断する．ある物体が安定しているか否かを論じる場合，その物体にわずかな外乱を加え，変化を観察する．例えば，図1aにおいて，

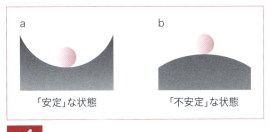

図1 安定と不安定

球体に外乱としてわずかに力積（力 × 時間）を加えた場合，球体は一時的に位置を変えるがしばらくすれば元の位置に落ち着く．逆に図1bでは，球体にわずかでも力積を加えると，球体は位置を変え時間が経過しても自然に元の状態に戻ることはない．前者は安定な状態であり，後者は不安定な状態と判断される．一方で，我々が安定性という用語で評価を行う際には，外乱の結果としての安定の成否以上に，そこに至るプロセスにおける挙動を重視する．

外乱後の挙動による安定性の優劣の判断について，再び球体によって類推する．図2aと図2bは小さな力積では同じように安定するが，図2a

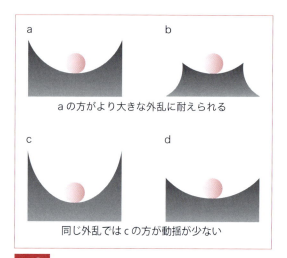

a の方がより大きな外乱に耐えられる

同じ外乱では c の方が動揺が少ない

図2 外乱に対する挙動の比較

は相対的に大きな力積でも安定を保つことができる．また，図2cと図2dはいずれもある程度の力積に対し安定が保たれるが，同じ程度の力積を想定すると図2cでは相対的に変化が小さいと予測される．このようにより大きな外乱で安定を保ち，同じ外乱に対してはより小さな変化で抑えられる挙動を示す場合に，安定性という能力があると評価する．これは臨床的な安定性の概念に近いだろう．言い換えれば，外乱が生じても目的に向けてシステムの機能を維持する能力であり，ロバストネス（頑健性）とも呼ばれる．スポーツにおいて期待される安定性とは，運動の阻害因子となる外乱に対して目的とする身体運動を継続してパフォーマンスを発揮することといえる．この概念は，関節の安定性あるいは全身の姿勢制御の安定性のいずれにも拡張できる．

一方で，関節の安定性については症状や障害という観点から定義された概念も存在する．Whiteら[2]は脊椎に関して，「生理的負荷の下で神経学的障害や変形，疼痛を回避するための運動制御能力が失われた状態」を臨床的な不安定性として提案した．Bursteinら[3]は安定性の定義を「可動域すべてにおいて適切な機能的位置を保つことができる関節の能力」と述べ，「骨の異常運動により可動域が制限された関節は不安定である」と述べた．これらはいずれも，結果として臨床的問題を生じた事実から，原因として想定される関節の機能的問題を仮定している．実際に McGill は痛みの症状が出現する症例において，同時に関節運動の滑らかさの欠如が見られる症例の存在を示し，このぎこちない関節運動を不安定性と捉えた[4]．こうしたことから，臨床的問題の背景に関節の安定性の問題がある可能性や，逆に関節の安定性が十分であれば臨床的問題を防げる可能性が示唆される．関節の安定性の獲得は，リハビリテーションや予防に重要な意味を持つと考えられる．

安定性に貢献する要素

関節の安定性に貢献する要素として，関節の構成体である骨や軟骨，関節包靱帯やその他の関節構成組織の存在がある．靱帯や関節包の弾性による張力，軟骨や半月板の接触による応力のような受動的に発生する力により，関節はある程度制動される．関節構成体は組織ごとに特定の運動方向への制動に貢献しており，基礎研究では組織の切断や破損の前後で指標を比較することで，その貢献度を定量的に評価する．一般的な指標である剛性の減少やニュートラルゾーンの増加は安定性の低下と解釈され[5]，プロトコル前後の指標の差分は，特定の運動方向に対する組織の貢献度を表す．特に四肢の関節では，靱帯が安定性の主要な貢献要素として考えられており，後述の整形外科的テストにより関節の不安定性を評価する．

関節の制動には，受動的な力以外の要素の貢献も大きい．Panjabi[6]は，関節構成体による受動システムに加え，筋による能動システム，神経による制御システムの3つのサブシステムからなるシステムが脊椎に安定性を与えるモデルを提唱した（図3）．能動システムと制御システムは，個々の筋の張力を変化させる．さらに，状況によって変化する応力モーメントの大きさや方向に応じて，複数の筋で筋活動の組み合わせやタイミングを制御することで，関節の剛性を変化させ安定性を保つ．制御の戦略によって図2に示したようなさまざまな状態となる可能性があり，関節の安定性は多様に変化する．

次に運動に最適な関節の安定性を考える．静的な状態では，関節の安定性を向上させる優秀な戦略は，拮抗筋同士の活動で関節の剛性をとにかく高めることである．しかし，筋張力の増加による関節間力の増大，代謝エネルギーの増加など，効率性の面では問題も生じる．また，運動中では剛性の増加により関節のmobility（以下，運動性）が犠牲となるトレードオフの関係が生じ，安定性と運動性のバランスは競技動作のパフォーマンスを左右する．膝関節を例とすれば，当たり動作のように大きな力や運動量（質量 × 速度）が身体に加わる場合は，多少の運動性を犠牲にしても拮抗筋同士の同時収縮により膝関節の安定性を高めることは重要となる．一方で，ランニングのように下肢に大きく速い膝関節運動を要求される場合では，運動性も重視する必要がある．さらに，ランニングにおいてトラックと不整地では必要な安定性が異なるため，環境の影響も考慮する必要がある．すなわち，最適な関節の安定性とは，効率性やパフォーマンスを犠牲にせず，組織のダメージや機能障害などの臨床的問題の発生を防ぐのに十分なロバストネスが成立している状態であり，運動内容や環境によって異なる．

姿勢制御における安定性の概念は，ここまで述べた関節の安定性とは全く異なる．関節の安定性が力学的な性質を示すのに対し，姿勢制御の安定性は身体重心の位置を支持基底面の中に留めること，あるいはその位置変化を最小限に抑えることを意味する．臨床的には，身体重心位置の大きな変動を予測する指標として，体幹の姿勢変化の観察や足圧中心動揺や床反力の機器測定による評価が用いられる．運動中の全身的でダイナミックなシステムでは，課題の要求や環境におけるいくつかの目的（関節の安定性，効率性，パフォーマンス）に応じた筋活動パターンを生成し，姿勢や運動を制御する．こうした姿勢制御の安定性は，目的のために全身の多くの機能を協調させるcoordination（協調性）の側面を持ち，バランスと呼ぶことも多い．

運動を制御するシステムとしては，学習と適応を踏まえたモデルが提唱されている[7]．このモデ

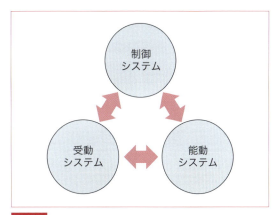

図3 安定性の構成要素の概念
（文献6より作成）

ルでは，中枢神経系における内的モデルとフィードフォワード制御で調整する．内的モデルは，感覚器からの求心性情報によるフィードバック制御に基づく誤差修正の経験により形成される．関節の安定性は，姿勢制御における変数の1つに過ぎず，課題の要求と対応の仕方によって変化する可能性がある．そのため，リハビリテーションや予防のための関節安定性獲得のエクササイズにおいては，学習による最適な内的モデルの形成が重要になる．

2 手技の実際

前段で述べた安定性の概念を応用した評価の考え方と手技を紹介する．関節安定性の概念によれば，外乱によって過度の関節の動揺や姿勢変化が生じた場合を安定性の低下と判断する．器材を使わないことを前提に実践することが可能な徒手抵抗を外乱とした安定性の評価方法を中心に紹介する．

1 靱帯へのストレステスト

靱帯へのストレステストは，スポーツ理学療法における基本的技能であり，方法については割愛する．関節は受動システムにより制動されており，

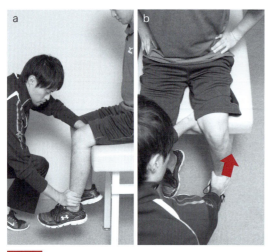

図4 MMT変法（角度と抵抗の変化）
a：関節角度の変化．膝90°屈曲位での伸展．
b：抵抗を加える方向の変化．通常の抵抗に外反方向への圧を加える．

トも影響する因子である．この点を考慮することで，MMTは構造的な要素を含む安定性の評価として実践できる．本項では標準的なMMT以外に，いくつかの手技と考え方を紹介する．

> **Point**
> 通常のMMT4以上のグレードでは，リスクに配慮して圧を徐々に大きくなるように加える．これでは，スポーツで求められる急速な力の変化に対する安定性の評価は難しい場合もある．関節の安定性は良好なアライメントとバランスのとれた筋収縮によって成立し，必要な関節の剛性はわずかな筋収縮でも十分に得られる[11〜13]．そこで，等尺性に関節固定を促した上で，軽微ではあるが急峻な力を外乱として加える．この方法はリスクを伴うため，疼痛や不安感の訴えがある場合は実施に注意を要する．

靱帯の張力が主要な制動要素であることは間違いないが，骨や軟骨の接触による応力も要素に含まれる．骨や軟骨の形状変化（変形性関節症における軟骨の摩耗，離断性骨軟骨炎による軟骨損傷，骨折後の変形など）は関節の接触面に変化を生じるため，ニュートラルゾーンの増大を招き，安定性の低下（いわゆる関節の不安定性）の因子となりうる．元来，受動システムのみでは関節は負荷に耐えることができず[8〜10]，筋の活動が必須であるため，関節不安定性が主訴や症状に及ぼす影響の程度については慎重な検討を要する．

2 徒手筋力検査（MMT）

徒手筋力検査（以下，MMT）は，一般に筋出力の程度を評価する手技であるが，徒手抵抗を外乱とみなせば安定性の評価手技でもある．MMTにおける関節の剛性には神経筋活動により生じる筋張力自体の貢献以外に，筋張力に起因して生じる関節間力の貢献があり，関節面の接触位置や面積の変化により関節の剛性は変化しうる．すなわち，関節の安定性に対して，神経筋は主要な制動要素であるが，骨や軟骨の形状および関節アライメン

3 MMT変法1：関節角度の変化

実際の動作への発展や実際の症状との関連を考慮したうえで，MMTの検査姿勢を調整することは有効である．症状を抱える対象者では，副運動に問題を有し，関節運動の特定の範囲で関節アライメントに異常をきたす場合もある．そこで，関節角度や肢位を変更し，MMTを実行する．評価としての再現性は犠牲になるが，個別に特異的な現象を観察できる．具体例として，膝関節伸展MMTにおいて，膝関節屈曲位（例えば90°屈曲）で屈曲方向への抵抗を加える（図4a）．膝屈曲時に膝蓋骨マルアライメント（例えば外方偏位）がある場合に，動揺が観察されることが多い．

4 MMT変法2：抵抗を加える方向の変化

実際のスポーツ活動では，関節に多方向への力が同時に加わっている．目的の運動方向ではパフォーマンスに関連した筋力発揮を行い，同時に他の方向では関節の剛性を高める必要がある．通常のMMTでは主要な運動方向に対し抵抗を加え

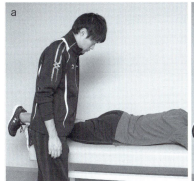
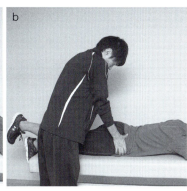

図5 MMT変法（骨盤の補助）
a：補助なし．股関節伸展
b：補助あり．寛骨を後傾・内側方向に支持

るが，この抵抗に別の向きの力を合成することで，運動方向以外の外乱に対する安定性を評価できる．具体例として，先ほどの膝関節伸展MMT（90°屈曲位）において，通常の屈曲方向の抵抗に追加して，外（外反方向）への圧を加えると動揺がみられる場合がある（図4b）．

  MMT 変法3：近位関節の安定性の影響

MMTにおいて，対象の関節で筋収縮が十分に見られるにもかかわらず，「弱い」と感じられることがある．この時，近位セグメントの動揺が見られる場合がある．例えば，股関節伸展MMTにおいて，骨盤の固定をサポートすることでグレードが上がる場合がある（図5a, b）．また，肩関節外転のMMTにおいて，肩甲骨の固定をサポートすることで同様にグレードが上がることがある（図6a, b）．いずれも固定をしない時には，骨盤や肩甲骨にわずかな動揺が観察される．これは対象としている関節の問題ではなく，近位関節の安定性が低下していると評価できる．近位関節の安定性低下は，遠位関節の運動速度の低下につながり，パフォーマンスにも影響する可能性を念頭におく．

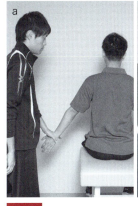
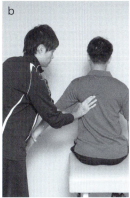

図6 MMT変法（肩甲骨の補助）
a：補助なし．肩外転30°における外転
b：補助あり．肩甲骨を上方回旋方向に支持

  MMT 変法4：他の関節の姿勢変化

他の関節の姿勢変化の影響を受けて，対象とする関節の安定性が左右されることがある．例えば，肩関節屈曲MMTにおいて，通常の姿勢では十分に力発揮が可能であっても，体幹の回旋位（図7b）や前腕の回内位（図7c）ではグレードが下がることがある．いずれも運動を行った部位に可動域制限やアライメント不良などの理由により，対象とした部位で代償的なアライメント変化や筋活動の変化を生じたと考えられる．評価する姿勢の組み合わせは，実際の動作を参考にすることが実用的である．先の例では，上肢のオーバーヘッド動作に代表される体幹回旋，肩甲骨外転と上方回旋，前腕回内の運動の組み合わせに通じる．

  運動中の安定性評価1：姿勢

これまでの概念を応用し，力を発揮している姿勢に対して関節にトルクを生じるような外力（外乱）を作用させることで，安定性を評価する．具体例

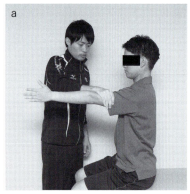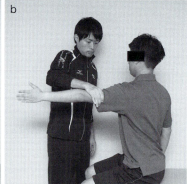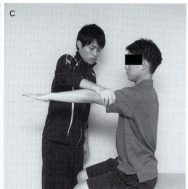

図7 MMT変法（姿勢の変化）
a：肩屈曲90°での屈曲
b：体幹回旋位
c：前腕回内位

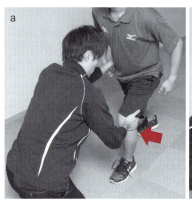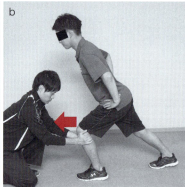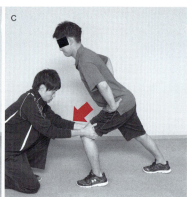

図8 姿勢の安定性評価（下肢）
a：膝関節外反の外乱．大腿骨外側上顆に内方の圧を加える．
b：膝関節屈曲の外乱．膝窩部より前方に圧を加える．
c：股関節伸展の外乱．大腿部を前方に引き出す．

としては，前後に脚を開脚したスプリットスクワット姿勢で，大腿骨外側上顆に対し内方への力を加えることで，膝へ直接的な外反トルクを加える（図8a）．外反方向への負荷に対し安定性が低下した膝では，抵抗感が弱いまま膝が動揺し，ニュートラルゾーンが増大していることが触知できる．下肢以外にも，体幹や上肢において投球や当たり動作を想定した外乱（図9a, b），体幹においてエクササイズ姿勢に対する外乱などで対象の関節や部位の安定性を推し量ることができる．外乱を加える方向は，受傷メカニズムから安定性の低下する方向について仮説を立てた上で決定する．

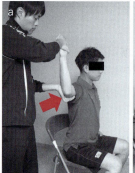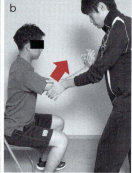

図9 姿勢の安定性評価（上肢）
a：肘外反の外乱（投球）．投球動作時を想定し外側上顆に前方の圧を加える．
b：肘外反の外乱（当たり）．手で押すなどの動作を想定し，外側上顆に内方の圧を加える．

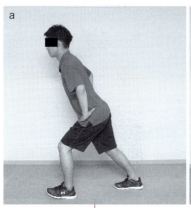 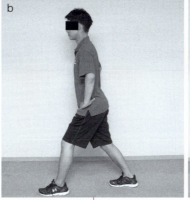 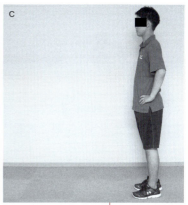

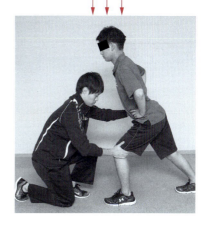

図10 動きの安定性評価(下肢)
初期姿勢から最終的な評価姿勢まで動き，静止直後に外乱を加えて安定性を評価する．
a：踵荷重から開始
b：前後の足の中間の位置から開始
c：両足を揃えた位置から開始

場合によっては，非運動方向に対する外乱(図8aの膝外反)だけでなく，運動方向に対する外乱(図8bの膝関節屈曲，図8cの股関節伸展など)を行う場合もある．また，単独での関節の評価で機能に問題がない場合でも，周囲の関節や部位の影響を受けて安定性は変化する．MMT変法4で示した考え方を応用し，全身的に四肢や体幹の姿勢を意図的に変えることで安定性への影響を評価できる．

 運動中の安定性評価2：動き

最後に，運動中の関節における安定性を評価する．方法としては，目的の運動をコマ送りするように部分的に行って評価をしたい姿勢で静止させ，姿勢評価と同様の方法で外乱を加える．例えば，先ほどのスプリットスクワット姿勢を例にとると，初期姿勢として 1) 踵荷重から開始(図10a)，2) 前後足の中間に重心を置いた位置から開始(図10b)，3) 両足を揃えた位置から開始(図10c)，などのように動きを細分化する．1)では特に足部・足関節の機能，2)では股関節の機能(同側の屈曲・内旋や対側の伸展)，3)では対側での蹴り出し(下肢の伸展・底屈)動作と同側での踏み出し(接地時の力発揮)運動への反応，などのように主要な動きに対応する主な機能を確認することができる．静的な姿勢では見られなかった特徴が，動きに対する運動制御の問題によって顕在化することもある．さらに姿勢評価と同様に，上肢や体幹の運動を加えたりなくしたりすることで全身運動の問題点にまで視野を広げることができる．

評価への具体的活用法

スポーツ動作における安定性は，競技パフォーマンスおよび活動中の傷害発生に関連すると考えられており，非常に重要である[14]．安定性の評価の課題は，実際のスポーツ動作における安定性の低下をどのように類推するか，ということである．ここでは，動作分析により動作自体を総合的に評価する方法と，機能評価により動作を分析的に評価する方法の2つの考え方を紹介する．

1 総合的な動作評価

実際の現象として表出される動作そのものを観察することで，臨床的な問題の起こる場面や直接的に原因となる動きを具体的に把握しやすい．この時，姿勢の安定性と関節の安定性をそれぞれ観察によって推察する．姿勢の安定性としては，体幹の姿勢変化や変動を観察する．実際のスポーツ活動を想定する場合，スポーツ中の場面を抽出して動作課題を設定する．機能の水準を評価するために，立位姿勢バランスや片脚での着地動作などの動作課題を機器により測定する方法もある．一方，関節の安定性としては，目的の運動方向ではない方向への関節の動揺や動きを観察する．また，運動方向であっても目的にそぐわない過度の可動範囲や運動のぎこちなさも安定性の低下といえる．運動中に見られる関節のアライメントは動的アライメントと呼ばれ，スポーツ理学療法において動作と傷害を関連づける重要な視点である[15]．

動作そのものを観察する総合的な動作評価においては，外乱を生じる要素を考慮する必要がある．具体的な外乱としては，他者との接触による外力，不測の事態による心理的動揺，場面や状況変化による目的の変更，運動の継続による疲労や集中力の低下などの外的要因による作用などがある．床面や用具・器具と身体の接触，慣性などによって運動中に身体に加わる外力は，ある程度予測される範囲ではあるが，対象者が十分に適応できていない場合には，制御を乱す外的作用として外乱とみなせる．実際の動作観察の手順としては，まず簡潔に動作そのものを観察し，受傷機転との関連が疑われる外乱の条件（運動方向や運動速度の変化，用具の追加，判断や反応の追加，労作後の運動など）を追加して影響を評価する．問題を生じる動作のフェイズや条件は，治療やトレーニングの要素にもなる．

> **Point**
> 過去に多くの研究でスポーツ動作中の動的アライメントや発生するトルクに影響する多くの因子が検討されてきた．例えば，膝前十字靱帯損傷の発生に対し，さまざまな試技や条件における関節の挙動や全身運動を測定することで，受傷リスクを抽出する試みがなされてきた．試技としてはカッティングやストップ，着地などの動作[16〜18]，条件としては反応による瞬時の動作変更[19, 20]，疲労状態での動作遂行[17, 21]，用具の使用[22]などがみられる．解釈として注意を要するのは，実験により計算された関節トルクの大きさ自体は安定性の低下を示すものではないということである．関節に対して力が作用する現象はあくまで外乱の発生を示すものであり，動作の特徴ともいえる．外乱の結果として生じる関節の挙動が安定性の指標であり，特徴的な関節運動が表出する場合は動作観察でも捉えることができる．しかし，微細な関節運動まで観察で捉えるのは難しいこともあり，機器を用いたバイオメカニクス的な手法や機能を類推する分析的な手法により，問題となる微細運動を推測することも必要となる．

2 分析的な動作評価

関節の安定性に関する機能的要素を分析的に評価することは，臨床的問題の起こる原因やメカニズムを考察する情報源となる．また，安定性に影響する機能を特定することで，幅広い動作の問題に応用が可能となる．安定性にかかわる機能評価においては，評価対象としている要素を明確にすることが重要である．Panjabi のモデル[6]より，

動作を構成する機能を受動システム，非荷重位における能動・制御システム，荷重位における能動・制御システムの3つに分類して，実践しうる評価の全体像を例示する．

まず，受動システムの評価には靱帯へのストレステストが対応する．非荷重位における能動・制御システムの評価には基本的にMMTが対応するが，MMTは受動要素であるアライメントと能動要素である筋機能が相互に影響しあう．そこで，触診や視診，アライメント修正などの追加評価で，能動・制御システムの問題と受動システムの問題をある程度切り分ける．さらに関節の姿勢や抵抗の方向を変化させて外乱を加える（MMT変法1，2）ことで，単関節運動における能動・制御システムの問題がさらに具体化する．また，姿勢を調整して外乱を加える（MMT変法3，4）ことで，複数の関節にまたがる能動・制御システムの状態を評価できる．最後に，荷重位における能動・制御システムの評価には，運動中の安定性評価が対応する．筆者は，動作中の姿勢を取り出した評価（運動中の安定性評価1）と動作中の動きを分解した評価（運動中の安定性評価2）を行い，機能評価と観察による動作評価のギャップを埋めている．このように安定性に影響のある要素と問題の出現する場面を分析的に評価し，具体的に問題点を把握できれば，アライメントの修正，非荷重位での筋機能向上，動作のメカニクスを再構築する運動学習などのように適切で発展性のある治療やトレーニングを選択することが可能となる．

文献

1) Reeves NP, et al：Spine stability：the six blind men and the elephant. Clin Biomech 22：266-274, 2007
2) White AA, et al：Clinical Biomechanics of the Spine, 2nd ed, Lippincott, Philadelphia, 1990
3) Burstein AH, et al：整形外科基礎バイオメカニクス，南江堂，東京，48, 1997
4) McGill SM：Low Back Disorders, 3rd ed, Human Kinetics, Champaign, 2016
5) Solomonow M：Time dependent spine stability：the wise old man and the six blind elephants. Clin Biomech 26：219-228, 2011
6) Panjabi MM：The stabilizing system of the spine. Part I. Function, dysfunction, adaptation, and enhancement. J Spinal Disord 5：383-389；discussion 397, 1992
7) Franklin DW, et al：CNS learns stable, accurate, and efficient movements using a simple algorithm. J Neurosci 28：11165-11173, 2008
8) Ahmad CS, et al：Biomechanical evaluation of a new ulnar collateral ligament reconstruction technique with interference screw fixation. Am J Sports Med 31：332-337, 2003
9) Fleisig GS, et al：Kinetics of baseball pitching with implications about injury mechanisms. Am J Sports Med 23：233-239, 1995
10) Lucas D, et al：Stability of the ligamentous spine. Tech report No.4. Biomechanics Laboratory, University California, San Francisco, 1961
11) Brown SH, et al：How the inherent stiffness of the in vivo human trunk varies with changing magnitudes of muscular activation. Clin Biomech (Bristol, Avon) 23：15-22, 2008
12) Brown SH, et al：The intrinsic stiffness of the in vivo lumbar spine in response to quick releases：implications for reflexive requirements. J Electromyogr Kinesiol 19：727-736, 2009
13) Brown SH, et al：The relationship between trunk muscle activation and trunk stiffness：examining a non-constant stiffness gain. Comput Methods Biomech Biomed Engin 13：829-835, 2010
14) 小林寛和ほか：スポーツ動作と安定性―外傷発生に関係するスポーツ動作の特徴から―．関西理学療法 3：49-57, 2003
15) 川野哲英ほか：スポーツ動作からみた保存療法の考え方―トレーニング，機能的補助具療法を中心に―．整・災外 41：1195-1204, 1998
16) Hewett TE, et al：Biomechanical measures of neuromuscular control and valgus loading of the knee predict anterior cruciate ligament injury risk in female athletes：a prospective study. Am J Sports Med 33：492-501, 2005
17) Chappell JD, et al：Effect of fatigue on knee kinetics and kinematics in stop-jump tasks. Am J Sports Med 33：1022-1029, 2005
18) McLean SG, et al：Knee joint kinematics during the sidestep cutting maneuver：potential for injury in women. Med Sci Sports Exerc 31：959-968, 1999
19) Besier TF, et al：Anticipatory effects on knee joint loading during running and cutting maneuvers. Med Sci Sports Exerc 33：1176-1181, 2001
20) Ford KR, et al：Gender differences in the kinematics of unanticipated cutting in young athletes. Med Sci Sports Exerc 37：124-129, 2005
21) McLean SG, et al：Impact of fatigue on gender-based high-risk landing strategies. Med Sci Sports Exerc 39：502-514, 2007
22) Chaudhari AM, et al：Sport-dependent variations in arm position during single-limb landing influence knee loading：implications for anterior cruciate ligament injury. Am J Sports Med 33：824-830, 2005

（執筆協力者：中田周兵）

Ⅲ 検査評価総論

1 理学的検査
4) coordination

菅原一博

> **Essence**
> - coordinationとは，特定の関節や軟部組織に過度なストレスを加えることなく，目的とした動作・運動を効果的・効率的に遂行する機能である．
> - coordinationの評価は，障害部位の隣接関節の機能不全と，運動に関与する協働筋の機能不全の2つに分けて整理するとわかりやすい
> - coordinationを評価する際には，障害を引き起こした競技動作を理解し，簡易化した運動を利用し，視診による質的な評価および定量的な評価を考慮する．

coordinationとは

 coordinationの定義

　スポーツ障害は各関節の協調性が失われた状態で運動を行うことにより，ある特定の組織に力学的な負荷が集中した結果生じる．そのため，障害に関連する関節や筋が単独であることは少なく，障害の原因を評価するためには障害部位局所の評価のみでは不十分である．多くの場合，障害はその動きが制限された部位よりもその代償として過剰な運動を求められた部位に生じることが多い．したがって，障害の原因を評価するためにはある目的とした動作・運動を特定の関節や軟部組織に過度なストレスを加えることなく，効果的・効率的に遂行する能力を評価する必要があり，その機能がcoordinationであると考えられる．
　coordinationは，適切なalignmentを土台とし，各関節に対して求められる適切なmobilityとstabilityの上で目的とした動作を遂行するための統合的な機能である．その評価は，alignment，mobility，stabilityの各評価で得られた機能不全の情報を統合的に解釈し，障害の発生に関与した競技動作における各要素の相互関係を推測・鑑別していくことが重要となる．また，実際の競技動作は肉眼的な観察では捉えきれないことも多いため，評価を行う際には目的とした競技動作を簡易化した動作に置き換えて評価することも求められる．
　coordinationを評価することで，mobilityやstabilityの評価で特定された機能不全の中からさらにアプローチを行うべき機能不全を特定することができる．さらに，理学療法プログラムを組み介入を行った個別の筋や関節機能の機能改善が，実際の動作の改善につながっているか判断することができ，理学療法の結果および経過を捉えることにつながる．

 coordinationの構成要素

　coordinationの評価を考える際には，障害を有

する関節と隣接する関節の機能不全と，障害を有する関節または筋に関与する協働筋の機能不全の2つに分けて整理するとわかりやすい．目的とした動作を遂行するために，関節は運動が求められる関節とその関節運動を効率的に生じさせるために安定化されるべき関節に区別される．さらに，運動に関与する筋については，代償動作を起こさず関節運動を遂行するための主動作筋および補助筋と拮抗筋などの相互関係を整理する必要がある．よって，coordinationを評価するには，目的とした動作においてmobilityを求められる関節とstabilityを求められる関節を理解すること，隣接関節の不良運動に対する代償動作を理解すること，協働筋の機能不全とそれに付随する特定の筋の過活動の鑑別ができることが求められる．

（1）隣接関節の運動連鎖

ある動作を遂行するためには，動作に関与する関節が相互に協調的に動くまたは固定されることが求められる．例えば，上肢を挙上するためには肩甲胸郭関節での肩甲骨運動が不可欠であり，さらにその土台となる良好な胸郭のアライメントが必要となる．このような関節運動に必要な各関節の相互関係が，ある関節のmobilityやstabilityの低下によって破綻した場合，その機能を補うために他の関節において過剰に可動性が求められ，障害の発生につながる可能性が高まる．そのため，障害が生じた部位と隣接関節を含むalignment，mobilityおよびstabilityの評価結果を用いて，障害部位に与える力学的ストレスについて推測する必要がある．多くの場合，末梢部の動きのために中枢部の固定が求められることを踏まえて評価することも有用である．

（2）協働筋の機能連関

coordinationを把握するもう一つの要因として協働筋の機能不全があげられる．協働筋の関係性の代表的なものとして，肩関節外転時の棘上筋と三角筋，肩甲骨上方回旋における僧帽筋と前鋸筋の関係が挙げられ，これらはフォースカップルとも呼ばれる．協働筋の機能には，目的とした関節運動を良好な関節の位置関係を保ち遂行することに加えて，他の方向に対する関節の安定性を担保

表1　Jandaによる筋分類

硬くなりやすい 緊張性システムの筋群	弱くなりやすい 相動性システムの筋群
上肢帯	
後頭下筋	中部・下部僧帽筋
胸筋（大胸筋，小胸筋）	菱形筋
上部僧帽筋	前鋸筋
肩甲挙筋	頚部深部屈筋群（頚長筋，頭長筋）
胸鎖乳突筋	
斜角筋	斜角筋
広背筋	上肢伸筋・回外筋
上肢屈筋・回内筋	顎二腹筋
咀嚼筋	
下肢帯	
腰方形筋	腹直筋
胸腰椎部脊柱起立筋	腹横筋
梨状筋	大殿筋
腸腰筋	中殿筋，小殿筋
大腿直筋	内側広筋，外側広筋
大腿筋膜張筋，腸脛靱帯	前脛骨筋
ハムストリングス	腓骨筋
短内転筋	
下腿三頭筋（特にヒラメ筋）	
後脛骨筋	

（文献1より引用）

する役割を求められることもある．この相互関係が一方の筋の機能不全によって破綻することで，他方の筋に過剰な活動が求められ，結果として特定の組織に力学的ストレスが加わることとなる．Jandaらは硬く短縮しやすい筋群と抑制され筋力低下を示す筋群に分けられることを提唱しており[1]，協働筋の機能連関を考える際の参考となる（**表1**）．

実際の動作ではMMT（徒手筋力検査）で評価されるような最大筋力が必ずしも必要であるとは限らず，各筋の活動のタイミングが重要となることも多い．そのため，協働筋の機能連関を考える際は，最大筋力が必ずしも最も重要な指数ではなく，求められる関節運動に対しての適切なタイミングでの収縮が動作の遂行に寄与することが多く存在することを理解しておくことが必要である．

表2 評価に用いる動作の段階的難易度設定

難易度	運動面	運動支持側	運動速度	支持面
低	矢状面	両脚	低速	安定
↓	前額面	スプリット		
高	三平面	片脚	高速	不安定

MEMO

　下肢の障害リスクと関連のあるパフォーマンステストをreviewした報告では，信頼性・妥当性のあるものとしてstar excursion testとone leg hopが報告された[2]．バランス能力の要素を含むstar excursion testはcoordinationの評価としても応用可能であると考えられる．また，Sahrmannが提唱した各関節の協調性の損失をパターン化して評価するmovement system impairment syndromes[3]や米国の理学療法士のGray Cookが提唱している基本的な動きのパターンを評価するfunctional movement screen, selective functional movement assessment[4]などもcoordinationの評価の1例と考えられる．

手技の実際

1 質的評価 vs 量的評価

　coordinationの評価では，障害を誘発した動作における隣接関節や協働筋の機能不全を鑑別し，特定の組織に過剰な負荷がかかっている原因を鑑別することが目的となる．そのため，coordinationの評価をするためには，評価する運動の理解が前提として必要となる．従来用いられている評価方法は動作時のアライメントや関節運動などを視診によって評価する質的な評価が主となっている．

　一方で，理学療法の効果について科学的な根拠を積み上げていくためには，数値化される量的な評価も必要である．残念ながら，coordinationの評価として確立された定量的評価は多くない．coordinationを評価する定量的評価の例として，star excursion balance testがあげられる．このテストは片脚荷重下での対側下肢の多方向へのリーチ距離を結果として用いるものであり，左右差が大きいことで障害の発生リスクが高まることが報告されている．coordinationの評価という視点で考えると，下肢荷重関節のmobilityとstabilityの協調的な活動を反映していると考えられる．このような数値化できるテストバッテリーを補助的に選択し経過を追っていくことも有用である．その際は数値を追い求めることで，望ましい動作の質が損なわれないように注意が必要である．

2 目的とする競技動作の簡易化

　coordinationの評価を行う際のキーポイントとして，評価は目的とした動作に関係する関節運動を理解した上で，障害につながった動作を簡易化した動作から始めるとよい．例えば，ランニングやジャンプの着地動作，切り返し動作などは下肢のスポーツ障害につながる代表的な動作であるが，これらの動作を簡易化した動作として片脚でのスクワットやジャンプ動作が評価に用いられている．そして，簡易化した動作から段階的に競技動作に近い動作の評価へと移行していくが，その際に考慮するべき要因が次に述べる段階的難易度設定となる．

3 評価における段階的難易度設定の際に考慮すべき要因

（1）運動面：uniplane to multiplane

　障害につながった競技動作の簡易化をしてcoordinationについて評価する場合，下肢荷重関節であれば運動面の規定により動作の難易度を段階的に上げて評価していくことが可能である．具体的には矢状面上→前額面→三平面という順に運動の難易度が上がっていく（表2）．評価に用いられることが多い片脚スクワットは三平面での運動になる．選択した動作課題の難易度をコントロールする際に考慮すべき要因である．

（2）運動支持側：bilateral to unilateral

　荷重関節の場合，coordination の評価課題の支持側を両脚とするのか片脚とするのかも動作の簡易化の際に考慮すべき要因である．荷重関節であっても競技によって繰り返される動作は両脚荷重が基本となる競技から片脚荷重動作の反復が多い競技まで多岐にわたる．片脚支持では支持基底面が狭くなり重心位置のコントロールから考えると動作の難易度は増す．さらに，片脚となることで両脚荷重位ではあまり動員されない前額面および水平面上での関節運動をコントロールするための筋群が動員される．例として，片脚スクワットは両脚スクワットではあまり動員されない股関節内外転・内外旋，距骨下関節の回内・回外方向の関節運動を制動する股関節・足関節周囲筋の活動が動員される．そのため，動員される筋群の働きを考慮し，障害につながった競技動作の特異性から評価動作における支持側を考えるべきである．

（3）運動速度：slow to faster

　選択した動作課題の運動速度も coordination の評価の際に考慮すべき要因である．筋の収縮には速度依存性という生理的性質があり，ゆっくりとした動作では各関節の協調性が確保されているにもかかわらず，動作速度が速くなった途端に各関節の協調性が破綻することも少なくない．そのため，評価をする際にはゆっくりした動作から速い動作課題までを考慮し，筋の収縮速度を変化させた中での各関節の協調性を評価する必要がある．片脚スクワットでの各関節の協調性が確保された後に片脚ジャンプでの着地動作の評価を行うことも運動速度を変えた条件の coordination 評価の1例である．

（4）支持面：stable to labile

　もう一つ，動作の評価の中で考慮すべき要因に支持面の不安定性があげられる．安定したサーフェスでの運動はより容易な運動課題となる．不安定なサーフェスでの評価は，動作を行う際の主動作筋と各関節の安定化作用を持つ筋の協調性を評価する手法として有用であると考えられる．簡易化した動作の遂行において，協調した関節運動が行えるようになった場合には，不安定面での評価を行うことでより協調的な関節運動の評価と獲得につなげていくことが可能となる．

Point
障害につながった動作を簡易化するためには競技動作の理解が不可欠となる．競技動作は同じ競技の中でもさまざまな動作が存在し，またその個人差も大きい．そのため，coordination を評価する前に，実際に選手に痛みにつながる動作を再現してもらい，痛みが出る動作のフェーズやその時の関節運動を把握し，病態のメカニズムを推測することが重要となる．

3　評価への具体的活用法

1　下肢

（1）片脚立位

　下肢荷重関節の coordination の最も基本的な評価として片脚立位があげられる．両脚立位では骨盤の側方安定性に関与する筋群を評価することができず，実際の動きの中でも両脚支持で動くことよりも片脚支持が連続する動作のほうが多いため，片脚荷重位での各関節の協調性を評価すべきである．具体的には，支持脚の骨盤下降または体幹の支持側への傾斜，股関節内転・内旋，距骨下関節の回内外，足部の荷重位置などを評価する．

（2）片脚スクワット・ジャンプ

　片脚スクワットは，荷重関節である股関節・膝関節・足関節の協調した関節運動が求められる動作であり，競技動作における走る，跳ぶ，方向転換など片脚の動作を簡易化して再現する代表的な課題として評価に用いられることが多い．片脚スクワットを遂行する各関節の mobility と stability の協調性を評価することで，そこから発展する競技動作における力学的なストレスを推察することができる．

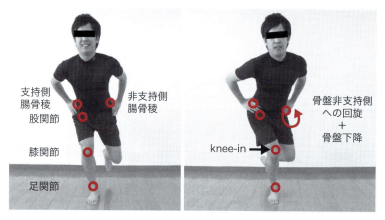

図1 片脚スクワット動作における coordination 評価の例

骨盤，股関節，膝関節，足関節の相対的な位置関係を視診により評価する．
右：代表的な coordination 不良例．knee-in や骨盤の下降・回旋を認める．

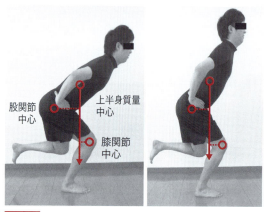

図2 片脚スクワット動作における矢状面上での co-ordination 評価の例

左：股関節屈曲が大きく上半身質量による膝関節への負担が小さい．
右：股関節屈曲不良例．膝関節に対するモーメントが大きい．

具体的には，片脚となることで股関節外転筋・内転筋の骨盤・股関節に対する安定化作用および足関節周囲筋の距腿関節・距骨下関節に対する安定化作用を評価できるところに動作課題としての有用性がある．その中で目的とする股関節・膝関節・足関節の3関節が協調した正常なスクワット動作を遂行することができるか評価する．視診での評価ポイントは体幹部－骨盤－股関節－膝関節－足関節の相対的な位置関係を把握することである．

スポーツ障害で代表的な障害につながりやすい動作の特徴として前額面・水平面上での動作としてknee-in, toe-outという概念が用いられることが多い（図1）．視覚的な動作分析によりこのような動作の特徴は把握しやすく，共通用語として利便性が高い反面，knee-in, toe-outを引き起こす機能的要因は多岐にわたり，画一的な判断はできない．そのため，alignment, mobility, stabilityの評価結果を踏まえて不良動作を引き起こす機能不全を追求する必要がある．

もう一つの片脚スクワット評価での動作不良例として，矢状面上での股関節の屈曲－伸展不足がある．股関節の屈曲不足は上半身の質量から生じる膝関節屈曲モーメントが大きくなり，大腿四頭筋に対する過負荷，膝の前方障害につながる（図2）．

このように，片脚スクワット動作を評価する際には，矢状面・前額面・水平面での運動を視覚的に分析し，競技動作におけるストレス増加につながるcoordination不良について評価する．

片脚スクワットでの動作が安定してきたら，次のステップとして片脚ジャンプの着地動作を用いることも有用である．筋の収縮速度を変えることと，床反力に対して過度の体幹の側方傾斜や股関節の内外転・内外旋，距骨下関節の過回内，股関節の屈曲不足が生じないよう股関節・膝関節・足関節の3関節の屈曲動作を用いて，衝撃緩衝動作を行えるのかを評価する．

MEMO

　隣接関節および協働筋の機能不全が障害につながることは理解しやすいが，科学的に証明することが難しいところでもある．Lewis らは骨格モデルを用いて股関節伸展動作時の殿筋群の活動の減少，または股関節屈曲動作時の腸腰筋の活動の減少によって股関節前面に加わる負荷が増大し，協働筋の活動が増加することを報告した[5]．これは coordination の不良によって特定の組織に負荷が加わることを科学的に証明した 1 例であると考えられる．coordination における評価方法も，経験則に基づくものが多い中，科学的な裏付けをもって評価できるようにさらなる知見が求められる．

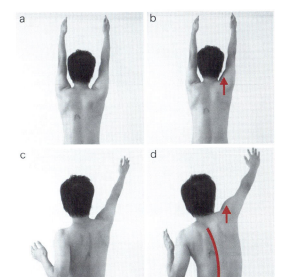

図3 上肢挙上動作における coordination 不良と競技動作における影響

a：良好例
b：shrug sign を認める．
c：オーバーヘッド動作の良好例．
d：オーバーヘッド動作において脊柱や肩関節の代償動作を認める不良例．

 上肢

(1) 挙上動作と挙上位での競技動作

　障害につながる上肢の競技動作は野球の投球やバレーボールのスパイク，バドミントンのスマッシュ，テニスでのサーブなど挙上位での動作が多い．そのため，上肢における coordination 評価は，それらの競技動作を簡易化したものとして挙上動作での胸郭・肩甲胸郭関節・肩関節の協調性を評価することが多い．単純な挙上動作において肩甲胸郭関節と肩関節の協調性が損なわれている場合，実際の競技における挙上位での動作の反復により肩関節や他の関節の障害につながる．例として，上肢挙上時の肩甲骨上方回旋不足を肩甲骨挙上動作で代償する shrug sign を認める場合には，バドミントンのスマッシュやバレーボールのスパイク動作時の肩峰下でのインピンジメントや（図3），投球動作時の肘下がりなどにつながる．上肢挙上時の評価には肩甲胸郭関節と肩関節の運動連鎖についての知識を理解しておく必要があり（表3），さらに体幹部・下肢荷重関節からの影響についても考慮する必要がある．上肢の挙上制限に対して腰椎部の伸展動作を代償動作として用いるような場合には，腰痛症や腰椎分離症などの疾患に結びつくことがある．そのため，体幹・肩甲胸郭関節・肩関節の複合動作としての上肢の coordination 評価は，上肢疾患のみならず挙上位での動作を求められる競技に必要な評価である．

表3 肩甲上腕関節と肩甲胸郭関節の連動の例

肩甲上腕関節	肩甲胸郭関節
外転	上方回旋
外転位外旋	上方回旋＋後傾
外転位内旋	上方回旋＋前傾
水平内転	外転
水平外転	内転

 脊柱

　競技動作における脊柱の coordination を考える際には，可動性が要求される胸椎部と股関節，それに挟まれる形で安定性を求められる腰椎部に分けて相互関係を整理することが必要である．脊柱の coordination 評価は伸展方向への動作，屈曲方向への動作，回旋方向への動作に大別される．

（1）股関節伸展・胸郭伸展に対する腰椎伸展代償

腰痛を代表とした腰椎部疾患では隣接する胸郭と股関節のmobilityおよびstabilityの破綻の影響を受けることが多い．代表的なものとして股関節伸展動作時の腰椎伸展代償があげられる．これには，mobilityおよびstabilityで評価された股関節の伸展制限や大殿筋の機能不全が影響する．評価方法の例として，四つ這いにおいて股関節の伸展を行わせた時の腰椎部の伸展代償が生じないかチェックする方法がある（図4）．また，上肢挙上を同時に行うことで，胸郭および肩甲胸郭関節の機能不全から腰椎部の伸展を用いた上肢挙上動作との複合動作を用いるパターンについても併せて評価することが可能である．このcoordinationの不良が存在すると，ランニングの蹴り出しやジャンプの踏切などにおいて股関節伸展動作の不足を腰椎の伸展動作により代償することで腰椎後方組織への圧縮ストレスの増大につながる（図5）．

（2）股関節屈曲に対する腰椎屈曲代償

股関節の屈曲機能に対する腰椎部の屈曲代償が生じるcoordinationの破綻のパターンも存在する．代表的な競技として自転車競技やスピードスケート競技など前傾姿勢を保持する競技があげられる．これらの競技動作時に股関節の屈曲動作が制限されると腰椎部の屈曲動作で代償し，腰椎椎間板ヘルニアなどにつながる力学的ストレスを腰椎部に加えることとなる（図6）．

簡便な評価方法としては座位で大腿部を把持して股関節を最大屈曲した後に把持した手を離し，その肢位を保持できるか評価する方法がある．股関節の最大屈曲を保持できず，骨盤後傾を認められる場合にcoordination不良が疑われる（図7）．他のcoordination評価と同様，原因となる機能不全は腸腰筋の機能不全や大殿筋・ハムストリングスのタイトネスなど多岐にわたる．

（3）股関節・胸郭回旋制限に対する腰椎部伸展・回旋代償

野球のバッティング動作やゴルフのスイング動作など回旋動作を繰り返す競技動作においては，胸郭・股関節の回旋制限が腰椎部の伸展・回旋代償を引き起こして腰椎部に対するストレスが加わ

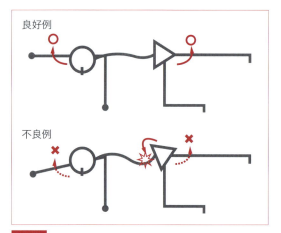

図4 四つ這い位でのcoordination評価例

上肢挙上，股関節伸展動作に対する腰椎伸展の代償の有無を評価する．

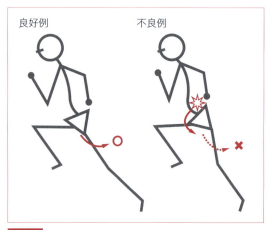

図5 腰椎伸展代償がランニング動作時のcoordinationに与える影響

股関節伸展が腰椎伸展によって代償されることで腰椎後方へのストレスが増大する．

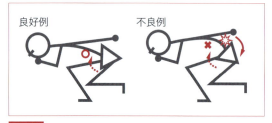

図6 前傾保持競技での股関節屈曲に対する腰椎屈曲代償

股関節屈曲に対する腰椎屈曲代償が生じ腰椎後方組織への伸張ストレスや椎間板へのストレスが増大する．

る．回旋動作時のcoordination評価はmobilityの評価結果を踏まえて，実際の動作に近い課題を行わせて上記の代償動作が出ないか評価することが必要となる．簡便な評価の例として，四つ這いでの回旋動作を評価する方法がある．この方法では，腰椎の生理的前弯位を保持して，胸郭の回旋動作と一側の肩甲骨の内転動作と対側の外転動作が行えるか左右差も併せて評価する（図8）．

4 競技動作までの段階的ステップアップ

上述した評価の際に設定した動作を，特定の関節に負担をかけることなく遂行できるようになった際には，目的とした競技動作への段階的なステップアップが必要となる．その際には，運動面，支持面，動作速度の要因に加えて，人や物に反応して動くためのリアクション，コンタクト動作などの外的刺激が加わった条件下で目的とした動作が遂行できるように評価項目のステップアップが必要となる．競技復帰までのcoordinationの評価は，リハビリテーションを行う環境と実際の競技動作とのギャップを可能な限り小さくできるように工夫して評価を継続していく必要がある．

また，上述した要因のほかにも，競技によって求められる特異的な動作を評価し，隣接関節や協働筋との協調性を考慮すると，その症例に個別性のある病態が存在する．そのため，画一的に上記の評価に当てはめて推測してしまうことは避けるべきである．coordinationの評価として確立されたものが少ない現状では，競技動作を詳細に理解および分解し，障害の発生メカニズムへとつながる関節の協調性の破綻を鑑別するための評価手法を考えながら評価していくことが重要である．

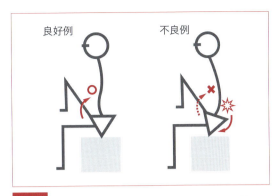

図7 股関節屈曲に対する腰椎屈曲代償の評価例
座位で股関節最大屈曲を保持しその時の骨盤後傾，腰椎屈曲の代償を評価する．

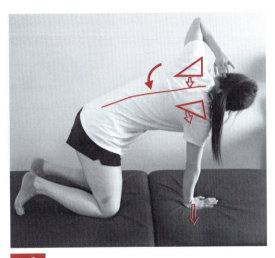

図8 回旋動作の評価例
腰椎の生理的前弯位を保持して，胸郭の回旋動作とそれに付随する一側の肩甲骨の内転動作と対側の外転動作が行えるか評価する．

文献
1) Page P, et al：ヤンダアプローチ．マッスルインバランスに対する評価と治療，三輪書店，東京，2013
2) Hegedus EJ, et al：Clinician-friendly lower extremity physical performance tests in athletes：a systematic review of measurement properties and correlation with injury. Part 2-the test for the hip, thigh, foot and ankle including the star excursion balance test. Br J Sports Med 49：649-656, 2015
3) Sahrmann S：運動機能障害症候群のマネジメント，医歯薬出版，東京，2005
4) Cook G：Movement. Functional Movement Systems：Screening, Assessment and Corrective Strategies, On Target Publications, California, 2010
5) Lewis CL, et al：Anterior hip joint force increases with hip extension, decreased gluteal force, or decreased iliopsoas force. J Biomech 40：3725-3731, 2007
6) Magee DJ：Orthopedic Physical Assessment, 4th ed, Elsevier, Amsterdam, 2002

III 検査評価総論

1 理学的検査

5) スペシャルテストの活用 (1) 上肢

宮下浩二・小林寛和

> **Essence**
> - スペシャルテストは，患部の状態と機能的な問題の把握を目的に実施される．
> - 疼痛誘発テストにより発生要因を機能的に推測する．患部へのストレス要因（機能低下）も分析する．
> - その要因へのコントロールを試み，症状の変化を確認する．得られた情報は，アプローチすべき問題点を探るヒントになる．

1 肩関節のスペシャルテストの診断的意義

　肩関節のスペシャルテストに関する臨床的効果については検討されているが[1~4]，単独でのテストで高い感度，特異度を得ることは少ないとの見解が多い．そのため各種テストを複合して用い，総合的な診断の精度を上げる必要がある．

　医療やスポーツの現場で，理学療法士がスペシャルテストを使用する機会も多い．その目的は診断学的判断ではなく，患部の状態と機能的な問題の把握になる．

　組織損傷や炎症の状態や原因部位について診断するのは，あくまでも医師の役割であることを十分に認識して，スペシャルテストを行う．

　理学療法士によるテストでは，「なぜその症状が発生するのか？」について，他の運動器機能の検査と併せてみる．そのため，スペシャルテストの方法を習得するのみでなく，その意味を理解し，意図したストレスを加える視点が重要になる．

疼痛誘発テスト

（1）棘上筋テスト，empty can テスト，full can テスト（図1）

　肩外転機能低下に起因する痛みを再現し，また筋力低下を確認するテストである．

　棘上筋テストは，肩外転角度を90°外転位もしくは軽度外転位で実施するとされ，肢位については限局されていない．下方に抵抗を加え，筋力低下と痛みを確認する．

　empty can テストは，肩関節を90°外転位（肩甲骨面）内旋位とする．母指を下方に向けた肢位で上肢の遠位部に対して下方へ抵抗を加える．

　full can テストは母指を上方に向けた肢位を保持させ，下方へ抵抗を加える．

　2つのテストとも，陽性の場合には棘上筋の筋力低下の判定，および棘上筋機能低下が関係する外傷，腱板損傷，腱板炎，関節唇損傷，肩峰下滑液包炎，いわゆる impingement 症候群などが疑われる．

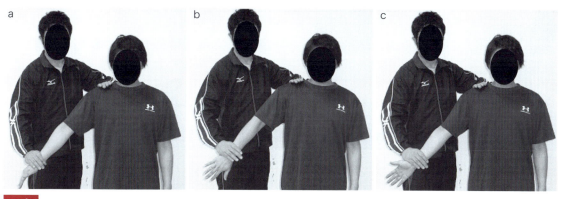

図1 肩関節外転機能に関する各種テスト
a：棘上筋テスト，b：empty can テスト，c：full can テスト

（2）O'Brien テスト（図2）

主に上方関節唇損傷（SLAP 損傷）の診断に用いられる．腱板損傷などでも痛みが再現されることがある．

肩関節を 90°屈曲位および 10°水平内転位とし，さらに内旋位をとらせた肢位で上肢の遠位に対して下方に抵抗を加える．次にこの肢位から肩関節を外旋位とし同様に抵抗を加える．前者で痛みやクリックが誘発され，後者で消失や軽減する場合が陽性と判断される．

（3）90°外転・外旋テスト（図3）

肩関節を 90°外転位として，検者が他動的に外旋運動を行うことで痛みの有無を確認する．さまざまな疾患で陽性を示すことが多い．わずかな肢位の変化により痛みの部位や程度が変化するため，テスト結果はさまざまな要素に影響を受けることを経験する．

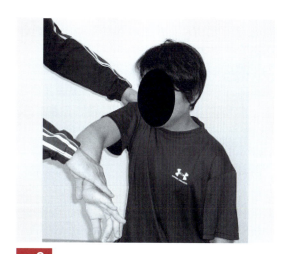

図2 O'Brien テスト

関節動揺性テスト

（1）load & shift（ロード&シフト）テスト（図4）

肩関節の前後方向への動揺性のテストである．対象者は座位で，検査側上肢を下垂させた肢位とする．検者は肩甲骨を固定しながら，他方の手で上腕骨頭を前後から把持した後，骨頭を関節窩に押しつけながら（ロード：図4a），前方および後方に動かす（シフト：図4b, c）．この際の上腕骨頭の偏位量で判定する．上腕骨頭の 25% 以内の

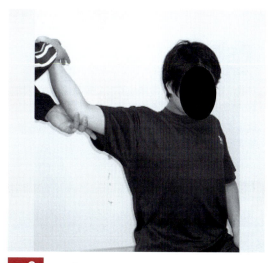

図3 90°外転・外旋テスト

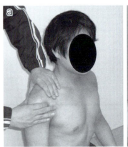 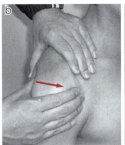 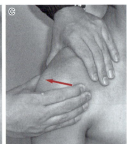

図4　load & shift（ロード＆シフト）テスト

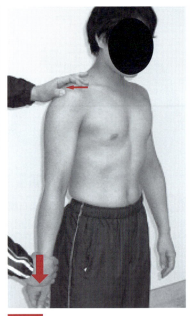

図5　sulcus テスト

偏位量であれば normal，25〜50％が GradeⅠ，関節窩縁を乗り上げるがすぐに整復される場合を GradeⅡ，脱臼位になり整復されないものを GradeⅢとする．また軽度のシフトを「±」，シフトするが関節窩縁を乗り越えない場合を「＋」，乗り越えたものを「2＋」，乗り越えたまま戻らないものを「3＋」などと表現することもある．軽度であっても痛みの原因になることはある．

（2）sulcus テスト（図5）

患者を（1）と同様の肢位とし，検者は患者の上肢を下方に牽引する（図5下向き矢印）．このとき，上腕骨頭が下がり，肩峰外側端下方（図5小矢印）に陥凹（溝：sulcus）が認められる場合を陽性とする．視覚的に確認できなくても，検者が手指で肩峰外側端を触知し下方偏位が確認できる．わずかな程度の偏位でも症状につながることはある．

> **Point**
> 肩関節に関連するスペシャルテストは多数ある．対象や疾患の特徴を考慮して，必要最小限かつ効率的な方法を選択する．各種テストは，検者の技量によって結果が異なってしまうことを念頭に実施する．

MEMO
現場で使用されるテストは，オリジナルの方法に臨床的な工夫を加えて使用されていることも多い．テキストでもオリジナルとは異なった細部の内容が紹介されていることもある．検者が目的や意図を理解した上で実施する．

2　機能評価への活用

得られた結果から，痛みが発生する要因を機能的に推測する．テストで痛みなどの症状が発生した場合，そのストレスを強める要因（機能低下）を分析する．考えられる要因へのアプローチを試みて，症状の変化を確認する．その情報は問題点を探るヒントになる．

1　棘上筋テスト，empty can テスト，full can テスト

痛みなどの症状は，筋腱などの構造体に直接的な牽引力などのストレスが加わることで生じることもある．一方，棘上筋などの腱板機能による上腕骨頭の求心位が保持されず，肩関節周囲に多様なストレスが加わり発生することもある（図6）．いずれのテスト方法も肩関節外転運動に関係する機能の影響が大きい．

（1）肩甲骨の安定性およびアライメント

肩関節外転運動には肩甲骨上方回旋を伴う．肩

1．理学的検査　●　59

| 図6 | 棘上筋による上腕骨頭の求心位保持の機能 |

下垂位（a）から肩関節を外転する際，棘上筋により上腕骨頭を関節窩に引きつけ，下方に骨頭方をすべらせながら，回転させて求心位が保持される（b）．棘上筋の機能低下では骨頭が関節窩に対して挙上してしまい，肩甲上腕関節周囲にさまざまなストレスを加え，痛みを引き起こす（c）．

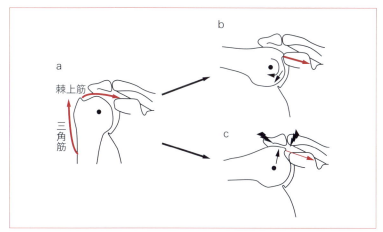

| 図7 | 抵抗下での肩関節外転および屈曲運動時の肩甲骨の安定性の問題 |

a：肩甲胸郭関節に機能低下があると肩関節内転方向に抵抗を加えた際に肩甲上腕関節の角度は変わらないが，肩甲骨が下方回旋してしまい，上肢が降下することがある．
b：同時にこのとき肩峰下周辺に痛みを訴えやすい．この場合，徒手的に肩甲骨下角を外方に向けて固定すると上肢が外転位で保持され痛みも消失することが多い．

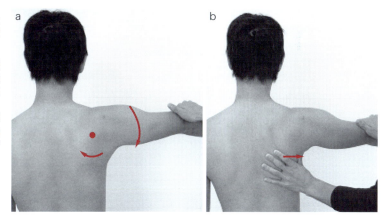

関節外転位で内転方向への抵抗を加える際には，肩甲骨上方回旋位の保持が不可欠である．前鋸筋や僧帽筋の機能低下があると肩甲上腕関節で内転運動が生じなくても，肩甲骨が下方回旋し（図7a），上腕は見かけ上，下方に降下してしまう．それとともに，肩峰下に痛みを訴えることがある．この現象に対して，徒手的に肩甲骨の下角を固定して肩甲骨下方回旋（図7b）を制動することで上肢の位置を保持でき，症状発生を抑制することができる．

（2）上腕骨頭のアライメント

関節窩に対して上腕骨頭が前方に偏位したアライメントは，さまざまな問題を引き起こす（図8）．この要因となる代表例として肩後方タイトネスがあり，肩後方筋群などの軟部組織の伸張性低下などがある．このアライメントでは上腕骨頭と関節窩の不適合 maladjustment が生じており，骨頭の求心位が保たれていない（図8c）．これにより，棘上筋などの筋力が十分に発揮されず，また上方関節唇などにストレスが加わってしまう．

後方軟部組織の伸張性の改善により，アライメントおよび関節の適合性を回復させることで痛みが減少・消失し，外転筋力が発揮しやすくなる例が多いことを経験する．

（3）関節内旋可動域制限

empty can テストのように，肩関節内旋位で外転運動を行うテストの結果に影響を及ぼす．小円筋や三角筋後部線維などの伸張性低下により肩関節（肩甲上腕関節）内旋可動域が制限されていると，内旋運動に伴って上腕骨頭は前方かつ上方に偏位する（図9）．この結果，（2）のような現象が生

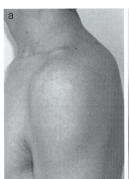 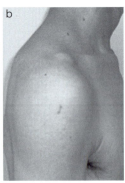 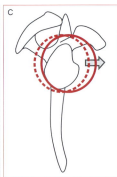

図8 上腕骨頭のアライメント

a, b：右投げの同一選手の肩関節のアライメントである（aは左，bは右）．bは上腕骨頭が前方に変位している．
bのアライメントはcに示すように上腕骨頭と関節窩が不適合となる．

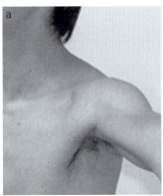 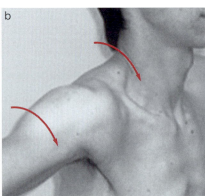

図9 肩関節関節内旋運動に伴う上腕骨頭の変位

aは内旋可動域制限がない肩関節外転運動である．一方，bは内旋可動域制限を生じている肩関節をさらに内旋させた際に上腕骨頭が上前方に変位している．さらに内旋を強めると肩甲骨前傾が生じる．

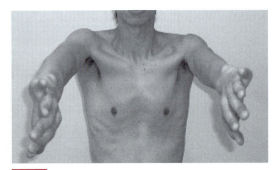

図10 肩関節屈曲運動でみられる肩関節内旋可動域制限の影響

肩関節内旋可動域制限がある場合（右），肩関節内旋位では屈曲運動に伴い上腕骨頭は上方に変位する．

じる．母指を下方に向けることで肩甲上腕関節内旋を補うように肩甲骨が前傾し，（1）と同様のことが生じる（図9）．

肩関節内旋可動域の増大により，テスト結果が陰性となることは少なくない．

2) O'Brienテスト

（1）内旋可動域制限

1）－（3）と同様な現象が生じる．特に外転位より屈曲位の方がより内旋可動域制限が強まるため，この影響を受けやすい（図10）．

（2）後方動揺性

肩関節屈曲運動は外転運動のように関節窩が骨頭に正対しておらず，テコの支点が得られにくく，関節窩後方の軟部組織に依存する割合が高い（図11）．そのため，肩関節屈曲運動は後方動揺性の影響を受けやすい．load & shiftテストでGrade Iにまで至らず，normalに分類される程度の動揺性でも，肩関節内旋位での屈曲運動でテコの支点が得にくく，骨頭は後上方に偏位して症状を生じやすい．

O'Brienテストで痛みを再現すると同時に，わずかな後方動揺性がある場合，徒手的に上腕骨頭を後方から支持することにより，この影響を確認

| 図11 | 肩関節屈曲運動時に必要な肩関節後方の安定性 |

a：肩関節屈曲運動は外転運動とは異なり，テコの支点を肩関節後方の軟部組織に依存する割合が高い．
b：bのように肩関節後方の支点となる機能（三角筋後部線維や棘下筋の張力）が低下すると肩関節屈曲時に上腕骨頭は後上方へ変位しやすくなる．その結果，肩関節屈曲の発揮筋力は低下し，肩甲上腕関節にはさまざまなストレスが加わる．

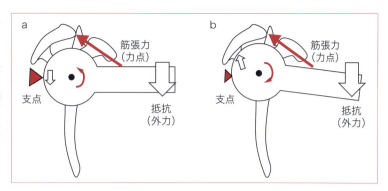

| 図12 | 抵抗下での肩関節屈曲運動時の肩関節後方安定性の問題 |

肩関節後方の安定性が低下している場合（a），抵抗下での肩関節屈曲運動時に上腕骨頭は後上方に変位しやすくなる（肩甲骨後傾が強まることもある）．この場合，発揮筋力の低下や痛みの発生がみられる．一方で，徒手的に上腕骨頭を後方から支持して安定性を高めると（b），発揮筋力が向上し，痛みも消失・軽減しやすい．

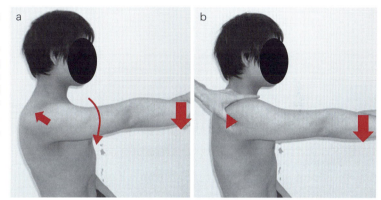

できる（図12）．徒手操作により痛みが軽減する場合，後方動揺性に起因する支持性低下が上腕骨頭の求心性保持機能の不全につながり，症状が生じてしまう可能性がある．

（3）肩甲骨アライメント

　肩関節屈曲時には肩関節後方の支点を要する（（2）参照）．肩甲骨外転位にして関節窩を前額面に近づけることでこの支点を得られる（図13）．徒手筋力検査における肩関節屈曲筋力でも発揮筋力の増大が確認できる．肩甲骨内転位では関節面が矢状面に近いため支点が得られにくく，O'Brienテストにて痛みが発生しやすい（図13）．

　肩甲骨アライメントを変化させ，症状の増減を確認することによりその影響を確認できる．

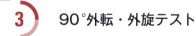

3　90°外転・外旋テスト

（1）肩甲骨・胸椎・胸郭の可動性

　肩関節外旋運動は肩甲上腕関節での外旋運動の

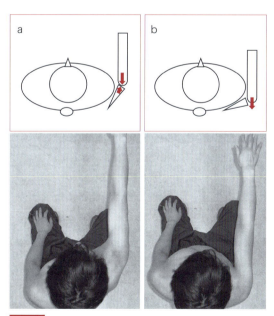

| 図13 | 肩関節屈曲運動における肩甲骨アライメントと関節窩の方向の関係 |

肩関節屈曲運動では肩甲骨が外転位であると関節窩による支点が得られやすいが（a），肩甲骨の内転が強まると肩関節後方の軟部組織に支点機能を依存する割合が高まる（b）．

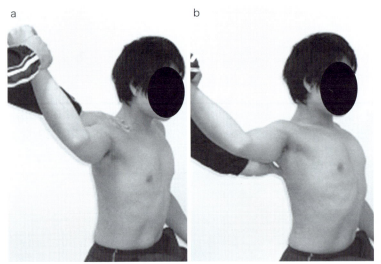

図14 肩関節外旋運動における肩甲帯機能の貢献度

肩甲骨を固定し，さらに胸郭開大，胸椎伸展を制動して肩甲上腕関節のみによる外旋運動(a)と肩甲骨後傾，胸郭開大，胸椎伸展を誘導して肩複合体による外旋運動(b)．

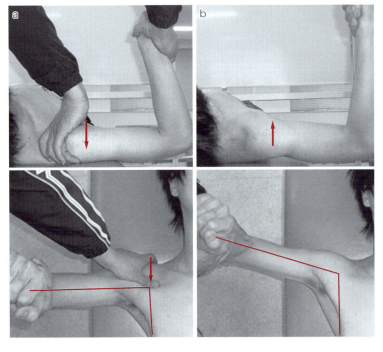

図15 上腕骨頭のアライメントと肩関節外転角度の関係

a：肩関節後方筋群の伸張性低下による上腕骨頭のアライメントの前方変位を制動すると外転可動域は制限される．
b：上腕骨頭のアライメントを制動しない場合．肩関節外転角度は保たれるが肩甲上腕関節では不適合が生じている(図8参照)．

みでなく，肩甲骨の後傾・上方回旋，胸郭の開大，胸椎伸展も必要となる（図14）．肩甲上腕関節以外の可動性の制限により，外旋強制した際，肩甲上腕関節外旋運動が強められてしまう．特に肩甲骨の可動性は直接的に影響を及ぼす．

（2）上腕骨頭のアライメント

上腕骨頭が前方偏位することによる，肩甲上腕関節が不適合の状態は（図8），回旋運動時の関節唇や腱板へのストレスを増強する．肩関節後方筋群の伸張性低下により内旋可動域制限があると，外転制限も生じやすい（図15）．外転が強まることで上腕骨頭の前方偏位はさらに増強し，その肢位での外旋強制により症状を確認できる．

肩後方筋群の伸張性の改善により，アライメント修正がなされ症状が減少することもある．

（3）前方動揺性

外転位で外旋強制すると上腕骨頭は前方に偏位する．肩関節脱臼後に偏位を徒手的に制動して痛みや不安感の変化を確認するテストとしてrelocationテストがある．外旋強制に伴う上腕骨頭の前方偏位の制動により症状が減少する場合は，前方動揺性の影響が考えられる（図16）．

> **Point ▼**
> スペシャルテストの結果は姿勢などの影響も強く受ける．肩甲骨アライメントにより関節動揺性の判断が異なってしまうこともある．骨盤と肩甲骨のアライメントは連動しており，検査時には対象者の全身の姿勢に配慮することを心がけるべきである．

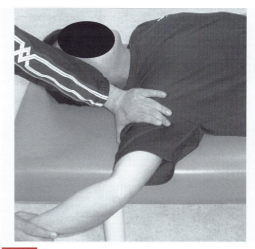

図16 肩関節外転，外旋強制に伴う痛みにおける前方動揺性の影響

肩関節脱臼後のrelocationテストのように肩関節外転，外旋に伴う上腕骨頭の前方変位を徒手的に制動する．この操作による痛みや不安感から肩関節前方動揺性の影響を確認する．

> **MEMO**
> 90°外転・外旋テストは共通した用語が明確にはないが，使用頻度が高い方法である．原テスト（原 正文医師）では11項目の中に，HERT（Hyper External Rotation Test）が提唱されている．これは，背臥位で外旋強制して痛みの有無，増減を確認する方法である．投球障害肩では，90度外転位で外旋強制をすると痛みを生じる病態が多く，活用すべき方法の一つである．

3 具体的な治療戦略への応用

投球障害肩を取り上げて理学療法の具体的な考え方と応用例を供覧する[5]．

「投球障害肩」と診断されて理学療法を実施することになった場合，理学療法に先行する問診としては「どの位相で，どこに痛みがあるか？」が最重要の情報となる．主訴として「肩が一番後ろに反ったところから前に持っていくときに肩の前から横にかけて痛い」などが多く聞かれ，解剖学・運動学的に解釈すると「後期コッキング期から加速期にかけて肩峰下前部から側方にかけて痛い」となる．

この場合，肩関節外転機能および外転位での外旋運動およびそれ以降の内旋運動に関係する機能低下に起因していると推察される．検査・測定は下記のようなことが考えられる．

1 検査・測定

（1）肩関節外転機能

① 棘上筋テストなどで外転筋力，特に棘上筋の機能および痛みの有無を検査する．これらで強い痛みや極端な筋力低下があった場合，まず棘上筋の損傷や炎症を疑い，エクササイズの適応か否かを確認する．

② 棘上筋テストの際，肩甲骨下角の動きを確認し，肩甲骨下方回旋や前傾運動が生じている場合，前鋸筋や僧帽筋のエクササイズが選択される．

③ 上腕骨頭のアライメントを視覚的および徒手的に確認し，前方偏位を認めた場合，内旋可動域や外転可動域も測定し，その原因を予測する．後方の軟部組織の伸張性低下と判断した場合，関節可動域獲得のための方策を選択する．ストレッチも重要な対処法ではあるが，肩関節動揺性がある場合には，ストレッチに

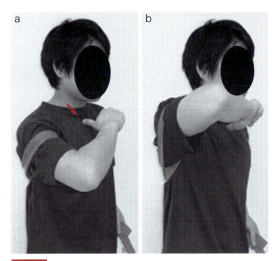

図17 肩関節内旋・外転可動域の改善および腱板機能の向上を目的としたエクササイズ

a：肩関節を水平屈曲位として上腕骨頭のアライメントを後方へ修正した肢位で肘を屈曲して，母指を胸骨付近に設置する．
b：抵抗は上腕近位部に加えて，肘が肩の高さを超える位置まで外転運動を行う．
肩甲骨面に近い肢位での外転運動となり，かつ内旋運動を制御しながら行える．このことで，棘上筋などの機能向上とともに，小円筋や三角筋後部線維，上腕三頭筋長頭の伸張（緊張の抑制）にもつながり外転・内旋可動域が獲得・維持される．

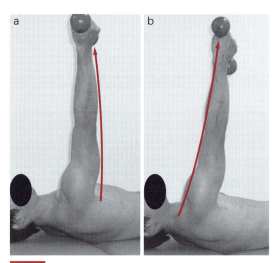

図18 前鋸筋のエクササイズの注意点

a：肩甲骨の上方回旋角度の獲得を目的とした前鋸筋，特に下部線維のエクササイズでは，単に肩甲骨を外転させるのではなく，下角を前方に引き出すように指導する．
b：前鋸筋が十分に機能しない場合，僧帽筋上部線維の収縮を誘導してしまうことがある．

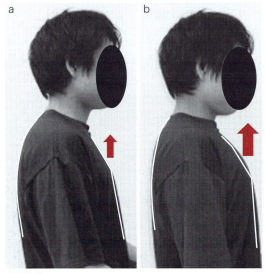

図19 胸郭開大の可動域制限とその対応としてのエクササイズ

aは胸郭の開大が十分にできていない．bのように胸郭を開大し，同時に胸椎伸展運動によるエクササイズを行うことで可動域が改善することが多い．腰椎前弯が強まらないように注意する．

よる筋出力低下を招くこともあり，関節動揺性が明らかな対象には慎重に行う必要がある．

図17のような方法により，肩後方軟部組織の伸張性，上腕骨頭アライメントの修正，腱板機能の向上が期待できる．

（2）肩関節外旋機能

① 肩関節外転位での外旋強制により痛みが確認された場合，肩甲骨や胸郭，胸椎の運動との連動も観察する．各部位に運動制限などがみられた際には，該当部位に対応したエクササイズを指導する（図18）．肩甲骨の運動制限は前鋸筋や僧帽筋の機能低下が関係するが，肩甲骨周囲筋の機能低下がなくても，胸郭の可動性低下が要因となって肩甲骨運動が制限されることも多い．肩甲骨へのアプローチよりも，胸郭の可動性向上が奏功する（図19）．

② 前方動揺性が痛みの発生に関係する場合，肩甲上腕関節への直接的な働きかけとしては，肩関節前方の構成体，例えば肩甲下筋の機能向上は基本的な対応として必要になる．ルーズショルダーのように関節動揺性が強い対象は，腱板機能の改善のみでは限界があり，上

腕骨頭のアライメントの改善や肩甲骨の可動性増大により上腕骨頭の過剰な滑り運動を間接的に抑制することで対応する．

(3) 肩関節内旋運動

肩関節外旋位からの内旋運動では上腕骨頭は後方移動の力を受ける．後期コッキング期から加速期にかけての肩関節外旋および内旋運動は肩甲・胸郭・胸椎のユニットが主体となるため，肩甲上腕関節内旋の運動範囲は大きくはない．しかしながら，内旋方向への力自体は上腕骨頭に加わっており，後方への剪断力は生じている．図11で示すような機能的な問題が痛みの発生に影響を及ぼすことがあるため，参考にできることも多い（図20）．

① 痛みの発生に後方への動揺性が影響している場合，棘下筋や三角筋後部線維などによる上腕骨頭の制動機能が重要となるため，図21のようなエクササイズが有効である．

② 肩甲骨外転運動が加速期に十分にできない場合，図13のような問題が生じる．肩甲骨外転機能を高めることで加速期における内旋運動時の痛みに対応できる．

Point ▼

スペシャルテストの活用は疾患名に対応して行うのみでなく，主訴となるスポーツ動作と症状の関係から選択して使用する．スペシャルテストが陽性であっても，スポーツ動作時の痛みを誘発する機能的要因を示すものではない．

MEMO

例えばO'Brienテストが陽性で，関節唇損傷が疑われた場合，リスク管理には必要な情報ではあるが，「関節唇損傷にはこの理学療法」という方程式があるわけではない．テスト方法の活用として，スペシャルテストも含めた機能評価から得られた機能的な問題に対して理学療法の方法を選択することになる．

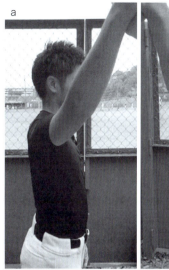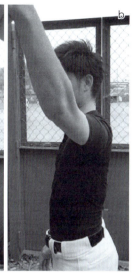

図20 肩関節外転位での抵抗下の内旋・水平屈曲運動

本選手は右肩関節（a）は後方動揺性があり，外転位で内旋・水平屈曲運動をさせると肩峰下に痛みを生じる．肩関節後方に支点が得られにくく，筋力発揮も弱い．
左肩関節（b）は後方動揺性がなく，抵抗に対して十分に筋力を発揮できているため，肩関節内旋・水平屈曲方向へ押せている．

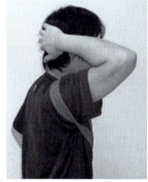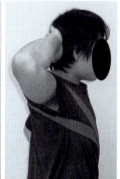

図21 肩関節後方筋群のエクササイズ

上腕への近位抵抗を加えながら肩関節水平屈曲運動を行うことで，アライメントを整えながら肩関節後方筋群の機能向上が期待できる．

文献

1) Hegedus EJ, et al：Physical examination tests of the shoulder：a systematic review with meta-analysis of individual tests. Br J Sports Med 42：80-92, 2008
2) Sciascia AD, et al：Frequency of use of clinical shoulder examination tests by experienced shoulder surgeons. J Athl Train 47：457-466, 2012
3) 皆川洋至ほか：スポーツ肩障害における関節唇損傷に対する各種疼痛誘発テストの診断的有用性．臨整外 37：679-683, 2002
4) Magee DJ（陶山哲夫ほか訳）：運動器リハビリテーションの機能評価I，エルゼビア・ジャパン，東京，2006
5) 宮下浩二：投球障害肩　病態からみた機能訓練と投球動作指導．Medical Rehabilitation 157（増大号）：23-29, 2013

Ⅲ　検査評価総論

1 理学的検査

5）スペシャルテストの活用 （2）体幹

蒲田和芳・坂本飛鳥

Essence

- 体幹に発生するスポーツ障害・外傷として，腰部疾患が多数を占める．腰痛に対して，病態像の把握とともに，その発生メカニズムの分析には，多くの情報を収集しなければならない．
- 病態評価には，圧痛，運動時痛など痛みの評価や神経学的症状に加え，疼痛誘発テストや疼痛減弱テストが用いられる．
- 一方，メカニズム解明には，骨盤や胸郭のマルアライメントとともに，それを作り出す組織の過緊張，筋機能低下，動作異常などを明らかにすることが望まれる．

1 スペシャルテストの診断的意義

1 検査の目的

アスリートに多い体幹，腰部の疾患として，椎間板ヘルニア，脊椎すべり症，脊椎分離症，仙腸関節炎，仙腸関節機能障害などが挙げられる．これらは，突発的な外力が加わることにより引き起こされるものと，外的要因または個体要因の影響により繰り返し力学的負荷が身体に加わることで生じるものとがある．これらの受傷メカニズムを理解するためには，病歴やスポーツ特性についての情報収集が不可欠である．

腰部障害の危険因子として，年齢，トレーニング期間，競技歴，スポーツの種類，下肢柔軟性の低下，下肢・体幹筋力の低下などが挙げられる[1]．年齢について，発育期の腰椎スポーツ障害では，腰椎分離症の発生率が高く，男子の発症頻度は女子の4倍以上である[2,3]．下肢・体幹の柔軟性や体幹の安定性が低下すると腰部・下肢の障害を受傷しやすいと考えられている．これらの危険因子を念頭に置いた評価が求められる．

スペシャルテストとは，徒手的な刺激や操作によって部位ごとに発生する病態を把握するための検査法を指す．その目的は，疼痛部位，責任組織，重症度といった病態を理解することである．整形外科医はスペシャルテストの結果とMRIなどの画像所見と照合して診断を下すとともに，対象者の事情や意向を踏まえて治療方針を決定する．セラピストやトレーナーにとって，スペシャルテストからの正確な情報を収集することは，治療計画策定の上で重要な位置を占める．スペシャルテストに加えて，受傷前のスポーツパフォーマンスやスポーツ動作の特徴なども考慮し，競技復帰を見据えた具体的な治療プログラムを策定する．

腰部のスポーツ疾患に対するスペシャルテストは，疼痛誘発テストと神経学的テストに大別され

表1 スペシャルテストの信頼性と妥当性

種類	信頼性	妥当性
触診(圧痛点)[14]	ICC 0.72〜0.82	
SLRテスト[30]	k値0.80	
Slump'sテスト[17]	k値0.71	
FNSテスト[21]		感度50%
圧迫テスト	良好 一致率76〜97%	良好 感度・特異度69%
離開テスト[24]	良好 一致率88.2〜97%	良好 感度60% 特異度81%
Patrick'sテスト (FABERテスト)[14,15]	中等度 一致率82.0〜92.3%	低い〜中等度 感度69〜77% 特異度16〜100%
骨盤捻転テスト[14]	中等度〜良好 一致率88.2〜92.3%	低い 感度50〜71% 特異度26〜77%
大腿スラストテスト[24]	中等度 一致率82.0〜94.1%	低い 感度36〜80% 特異度50〜100%
仙骨スラストテスト[24]	低い〜中等度 一致率66.0〜78.0%	中等度 感度53〜63% 特異度29〜77%
ASLRテスト[16]	良好 一致率90%	中等度〜良好 感度71% 特異度91%
Kemp'sテスト[19]		感度<50%

SLR: straight leg raising, FNS: femoral nerve stretch, ASLR: active straight leg raising

る．多くの研究者がスペシャルテストの信頼性，妥当性を検証してきた(表1)．疼痛誘発テストは，多様な原因による疼痛を徒手的なテストにより再現することにより，疼痛のメカニズムを推定するためのテストである．しかし，検査者間の解釈のばらつきやテスト方法の正確性の違いにより，誤診や誤った治療へと結びつく可能性もある．正確な病態理解のためには，正確なテストの技術と結果の解釈が求められる．一方，腰部や骨盤輪において，確立された不安定性テストは存在しない．骨盤内の可動性テストについても，その妥当性と信頼性ともに十分とは言えない．

 触診

(1) 圧痛

スポーツで生じる腰部疾患に対する触診は腰部だけでなく，殿部，鼠径部，腹部，大腿，下腿，足部にまで及ぶ．疼痛が拡散する場合は，胸椎レベルの脊柱起立筋や肋骨にまで触診を広げることもある．下肢と背部の圧痛評価は，第1に表層の筋・筋膜性の疼痛の評価に用いられる．第2に，表層の圧痛は，深層における脊椎レベルの関節・筋・神経系の障害を示唆する．このため，脊椎の障害を明らかにするために触診が行われる場合もある．筋の圧痛は，筋・筋膜性の痛みと関連するが，神経根障害における圧痛の意義については十分理解されていない[4]．

(a) 腰背部の触診

背部・腰部の触診では，各神経根レベルの筋や神経の症状を確認する．疼痛の出現により，神経根症の障害レベルや筋緊張と疼痛の関連より病態を推測できる．腰椎椎間板ヘルニアや脊柱管狭窄症，仙腸関節機能障害，腰椎すべり症などの腰椎疾患などの診断の一つとして用いられる．臨床では，対象者に疼痛部位を大まかに聞いたうえで，腰椎の棘突起，多裂筋，最長筋，腸肋筋などへと触診を進めていく．腸肋筋，腹横筋，腰方形筋が出会う部位(lateral raphe)は圧痛の好発部位である．さらに，深部に硬い筋の硬結がある場合は，筋間の間隙から筋の深層の癒着に伴う圧痛点を探ることもある．

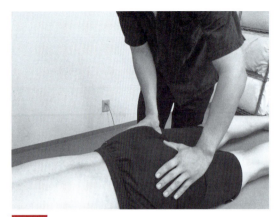

図1 殿筋群，坐骨神経触診
大殿筋の深層の坐骨神経を母指で圧迫し，その圧痛の有無を確認する．

(b) 殿部の触診

殿部の触診は，第5腰椎/第1仙椎椎体間（L5/S1）の神経根症状または仙腸関節障害の診断に用いられる．母指で両側の殿筋群を圧迫，触診し，左右を比較しつつ筋緊張，仙腸関節の圧痛，腸骨後面の腫瘤などを探る．また，坐骨神経を触診し，坐骨神経の圧痛の有無を判定する（図1）．Walshら[5]の研究では，坐骨神経の触診結果は，下肢伸展挙上straight leg raising（SLR）テストやSlump's テストと同様に下位腰椎神経根症状を反映し，高い信頼性（ICC＝0.96）と感度（0.85）が得られた．

(c) 下肢の触診

下肢の触診では，根症状の結果として生じた神経の圧痛やTinelサインの有無を判定する．大腿四頭筋に筋萎縮，筋力低下，知覚障害がある場合は，L2〜L4レベルの神経根症状を疑う．上位神経根症状を評価するには，大腿四頭筋の触診だけでなく，他のテストと合わせてみていく必要がある．大腿および下腿後面では，坐骨神経とその枝である総腓骨神経や脛骨神経の圧痛の有無を探索する．通常，坐骨神経は大腿二頭筋長頭の深層にあるため，その筋間をたどって坐骨神経に触れることにより，より精度の高い触診が可能となる．膝窩部の触診により下腿から足部に放散痛が生じる場合もある．根症状とは考えにくい坐骨神経領域の異常感覚の原因として，膝窩部やその腓腹筋外側頭起始部付近の脛骨神経の癒着が関与している場合もある．脛骨神経の圧痛は坐骨神経痛や下位腰部神経の圧迫症状を反映している．Walshらの研究では，脛骨神経の触診のICCは0.87，K値は0.7であり，後述するKemp'sテストとSLRテストの結果と相関していた[5]．前脛骨筋・脛骨神経の触診により，S1神経根症状，坐骨神経痛を評価することができる．

(d) 圧痛検査の信頼性

触診による圧痛評価を標準化し，評価の信頼性を高めることは容易ではない．触診による圧痛点の検査者内，検査者間の信頼性は，検査者の経験などにより左右される．Jensenら[6]はデジタル計測器を用いて，腰痛患者の圧痛点について検査者内，検査者間の信頼性について調べた．経験豊富な検査者内の信頼度は高く（ICC＝0.82），経験が浅い検査者では信頼性がやや低かった（ICC＝0.72）．Downeyら[7]による経験7年以上のセラピストによる，腰痛患者に対する腰椎レベルの触診では，信頼性は高く，kappa係数は0.92であった．さらに，筋の表層に圧痛点がなくても深層に著明な圧痛が見つかることもあり，また坐骨神経の癒着や走行の異常などが触知される場合もある．これらも含めると，触診技術の標準化は未確立と言わざるを得ない．以上より，触診による圧痛の信頼性を高めるには，十分な経験が必要であるとともに，丁寧な触診を心がけて技術の向上に努めることが望まれる．

（2）神経根症状

神経根症状（または根症状）は「単根性障害」と呼ばれ，脊椎の障害部位に対応する運動障害や感覚障害が生じる末梢神経障害である．馬尾型，神経根型，混合型に分類される．圧迫性神経根症は，圧排と絞扼とに分類できる[8]．圧迫性神経根症では，神経根に腰椎椎間板ヘルニアなどによる圧迫が加わり，さらに牽引力が加わると下肢痛が引き起こされる．絞扼性神経根症では，神経根が椎間板と椎間関節などの後方要素により絞扼され，下肢痛が引き起こされる．神経根症状が疑われる場合，神経を牽引，または絞扼するテストで下肢痛などの症状が出現したら陽性となる．神経を牽

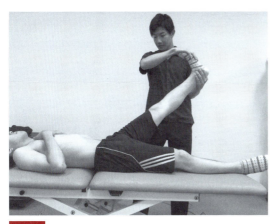

図2 下肢伸展挙上テスト（straight leg raising (SLR) test）

背臥位で両膝伸展位をとる．検査側の下肢を膝関節伸展位のまま他動的に挙上させ，足関節を他動的に背屈させる．その時の下肢の股関節屈曲角度と放散痛（Lasègue's 徴候）の有無，ハムストリングスの柔軟性を診る．背屈に伴って放散痛が増強する場合に根症状を疑う．

引するテストの代表例として，下肢伸展挙上（SLR）に伴う坐骨神経痛である「Lasègue's 徴候」があげられる．その他の症状として，腱反射低下，知覚障害，筋力低下，筋萎縮，などが出現する．

 疼痛誘発・減弱スラストテスト

（1）腰痛

(a) SLR test（図2）

SLR テストは，腰痛と下肢痛の関係を評価するために頻繁に用いられるスペシャルテストの一つである．疼痛評価と筋の柔軟性評価として用いられる．特に腰椎椎間板ヘルニアの神経根圧迫による症状や坐骨神経痛の有無を評価するのに用いられる．背臥位で両膝伸展位をとる．検査側の下肢を膝関節伸展位のまま他動的に挙上させ，足関節を他動的に背屈させ，股関節屈曲 70°以下で放散痛が出現した場合に「Lasègue's 徴候陽性」と判断する．ただし，診断基準は明確に定義されておらず，バリエーションがある[9]．放散痛の出現で陽性と判断し，神経根圧迫症状，腰椎ヘルニアを疑う（ICC＝0.72〜0.82）．膝関節よりも遠位に放散痛が出現する場合，坐骨神経痛を疑う[9]．なお，

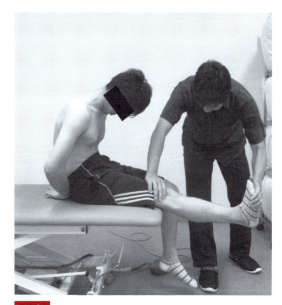

図3 Slump's テスト

長座位で頚部を屈曲位とし，両手を腰部の後方に置き，膝関節を 90°屈曲位とする．その位置を開始肢位とし，その姿勢を保持し，検査者は他動的に膝関節を伸展，足関節を背屈する．

Slump's テストと相関がある（k＝0.69）がある[5]．

(b) Slump's テスト（図3）

Slump's テストは，SLR テストと同様に，腰痛と下肢痛の関係を評価するために頻繁に用いられるスペシャルテストの一つである．長座位で頚部を屈曲し，他動的に膝関節を伸展・足関節背屈させたときに，下肢の放散痛の有無と，それが生じた際の膝関節の角度を診る．放散痛の出現で陽性と判断し，神経根圧迫症状，腰椎ヘルニアを疑う．ヘルニア診断の特異度は良好（0.83）であった[10]．しかし，SLR と Slump's テストは神経細胞レベルでの機械的感受性との関係性は低い[11]．神経根の圧迫症状が陽性として出現しないこともあるので，その他の検査と合わせてみていく必要がある．

(c) 大腿神経伸張テスト（FNS test）（図4）

大腿神経伸張テスト（femoral nerve stretch (FNS) test）は，上位腰椎神経根症状（L2〜4）を評価するために用いられる．腹臥位で他動的に膝を屈曲し，踵を殿部に近づける際に，放散痛が恥

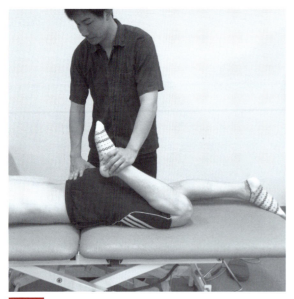

図4 大腿神経伸張テスト（femoral nerve stretch (FNS) test）

対象者を腹臥位とし，検査者が被検側の膝関節を他動的に屈曲し，可能な限り踵を殿部に近づける．

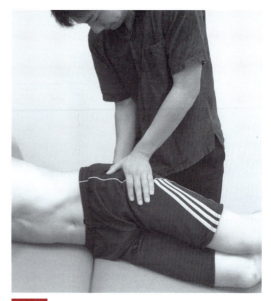

図5 仙腸関節圧迫テスト（sacroiliac compression test）

対象者を側臥位とし，検査者は情報より腸骨稜を外側から内側に向けて圧迫する．仙腸関節背側の人体に伸張負荷を，仙腸関節前部に圧縮負荷を加える．

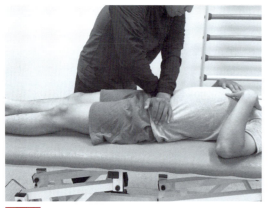

図6 仙腸関節離開テスト（sacroiliac distraction test）

対象者を背臥位とし，検査者は手根部で両側の上前腸骨棘を後外側方向へ離開させるように力を加える．

骨，大腿部前面に出現したら陽性と判断し，上位腰椎神経根症を疑う．FNSテストは，通常高位の腰椎椎間板ヘルニアの診断に用いられる．しかし，Suriら[12]の研究では，MRI画像との一致率は43〜60％であった．したがって，FNSテストを用いて神経根障害を評価する場合，他の検査と合わせて診断する必要がある．

（2）骨盤痛

(a) 仙腸関節圧迫テスト（図5）

仙腸関節圧迫テスト（sacroiliac compression test）は，仙腸関節背側の靱帯または仙腸関節前面に起因する疼痛を評価する誘発テストである．対象者を側臥位とし，検査者は上方より腸骨稜を外側から内側に向けて圧迫する．仙腸関節背側の靱帯に伸張負荷を，仙腸関節前部に圧縮負荷を加える．仙腸関節の疼痛出現により陽性と判断する．信頼性は良好で，仙腸関節ブロック注射陽性反応との一致率76〜97％，感度・特異度は69％であった．

(b) 仙腸関節離開テスト（図6）

仙腸関節離開テスト（sacroiliac distraction test）は，仙腸関節腹側の靱帯または仙腸関節後面に起因する疼痛を評価する誘発テストである．対象者を背臥位とし，検査者は手根部で両側の上前腸骨棘を後外側方向へ離開させるように力を加える．仙腸関節の腹側の靱帯に伸張負荷を加える．仙腸関節の疼痛出現により陽性と判断する．仙腸

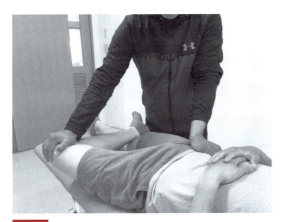

図7 股関節屈曲外転外旋テスト（Patrick's（FABER）test）

対象者を背臥位とし，検査者はテストする側の股関節屈曲・外転・外旋し，足関節の外果を反対側の大腿遠位部に置く．その後，反対側の上前腸骨棘を固定し，テスト側の膝内側を下方へ圧迫する．

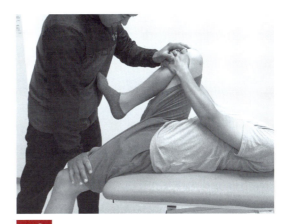

図8 骨盤捻転テスト（Gaenslen's test）

対象者を背臥位，一側股関節伸展位とする．検査者は，テストする側の股関節と膝関節を最大限屈曲させた状態で，テスト側の股関節屈曲位にて大腿骨を後方へ圧迫し，仙腸関節に回旋ストレスを加える．下肢をベッドの横に出す場合は，ベッドに対して体を斜めに傾けて股関節外転位をとらないようにする．

関節ブロック注射陽性反応との一致率は88.2～97％と良好，感度60％，特異度81％であった[13]．

(c) 股関節屈曲外転外旋テスト（図7）

　股関節屈曲外転外旋テスト（Patrick's（FABER）test）は，骨盤周囲の病変を評価するテストである．対象者を背臥位とし，検査者はテストする側の股関節屈曲・外転・外旋し，足関節の外果を反対側の大腿遠位部に置く．その後，反対側の上前腸骨棘を固定し，テスト側の膝内側を下方へ圧迫する．仙腸関節の疼痛出現により陽性と判断する．このテストの信頼性は中等度で，他の疼痛誘発テストとの一致率82.0～92.3％，感度69～77％，特異度16～100％であった[14,15]．

(d) 骨盤捻転テスト（図8）

　骨盤捻転テスト（Gaenslen's test）は，寛骨の不安定性に起因する疼痛を評価する誘発テストである．対象者を背臥位，一側股関節伸展位とする．検査者は，テストする側の股関節と膝関節を最大限屈曲させた状態で，テスト側の股関節屈曲位にて大腿骨を後方へ圧迫し，仙腸関節に回旋ストレスを加え，仙腸関節の疼痛出現により陽性と判断する．信頼性は中等度～良好で，仙腸関節ブロック注射陽性反応との一致率88.2～92.3％であっ

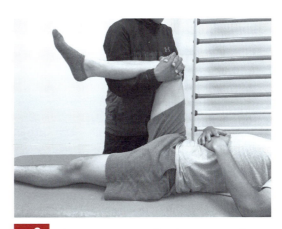

図9 大腿スラストテスト（thigh thrust test）

対象者を背臥位とし，検査者はテスト側の股関節を90°屈曲位にする．大腿骨に軸圧を加えることにより，仙腸関節に剪断力を加える．

た．感度50～71％，特異度26～77％で低かった[13]．

(e) 大腿スラストテスト（図9）

　大腿スラストテスト（thigh thrust test）は，仙腸関節に対して剪断力を加え，疼痛を引き出す誘発テストである．対象者を背臥位とし，検査者はテスト側の股関節を90°屈曲位および軽度内転位にする．大腿骨を介して仙腸関節に剪断力を加える．仙腸関節の疼痛出現により陽性と判断する．

腸関節に対して剪断力を加え，疼痛を引き出す誘発テストである．対象者を腹臥位とし，検査者は対象者の背側から仙骨を押す．仙腸関節の疼痛出現により陽性と判断する．信頼性は低い〜中等度で，仙腸関節ブロック注射陽性反応との一致率は66.0〜78.0％，感度は53〜63％，特異度は29〜77％であった[13]．

神経学的検査

(a) Lasègue's テスト（図2）

　Lasègue's テストは，坐骨神経痛を誘発するテストの一つであり，以下の2つの手技から構成される．第1手技では，対象者を背臥位とし，検査者は他動的にテスト側下肢を膝伸展位のまま挙上させ，坐骨切痕高位での疼痛誘発を確認する．第1手技で陽性の場合に追加される第2手技では，疼痛が出現した側の下肢をベッド上に戻し，膝関節，股関節を屈曲させる．殿部痛の圧迫を除くことによって疼痛の軽減がみられるかを評価する．

(b) Kemp's テスト（図11）

　Kemp's テストは，神経根絞扼徴候を評価するテストの一つであり，椎間板ヘルニアや脊柱管狭窄症などの評価に用いられる．対象者を座位または立位とし，他動的に腰椎を側屈させつつ後屈位へと回旋する．下肢痛が誘発されれば陽性と判断する．陽性の場合は，脊柱管狭窄により，神経根が椎間関節周囲の骨棘などの後方要素と椎間板との間に絞扼されていることを示唆する．Kemp's テストの陽性判定の感度は50％以下，陰性判定の感度は65％であった[16]．

(c) 梨状筋検査（図12）

　梨状筋検査は，梨状筋症候群を判定するための検査である．梨状筋症候群とは坐骨神経痛を主訴とする疾患であり，腰椎の神経根症である坐骨神経痛との鑑別が難しい．SLRテストでは80°以上挙上可能な場合が多い．検査する下肢を上方にした側臥位で，上方の股関節を60°屈曲位，膝関節屈曲位とする．検査者は，一側の手で上方の股関節を固定し，反対側の手で膝を下方へと圧迫を加える．対象者は膝の位置が下がらないように筋力

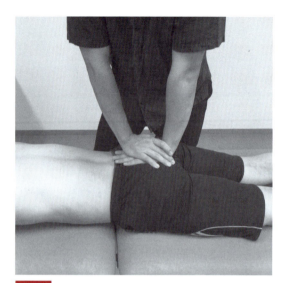

図10 仙骨スラストテスト（sacral thrust test）
対象者を腹臥位とし，検査者は対象者の背側から仙骨を押す．

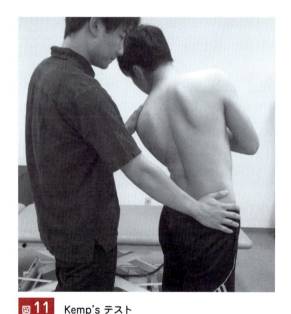

図11 Kemp's テスト
対象者を座位または立位とし，他動的に腰椎を側屈させつつ後屈位へと回旋する．

信頼性は中等度で，仙腸関節ブロック注射陽性反応との一致率は82.0〜94.1％，感度は36〜80％，特異度は50〜100％であった[13]．

(f) 仙骨スラストテスト（図10）

　仙骨スラストテスト（sacral thrust test）は，仙

を発揮する．殿部痛・坐骨神経痛の出現により陽性と判断する．これは梨状筋の筋緊張が高まり，坐骨神経を圧迫することが原因と考えられている．さらに，股関節を内旋させ，梨状筋を伸張させ，外旋抵抗運動を行わせると，坐骨神経痛が助長される．

骨盤輪不安定性評価

(a) 下肢自動挙上テスト（ASLR test）（図 13）

下肢自動挙上 active straight leg raising（ASLR）テストは，骨盤輪の不安定性を評価するテストで，寛骨の前方回旋不安定性を検出するものである．対象者を背臥位とし，一側下肢を膝伸展位のまま左右交互に 5〜20 cm 挙上させる．下肢の挙上しにくさや疼痛，不快感の左右差を表 2 の基準に基づき主観的に判定する．同時に検査者は，下肢挙上の速さや動揺性，体幹の代償運動を観察する．ALSR テスト陽性では恥骨下方変位が出現することもある[17]．信頼性は良好で，仙腸関節疼痛誘発テストとの一致率 90％であった．感度 71％，特異度 91％で中等度〜良好であった[17]．

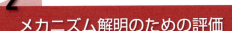

体幹機能評価の目的は，腰痛，骨盤痛における身体機能の低下（病態）を把握することと，痛みをもたらした原因（メカニズム）を追究することに大別される．病態分析では，運動機能の低下として，前屈や後屈などの基本動作における可動域の低下，疼痛の結果生じたと推測される筋機能低下，動作障害や代償運動などが含まれる．これらの病態評価と疼痛誘発テストなどのスペシャルテストの結果から，機械的腰痛・骨盤痛と判定された場合には，その疼痛を増減する機械的刺激や疼痛発生メカニズムを特定するための評価を行う．メカニズムを推定するためには，疼痛増強に関与する胸郭・骨盤・下肢のアライメントや可動性，マルアライメントの原因となる形態的特徴，不安

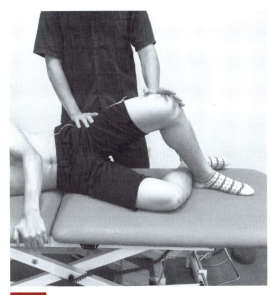

図12 梨状筋検査
検査者は，一側の手で上方の股関節を固定し，反対側の手で膝を下方へと圧迫を加える．対象者は膝の位置が下がらないように筋力を発揮する．

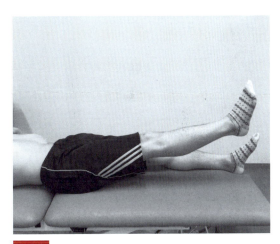

図13 ALSR テスト
対象者を背臥位とし，一側下肢を膝伸展位のまま左右交互に 5〜20 cm 挙上させる．

表2 ALSR テスト診断基準（4 段階評価）

スケール	診断基準
0	対象者は制限を感じない
1	対象者は制限を感じるものの，検査者は制限がないと判断する
2	対象者・検査者ともに制限があると判断する
3	下肢挙上が不可能

定性，組織の癒着，筋機能低下，異常動作などの評価を進める．

 アライメント・姿勢評価

　姿勢や骨盤，脊椎，胸郭などのアライメントの評価は，腰部障害や下肢障害の治療と予防に必要な情報である．矢状面や前額面において，脊柱のカーブ，骨盤の傾斜，肩甲骨のアライメント，水平面では骨盤，脊柱の回旋を観察する．基本的に良好とされる姿勢は，重心線が矢状面で外耳−肩峰−大転子−膝蓋骨と膝関節の間−外果を結ぶラインが一直線上にある．Hennessyら[18]はハムストリングスの障害と後面と矢状面における姿勢，ハムストリングスの柔軟性との関連性を調べた．その結果，ハムストリングス障害があるグループでは，腰椎前弯の増加が認められた．エビデンスは十分とは言えないが，腰椎部のアライメントの評価は下肢障害を予防するためにも必要であると考えられる．

 基本動作

（1）腰椎
（a）体幹前屈，後屈，側屈，回旋テスト

　立位からの前屈，後屈，側屈，回旋において，腰椎の可動域，腰椎棘突起の動き，腰椎・骨盤・股関節リズムを観察する．前屈における異常運動の要因としては以下のようなものが挙げられる．まず，骨盤前傾が不足する場合は，ハムストリングスや大殿筋など股関節伸筋群の柔軟性低下が疑われる．その結果，同じ前屈可動域においてより大きな腰椎屈曲が要求される．次に，前屈時に寛骨の前傾運動に左右差がある場合，前屈角度の増加に伴い左右寛骨の矢状面における前後傾が拡大する可能性がある．股関節外転位で疼痛が軽減する場合，外転筋の緊張の低下が症状改善をもたらすことから，中殿筋後部や大転子周辺の軟部組織の過緊張が腰痛を引き起こしている可能性がある．さらに，膝関節を軽度屈曲位で疼痛が軽減する場合は，ハムストリングスのタイトネスが考えられる．

　このテストの信頼性についての研究は少ない．Hidalgoら[19]は腰痛患者群とコントロール群（健康人）における自動的，他動的基本動作による疼痛誘発テストの信頼性，妥当性を検証した．両群ともに信頼性は良好であった．特に腰痛患者群では，立位における体幹屈曲−伸展動作テストの信頼性は良好で，疼痛誘発テストとの一致率が86.7〜93.3％，k係数は0.73〜0.87であった．

（2）骨盤
（a）立位股関節屈曲テスト

　立位股関節屈曲テスト（one-leg standing test/Gillet test）は，仙腸関節可動性を上後腸骨棘（PSIS）の移動量から判定するテストである．対象者は安静立位から，一側の股関節・膝関節を屈曲させて片脚立位となる．検査者は左右のPSISを触診し，それぞれの移動量を観察する．非支持脚の上後腸骨棘が支持側に比べ，下方への移動量が小さいか，上方へ移動した場合陽性と判断する．これは，仙腸関節の可動性に制限あることを意味する．ただし，皮膚運動の影響が強く混入するため，正確性，再現性は低い[20,21]．

（b）立位/坐位前屈テスト

　立位/坐位前屈テスト（standing flexion test/sitting flexion test）は前屈動作時のPSISの移動量により仙腸関節の可動性を判定するテストである．対象者は立位または座位から体幹を屈曲する．検査者はPSIS下端と仙骨部を触診し，仙骨に対する上後腸骨棘の移動量を左右で比較する．移動量に左右差が生じた場合を陽性と判断する．移動量が増大した側は仙腸関節の可動性が増大している．しかし，このテストも皮膚運動の影響が強く混入するため，正確性，信頼性は概して低い[20,21]．なお，このテストの検査者間一致率は立位股関節屈曲テストよりも良く，また立位前屈テストよりも座位前屈テストの方が優れていた[14]．

 筋機能検査

　体幹筋および関連する筋膜は，脊椎や骨盤の動的安定化メカニズムにおいて主要な役割を担うと考えられている．筋機能の評価は，動的安定性の

低下を検出するために実施される．機能低下が検出された場合に，それが腰痛の発生原因であるのか，あるいは腰痛発生後の結果として生じた機能低下であるのかを判定することは容易ではない．

（1）ローカルスタビライザー

ローカルスタビライザーは，体幹の深層にあり，脊椎の微細な動きの調節を行うことにより姿勢を安定させる役割を持つ筋群のことをさす．主な筋群として，腹横筋，腰部多裂筋，大腰筋，腰方形筋内側線維，骨盤底筋がある．これらの筋収縮は互いに関連している[22, 23]．これらは，腰-骨盤-股関節機構を安定させ，脊椎の細かな動きを調整する．

ローカルスタビライザーの機能が低下すると，腰痛，腰椎スポーツ障害を起こしやすいと考えられている．また，下肢のスポーツ障害を予防するためにも，ローカルスタビライザーは重要である．Leetunら[24]は，コアスタビリティと下肢のスポーツ障害の関連性を調べた．その結果，女性で下肢障害がある者は，サイドブリッジの持久性に劣り，股関節外転・外旋筋群の等尺性収縮力は有意に低下していた．

ローカルスタビライザーの活動による筋厚の変化を計測するため，CT，MRI，超音波が用いられる．CTとMRI（T2強調画像）測定法では，軟部組織の描出に優れるMRIの方が高い信頼性を示した[25]．超音波の評価者内信頼性としては，ICCが0.62〜0.97であった．しかし，信頼性の低い研究もある[26]．

(a) 部分的カールアップテスト

部分的カールアップテスト（partial curl-up test）では対象者は背臥位となり，膝関節屈曲90°で床に足底を接地する．両上肢を体側で伸展位にする．頭部・体幹を30°屈曲位まで挙上して，肩甲骨を床から離した肢位を保持できる時間を計測する．このテストの信頼性は良好で，ICC＞0.88であった．

(b) プランクテスト（図14）

プランクテスト（plank to fatigue test）では対象者は腹臥位となり，両肘関節とつま先で支持して，体幹と下肢を一直線の状態に保つ．この肢位

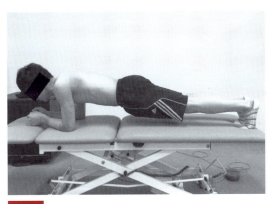

図14 プランクテスト（plank to fatigue test）
対象者は腹臥位となり，両肘関節とつま先で支持して，体幹と下肢を一直線の状態に保つ．この肢位を可能な限り長く保持させ，その持続可能時間を計測する．

を可能な限り長く保持させ，その持続可能時間を計測する．このテストの信頼性は中等度で，ICC＝0.85（95％ confidence interval：0.61〜0.97）であった[27]．

（2）グローバルスタビライザー

グローバルスタビライザーとは，体幹浅層に位置する筋群で，主に腹直筋，内腹斜筋，外腹斜筋，腰方形筋外側線維などがある．腰部骨盤機構腹直筋，内腹斜筋，外腹斜筋は脊椎の動きを調整する．腰痛者の形態的な特徴として，腹直筋が薄く，両腹直筋間が広く，内腹斜筋，外腹斜筋の結合部は厚い[28]．グローバルスタビライザーの活動の評価には，しばしば表面筋電図が用いられる．

(a) ベンチトランクカールテスト（図15）

ベンチトランクカールテスト（bench trunk curl test）は腹直筋の筋力テストである．対象者は背臥位で股関節・膝関節屈曲90°とし，両下肢を椅子または台に乗せる．両上肢を胸の前でクロスし，手で反対側の肘を把持する．頭部から肩甲骨が床から離れるまで頭部上位体幹を挙上させる．次に肩が床に着くまで上位体幹を下す．これを2分間に可能な限り繰り返す．信頼性は，女性でICC＝0.94，男性でICC＝0.88であった[29]．

(b) 屈曲回旋テスト（図16）

屈曲回旋テスト（flexion-rotation test）は内外腹斜筋の筋力テストである．対象者は背臥位で両

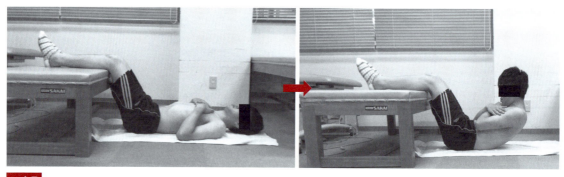

図15 ベンチトランクカールテスト（bench trunk curl test）

対象者は背臥位で股関節・膝関節屈曲90°とし，両下肢を椅子または台に乗せる．両上肢を胸の前でクロスし，手で反対側の肘を把持する．頭部から肩甲骨が床から離れるまで頭部上位体幹を挙上させる．次に肩が床に着くまで上位体幹を下す．これを2分間に可能な限り繰り返す．

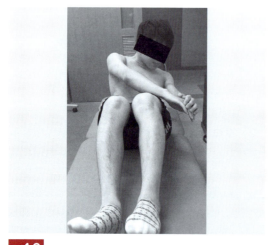

図16 屈曲回旋テスト（flexion-rotation test）

対象者は背臥位で両膝を立て，足底は床に着ける．両手は伸ばし，反対側の膝外側に手を伸ばしていくように斜めに頭部・上位体幹を挙上させる．肩甲骨が床から離れるまで挙上したら，上位体幹を床に戻し，同様に反対側へと斜め挙上する．90秒間に可能な限り繰り返す．

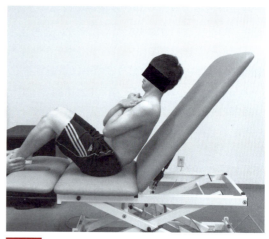

図17 体幹屈筋筋持久力テスト（flexor endurance test）

対象者は床に座り，膝屈曲位で両足底は床に接地する．両手を胸の前でクロスさせる．体幹を屈曲60°の位置へ倒し，頭部，背部のサポートのない状態で，この肢位を可能な限り長く保つようにし，保持できた秒数を記録する．

膝を立て，足底は床に着ける．両手は伸ばし，反対側の膝外側に手を伸ばしていくように斜めに頭部・上位体幹を挙上させる．肩甲骨が床から離れるまで挙上したら，上位体幹を床に戻し，同様に反対側へと斜め挙上する．90秒間に可能な限り繰り返す．最大の回数を記録する．このテストの信頼性は高く，ICC＞0.83であった[30]．また，健常者に行った腹筋群の筋力テストでは信頼度はICC＞0.96であり，感度は男性で91.5％，女性で97.2％　特異度は男性で70％，女性で52.4％であった．

(c) 体幹屈筋筋持久力テスト（図17）

体幹屈筋筋持久力テスト（flexor endurance test）は腹直筋などの筋持久力テストである．対象者は床に座り，膝屈曲位で両足底は床に接地する．両手を胸の前でクロスさせる．体幹を屈曲60°の位置へ倒し，頭部，背部のサポートのない状態で，この肢位を可能な限り長く保つようにし，保持できた秒数を記録する．この評価の信頼性は高く，ICC＞0.93であった[31]．

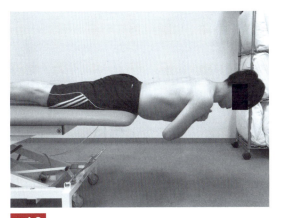

図18 ソレンセンテスト（Biering-Sorensen test）
対象者はベッドから体幹が出るように腹臥位をとる．股関節と膝関節をベルトで固定する．両手を胸の前でクロスしたまま，体幹を伸展させる．可能な限りその姿勢を保持させ，保持した時間を記録する．

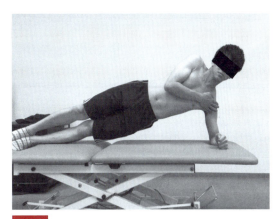

図19 サイドブリッジテスト（side bridge test）
対象者は側臥位，両下肢は伸展位で，上方の下肢を下方の下肢の前方に置く．下方の肘を90°屈曲し，床を押して，骨盤体幹を挙上して頭部から足部までを一直線に保持する．可能な限り長く保持させ，保持した時間を記録する．

(d) ソレンセンテスト（図18）

ソレンセンテスト（Biering-Sorensen test）は背筋群の筋持久力テストである．対象者はベッドから体幹が出るように腹臥位をとる．股関節と膝関節をベルトで固定する．両手を胸の前でクロスしたまま，体幹を伸展させる．可能な限りその姿勢を保持させ，保持した時間を記録する．このテストの信頼性は中等度～低度で，ICC>0.59であった[31,32]．

(e) サイドブリッジテスト（図19）

サイドブリッジテスト（side bridge test）は体幹筋群・中殿筋の筋持久力テストである．対象者は側臥位，両下肢は伸展位で，上方の下肢を下方の下肢の前方に置く．下方の肘を90°屈曲し，床を押して，骨盤体幹を挙上して頭部から足部までを一直線に保持する．可能な限り長く保持させ，保持した時間を記録する．このテストの信頼性は中等度で，ICC>0.76であった[31]．

3 情報の統合と治療方針決定

アスリートは，競技復帰後の練習や試合，移動などで発症前と同等のストレスに晒される．このため，腰痛治療においては，症状再燃を防ぐためにそのメカニズムを解決しておくことが求められる．腰痛の症状を引き起こす原因は多岐に及ぶ．腰痛を引き起こしたメカニズムに関連する情報を取り出して整理することにより，再発予防も踏まえた治療方針が決定される．一方，腰痛発生後に生じた二次的な機能低下や症状の変化は，治療の成果を理解するための指標となる．

文献

1) Soler T：The prevalence of spondylolysis in the spanish elite athlete. Am J Sports Med 28：57-62, 2000
2) El Rassi G et al：Lumbar spondylolysis in pediatric and adolescent soccer players. Am J Sports Med 33：1688-1693, 2005
3) 井形高明：成長期腰椎スポーツ障害 1次・2次予防の観点から．体力科学 51：23-24, 2002
4) 高橋 弦ほか：腰部神経根障害患者における下肢圧痛点．臨整外 29：867-872, 1994
5) Walsh J et al：Agreement and correlation between the straight leg raise and slump tests in subjects with leg pain. J Manipulative Physiol Ther 32：184-192, 2009
6) Jensen OK et al：Reproducibility of tender point examination in chronic low back pain patients as measured by intrarater and inter-rater reliability and agreement：a validation study. BMJ Open 3(2), 2013
7) Downey JB et al：Manipulative physiotherapists can reliably palpate nominated lumbar spinal levels. Man Ther 4：151-156, 1999
8) 久野木順一：腰痛疾患の臨床徴候と診断手技 局所病態，

臨床徴候，画像所見との関連を中心に．日腰痛会誌 11：12-19, 2005
9) 森本忠嗣：Straight Leg Raising test の定義の文献的検討．日腰痛会誌 14：96-101, 2008
10) Majlesi J et al：The sensitivity and specificity of the slump and the straight leg raising tests in patients with lumbar disc herniation. J Clin Rheumatol 14：87-91, 2008
11) Devillé LJMW, et al：The test of Lasègue systematic review of the accuracy in diagnosing herniated discs. Spine 25：1140-1147, 2000
12) Suri P, et al：The accuracy of the physical examination for the diagnosis of midlumbar and low lumbar nerve root impingement. Spine 36：63-73, 2011
13) Laslett M, et al：Diagnosing painful sacroiliac joints：a validity study of Mckenzie evaluation & sacroiliac provocation tests. Aust J Physiother 49：89-97, 2003
14) Arab AM, et al：Inter-and intra-examiner reliability of single and composites of selected motion palpation and pain provocation tests for sacroiliac joint. Man Ther 14：213-221, 2009
15) Kokmeyer D：The reliability of multitest regimens with sacroiliac pain provocation tests. J Manipulative Physiol Ther 25：42-48, 2002
16) Stuber K, et al：The diagnostic accuracy of the Kemp's test：a systematic review. J Can Chiropr Assoc 58：258-267, 2014
17) Mens MAJ, et al：Reliability and validity of the active straight leg raise test in posterior pelvic pain since pregnancy. Spine 26：1167-1171, 2001
18) Hennessy L et al：Flexibility and posture assessment in relation to hamstring injury. Br J Sports Med 27：243-246, 1993
19) Hidalgo B, et al：Intertester agreement and validity of identifying lumbar pain provocative movement patterns using active and passive accessory movement tests. J Manipulative Physiol Ther 37：105-115, 2014
20) van der Wurff P, et al：Clinical tests of the sacroiliac joint. A systematic methodological review. Part 1：Reliability. Man Ther 5：30-36, 2000
21) van der Wurff P, et al：Clinical tests of the sacroiliac joint：A systematic methodological review. Part 2：Validity. Man Ther 5：89-96, 2000
22) Hides J, et al：The relationship of transversus abdominis and lumbar multifidus clinical muscle tests in patients with chronic low back pain. Man Ther 16：573-577, 2011
23) Djordjevic O, et al：Interrater and intrarater reliability of transverse abdominal and lumbar multifidus muscle thickness in subjects with and without low back pain. J Orthop Sports Phys Ther 44：979-988, 2014
24) Leetun TD, et al：Core stability measures as risk factors for lower extremity injury in athletes. Med Sci Sports Exerc 36：926-934, 2004
25) Hu ZJ, et al：An assessment of the intra- and inter-reliability of the lumbar paraspinal muscle parameters using CT scan and magnetic resonance imaging. Spine 36：E868-E874, 2011
26) Herbert JJ, et al：A systematic review of the reliability of rehabilitative ultrasound imaging for the quantitative assessment of the abdominal and lumbar trunk muscles. Spine 34：E848-E856, 2009
27) Cowley MP, et al：Age, weight, and the front abdominal power test as predictors of isokinetic trunk strength and work in young men and women. J Strength Cond Res 23：915-925, 2009
28) Whittaker JL, et al：Comparison of the sonographic features of the abdominal wall muscles and connective tissues in individuals with and without lumbopelvic pain. J Orthop Sports Phys Ther 43：11-19, 2013
29) Knudson D, et al：Validity and reliability of a bench trunk curl test of abdominal endurance. J Strength Cond Res 9：165-169, 1995
30) Garcia-Vaquero PM, et al：Flexion-rotation trunk test to assess abdominal muscle endurance：reliability, learning effect, and sex differences. J Strength Cond Res 27：1602-1608, 2013
31) Chan RH：Endurance times of trunk muscles in male intercollegiate rowers in Hong Kong. Arch Phys Med Rehabil 86：2009-2012, 2005
32) Moreland J, et al：Interrater reliability of six tests of trunk muscle function and endurance. JOSPT 26：200-206, 1997

Ⅲ　検査評価総論

1 理学的検査

5）スペシャルテストの活用
（3）下肢

中本亮二・松田直樹

Essence

- 理学療法士が臨床場面でスペシャルテストを実施する目的は、他の評価項目と同様に、障害発生原因を推察するためである．
- 下肢関節におけるスペシャルテストは非荷重時の評価項目だけでなく、下肢特有の荷重機能も併せて評価すべきである．
- 従来から報告されているスペシャルテスト項目を踏まえ、理学療法士各々の臨床活動の中から目的に合わせて検査法を創造的に進化させる姿勢が重要である．

1　下肢のスペシャルテストの位置づけ

　一般的にドクターがスペシャルテストを実施する目的は診断に必要な情報を多角的に得るためであり、シーンが異なった場合でも変わらない．一方、スポーツ現場やアスレティックリハビリテーションの臨床において、理学療法士がスペシャルテストを行う目的や検査内容は、シーンにより変化すると考えられる．例えば、スポーツ現場では必然的に外傷に対処する機会が多くなり、実際に受傷した可能性のある外傷を評価し探索する目的でスペシャルテストを実施する．そして、それらの情報をもとに急性期処置の内容を判断し、ドクターとコミュニケーションをとる際にはその情報はドクターの判断を助ける重要な情報となりうる．それに対して、臨床におけるスペシャルテストはドクターによる診断後に、その障害の状況に陥らせた「身体機能的弱点」は何か、または目の前の選手の「身体操作方法およびその考え方」と診断結果との因果関係を探るための検査の1つとして実施するものといえる．

　本稿で扱うスペシャルテストは主にアスレティックリハビリテーションの臨床において、障害発生原因を推察する過程で実施する各種理学的検査と併せて実施されるものとした．なお、検査項目は従来から用いられているものと新たな提案としてのものの両面から抽出し、質的な検査項目を中心に紹介する．そして、それらの検査結果から治療方針および治療内容を決定するための統合と解釈（考察）への応用を解説したい．

　理学療法士が治療内容のプログラミングをより厳密に区別するために行う機能評価診断の分類方法は、Sahrmann（2002）、McKenzie（2003）、O'Sullivan（2005）、その他さまざまな方法が報告されている．しかし、いずれのコンセプトも進化を前提として紹介されており、臨床における1人1人の症例を通して得られる経験と臨床研究の蓄積により今後、変化するものと思われる．その

ため，我々にできることは，諸家の考えに触れて学びつつ，日々の臨床から得られる気づきと照合しながら，従来からある検査法を応用し検討を重ねることであると筆者らは考えている．したがって，本稿では特定のコンセプトに限定せず，解剖学的かつ運動学的な基本知識から考えられる内容のうち，スポーツ障害の原因考察に有用な方法を股関節，膝関節，足部・足関節の中から選定し紹介する．

2 下肢におけるスペシャルテストの機能評価への活用と具体的治療戦略への応用

1 股関節・大腿

（1）大腿骨前捻・後捻の評価

生後，大腿骨近位端部の前捻角（大腿骨前捻角）は約40°であり，発育過程における身体活動の影響などにより角度が減少していく[1]．そして，乳・幼児期の身体活動の機能的習慣が成人後のアライメントに影響を与え，6歳から16歳頃までに，構造的多様性として不可逆的な骨形態の異常（マルアライメント）を呈するといわれている[2]．したがって，成人のアスリートに対して前捻・後捻を評価する意義は前捻・後捻の角度を正常値に近づけることでなく，その選手における股関節の内・外旋可動範囲および股関節が適合しやすい位置を把握することである．図1に大腿骨前捻と後捻の評価を臨床的に実施する際のアルゴリズムを示す．

まず股関節内・外旋可動域について股関節屈伸0°位と90°屈曲位付近の2肢位にて測定する．その結果，屈伸0°と90°屈曲位ともに外旋制限傾向かつ内旋過可動傾向である場合，大腿骨前捻角は正常範囲とされている上限15°よりも増加している可能性がある．同様に，前述2肢位ともに内旋制限傾向かつ外旋過可動傾向である場合，大腿骨前捻角は8°よりも低下している可能性がある．このメカニズムは以下のように説明できる（図1）．

大腿骨前捻傾向が強いほど，水平面上で寛骨臼と大腿骨頭の適合する中心位置は内旋位にあり，関節可動域測定における基本肢位（0°）では，解剖学的には既に外旋位にある．したがって，この位置から股関節を最大外旋しても関節の構造上，外旋制限を呈してしまう．

後捻についても，前捻と逆の現象により股関節内旋制限を説明できる．また，股関節内・外旋可動域に影響を及ぼす股関節周囲筋の中でも，梨状筋，大殿筋前部線維，中殿筋および小殿筋後部線維は股関節屈伸0°位と90°屈曲位とで内・外旋機能が切り換わる[3]．したがって，これらの筋の短縮の影響を除外する意味で，股関節屈伸0°と90°屈曲位の両肢位での股関節内・外旋可動域を把握する必要がある．さらに，大腿骨前・後捻を臨床的に測定するスペシャルテストとされるCraig's test（クレイグテスト）[4]（図2）を実施し，前捻とされる15°を超えるか，または後捻とされる8°未満かを確認する．

以上の評価により前捻傾向であった際の運動指導では以下のような考慮が必要と考えられる．

下腿部や足部での変形やマルアライメントがない場合，大腿骨前捻傾向の選手はスクワットやランジといった荷重動作の際，前捻角が正常な選手よりも股関節内旋位をとり，つま先の向きは内側を向きやすくなる．この現象に対して，荷重時のつま先の向きを，外へ向けるようにむやみに矯正すべきではない．なぜなら，大腿骨前捻傾向の選手は，前述の理由から関節の構造上，股関節外旋制限がある．すると一見，股関節軽度外旋位であっても，前捻角が正常な選手よりも股関節外旋最終可動域付近の肢位をとることになる．この矯正の習慣化により，股関節の過負荷や膝関節外旋による代償，選手個々の荷重感覚を乱す可能性などがあるためである．もちろん，バリエーションに富んだ，自由度の高い身体操作を獲得するという目的でつま先を外向きに設定して荷重エクササイズを実施することは非難されることではないと考えられる．しかし，股関節前面部に何らかの症状があるなどの場合は，その頻度は極力低くするか避けるべきである．大腿骨後捻傾向の選手に対

1. 理学的検査　81

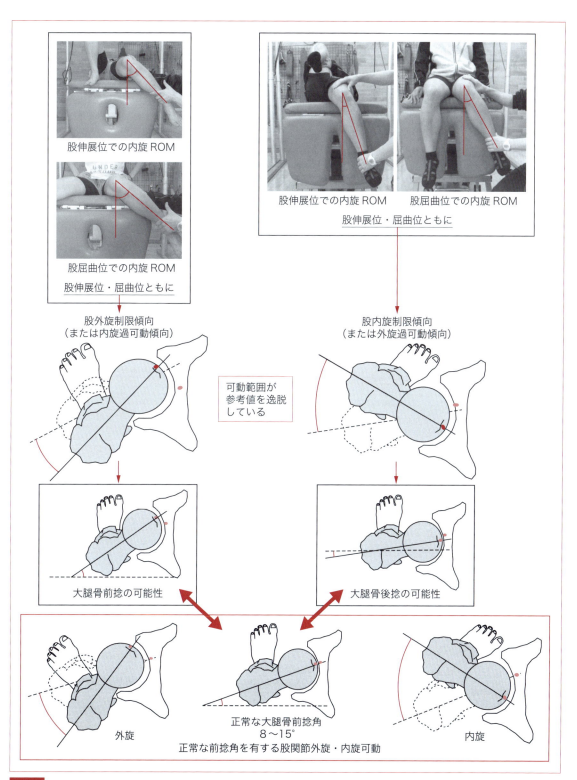

図1　大腿骨前捻・後捻の臨床的評価

臨床的に大腿骨前捻・後捻を評価する場合，股関節内・外旋可動域を股関節屈伸0°位および90°屈曲位の両肢位にて測定し，両肢位ともに同方向への制限または過可動を把握することで，前捻・後捻の可能性を探ることができる．

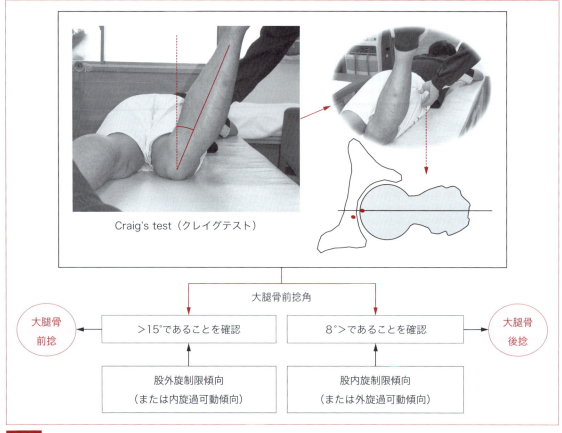

図2 クレイグテストによる大腿骨前捻・後捻の程度の確認

被検者を腹臥位にさせ，検査側の膝関節90°屈曲位から股関節を内旋させる．大転子の膨隆の中心が前額面と平行となった肢位にて，大腿骨に対する鉛直線と下腿長軸線とのなす角を測定する．15°を超えるようであれば前捻，8°未満であれば後捻という判定基準がある．しかし，Braten らは健常成人の大腿骨前捻角の平均値として女性18°，男性14°と報告している[5]ことや近年，クレイグテストの信頼性に疑問視する考察もあるため，臨床的評価ではクレイグテストでの大腿骨前捻・後捻の程度と股関節回旋制限および過可動の傾向を考慮し総合的に判断する必要がある．

する荷重動作指導では，同様の理由により，つま先を内側へ向けてのエクササイズは高い頻度で実施するべきではない．

（2）股関節屈筋群の筋長検査（Thomas test 変法を応用して）

股関節屈曲筋の筋長検査として一般的に用いられるものに Thomas test（トーマステスト）がある．また，Kendall らによる Thomas test 変法[6]により股関節屈筋群の短縮が単関節筋または2関節筋によるものかを鑑別するテスト方法が紹介されている．本稿ではこの方法に準じて股関節屈筋群の筋長検査を解説し，一部追加テストとして腹筋群との相対的柔軟性（硬さまたは伸張性）の考え方について付記する（**図3**）．

まず，ベッドの端に背臥位となり，膝関節の以遠部をベッドに載せず下腿部がベッド端から垂れるようにし，リラックスする．

次に，片方の下肢（非検査側）の大腿後面部を被検者の両手で抱え，約90〜120°股関節屈曲位で保持させる．また，腰椎部を生理的前弯よりもやや後弯（平坦）にし，腰部をベッドへ密着させる．

次に，股関節を伸展させる過程で各条件にて以下の所見の有無を確認することで，各筋の短縮傾向を判定する．腸腰筋の短縮を確認する場合，検査側膝伸展位にて下腿後面から持ち上げ，股関節を他動的に伸展させる．このとき被検者がリラッ

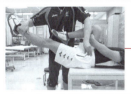 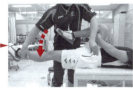

Thomas test 変法（腸腰筋）測定肢位：非検査側股屈曲 90～120°，腰椎は平坦，骨盤軽度後傾位

ノーマルの徴候は，膝伸展位での股関節他動伸展時に①ASIS・腰椎の動きがなく，②股関節0°まで伸展可能な場合

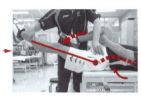

腸腰筋短縮

大腿が水平に至るまでに
・ASIS が尾側へ傾斜
・腰椎前弯（腰部が床から浮く）

[追加テスト]
腹筋群を軽く収縮させたときに骨盤前傾・腰椎前弯せずに実施可能

→ 相対的硬さ（収縮時）：腸腰筋＜腹筋群

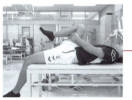 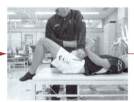 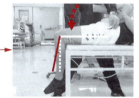

Thomas test 変法（腸腰筋以外の股関節屈筋群）測定肢位：腰椎は平坦，骨盤軽度後傾位

ノーマルの徴候は股関節他動伸展時に ASIS・腰椎の動きがなく，膝屈曲 80～90°位を維持する（膝関節軸を通る垂線と下腿軸線とのなす角が 0～10°以内）場合．

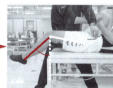

大腿直筋短縮
・大腿が水平に至るまでに不随意的に膝伸展が生じ，膝関節軸を通る垂線と下腿軸線とのなす角が 10°より増加

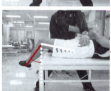

大腿筋膜張筋-腸脛靱帯（TFL-ITB）短縮
・股関節外転位よりも内転位でより膝伸展が生じる
（＝股外転位では膝伸展が生じずに，大腿が水平に至るまで股伸展が可能）

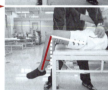

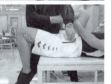

縫工筋短縮
・大腿が水平に至るまでに不随意的に膝屈曲かつ股外旋が生じる

図3 股関節屈曲筋群の筋長検査

トーマステスト変法を応用し，股関節屈曲筋である腸腰筋，大腿直筋，大腿筋膜張筋-腸脛靱帯，縫工筋の筋短縮を個別に評価する．

クスしていることを再確認する．股伸展0°に至るまでに上前腸骨棘（ASIS）が尾側へ傾斜する（骨盤前傾），またはベッドに密着していた腰部が浮いてくる（腰椎前弯）場合，腸腰筋が短縮傾向であると判定される．

他の股関節屈筋群の短縮を確認する場合，検査側膝屈曲位にて大腿後面から持ち上げ，被検者がリラックスした状態を確認し，股関節90°屈曲位からゆっくりと下ろし股関節伸展させる．

大腿直筋が短縮傾向であると判定される所見は，股伸展0°に至るまでに被検者の意思とは関係なく膝伸展する場合である．膝伸展の度合いは関節軸を通る垂線と下腿長軸線とのなす角が10°よりも伸展しているかを目安とする．大腿筋膜張筋および腸脛靱帯（TFL-ITB）が短縮傾向であると判定される所見は，股関節軽度外転位よりも股関節内・外転0°または軽度内転位にて股関節を伸展させたときに，膝伸展角度が増加する場合である．縫工筋が短縮傾向であると判定される所見は，股外転かつ外旋させたときよりも股内転かつ内旋させたときの方が，股伸展0°に至るまでにより大きく膝屈曲する場合である．ただし，筆者らの経験では，この所見がアスリートにおいて認められることはまれである．

股関節屈曲筋群に短縮がない状態（ノーマル）と判定される所見は，いずれの所見も認められない場合である．複数の筋に短縮傾向があると判定された場合は，該当する各筋が短縮傾向であると考えられる．さらに，腸腰筋が短縮傾向であると判定された場合，追加テストとして腹筋群を軽く収縮させながら同テストを実施する．その際，骨盤前傾および腰椎前弯が抑制された場合，短縮傾向であるとはいえ腸腰筋の硬さの程度は，軽く収縮させた腹筋群と比較して低いことが考えられる．一方で，腹筋群を軽く収縮しても，骨盤前傾および腰椎前弯が抑制されない場合は，腸腰筋の硬さの程度は相対的に高い可能性がある．なお，図3では検者が被検者の非検査側に位置しているが，実際には検査側から測定した方が正確に実施しやすい．

股関節屈筋の各筋において短縮が観察された場合のプログラム処方の配慮として以下が考えられる．一つは，各々の筋に対するストレッチングをそれぞれの筋機能に応じ個別に処方すること，もう一つは股関節屈筋群における，股関節屈曲時の固定筋である腹筋群との相対的な硬さの程度を考慮することである．相対的に腹筋群の硬さが低い場合は，股関節屈筋群のストレッチングの際には，腹筋群の張力をコントロール可能な範囲内で，かつ骨盤前傾を止めた状態で行うように指導すべきである．

2 膝関節

（1）膝関節自動運動時の終末回旋運動（スクリューホームムーブメント）の評価

膝関節のスペシャルテストにはさまざまな検査法があるが，大腿脛骨関節および膝蓋大腿関節における不安定性（instability）を評価するものが大部分を占める．しかし，臨床的にはinstabilityが動作時に，いかに悪影響を生じさせているかの視点が重要であると考える．したがって，一般的な不安定性検査項目の説明は専門他書に譲り，本稿では動作中の膝関節機能異常をスクリーニングするテストとして，スクリューホームムーブメント（以下SHM）の臨床的評価について紹介する[7]．

SHMは大腿脛骨関節の最終伸展時に脛骨が大腿骨に対して不随意的に約10°外旋する正常な動きのことである．これは大腿骨遠位関節面の形状と靱帯の緊張による影響とされる．この動きを臨床的に評価するには，被検者の大腿骨内・外側上顆部と脛骨内・外顆部を軽く触れ，被検者の膝関節自動運動を邪魔せず，追随しながら動きの質を触知する必要がある．そのため，ある程度の習熟を要する．スクワット動作でのSHMを評価する場合，まず被検者を立位にさせ，検者の一方の手で被検者の大腿骨遠位部を，もう一方の手で脛骨近位部を触れる（図4）．

次にゆっくりと膝関節を軽度屈曲させるなかで本来のSHMとは反対の動き，すなわち脛骨に対する大腿骨の外旋が生じていれば正常，大腿骨の内旋が生じていればSHMに乱れが生じていると

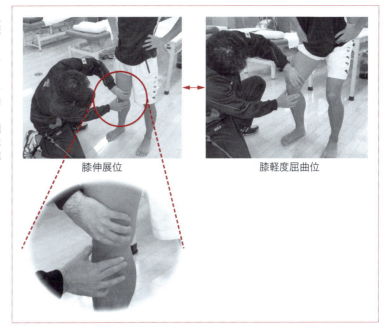

図4 立位でのスクリューホームムーブメント（SHM）の臨床的評価

大腿脛骨関節における回旋の動きを評価するために，大腿骨内・外側上顆と脛骨内・外顆を軽く触知したまま，被検者の動きを妨げないよう注意しながらスクワット動作を実施させる．
膝伸展位から軽度屈曲位までの間に，大腿骨が脛骨に対して外旋するか否か，または軽度屈曲位から伸展位に至るまでに，内旋するか否かを触知して判定する．

膝伸展位　　　膝軽度屈曲位

判定する．SHMに乱れがあると判定された場合，TFL-ITBの過活動や股関節外旋筋群の不活動，荷重時の下肢隣接関節の適合不全が生じている可能性などが考えられる．

　プログラム処方の配慮としては，SHMの乱れを起こしている原因箇所を特定し，その箇所の機能を正常化するためのメニューを処方すべきである．原因箇所の特定のためには足部・足関節や股関節を含めた下肢全体および体幹まで含めた全身の詳細な機能評価を要する場合があり，症例によりバリエーションがさまざまである．

 足関節・足部

　足関節・足部の機能評価を詳細に行うためには，まず初めに非荷重時の距骨下関節中間位における足部の変形の有無とその左右差を評価すべきである．なぜなら，その後に実施する荷重時での各種機能テストと比較することで，アライメント異常の原因について構造的問題と機能的問題のどちらの可能性が高いか，臨床的に把握できるからである．

（1）距骨下関節中間位における前・後足部の内反（回外）および外反（回内）変形の評価[8]

　距骨下関節中間位における前足部変形の評価は図5aのように被検者を背臥位にさせて行う方法がわかりやすい．まず足部をベッド端から出し検査側が右足である場合，検者の右手の母指と示指で距骨頭を把持し，左手にて第4～5中足骨部を把持する（図5b）．そして，右手で距骨頭の膨隆が内・外側で均等であることを触知しながら，左手で足部外側から他動的抵抗を感じるまで背屈する（図5c）．このポジションが距骨下関節中間位であるため，このとき前足部および第1～5中足骨頭全体の配列が，下腿長軸に対して垂直である場合，前足部に変形を認めない理想的なアライメントと判定する（図5d）．しかし，第1中足骨が第5中足骨よりも高い場合，前足部回外変形と判定される（図5e）．逆の場合，前足部回内変形と判定される．

　後足部の変形の評価は，被検者を腹臥位にして足部をベッド端から出す（図6a）．検査側が右足である場合，検者の左手の母指と示指で距骨頭を把持し，右手にて第4～5中足骨部を把持する

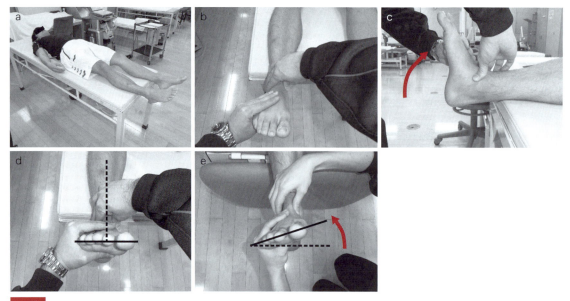

図5 背臥位での前足部アライメント評価（距骨下関節中間位）

右手で距骨頭を触知しつつ左手で被検者の足部を内・外転し，右手母指（内側）と示指（外側）で感じる距骨頭の膨隆の左右差がなく均等な位置を保持（距骨下関節中間位に操作）したまま，足部を背屈させる．このときdのように第1～5中足骨頭を結ぶラインが下腿軸に対し垂直であれば変形なし（ノーマル），eのように第1中足骨側が高くなっていれば，前足部回外変形ありと判定する．

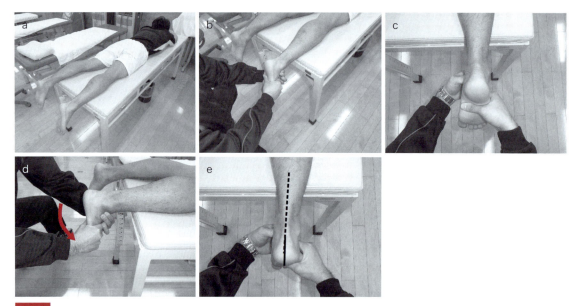

図6 腹臥位での後足部アライメント評価（距骨下関節中間位）

背臥位での評価と同様に左手で距骨頭を触知しつつ右手で被検者の前足部をコントロールし，レッグヒールアライメントを評価する．eはノーマルと判定される．

（図6b, c）．以降は前足部変形の評価と同様に，距骨頭の膨隆を触知しながら背屈する（図6d）．このときのレッグヒールアライメントを評価し，ニュートラルまたは回内，回外傾向かを判定する（図6e）．なお，この評価を立位で応用することで，① 後足部アライメントについて荷重による

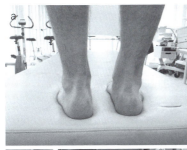
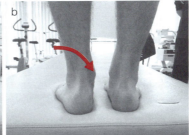
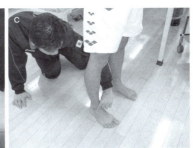
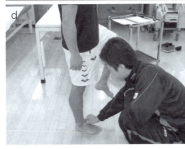
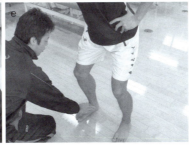

図7 荷重時足部アライメント評価（各荷重動作による影響の評価）

a，bの症例は左足関節内反捻挫の既往があり，荷重時に内側縦アーチ低下の自覚症状を訴えている．非荷重時評価から左前足部に回外（内反）変形を認めた．距骨下関節中間位での立位荷重（a）では後足部はニュートラルであるが，無意識下にて立位荷重すると後足部回内を呈する（b）．
非荷重時での距骨下関節中間位の操作と同様に距骨頭部を触診し，自然な立位（c），片脚立位（d），スクワット（e）などの動作時において，距骨頭部が内側偏位（距骨下関節回内）するか否か評価する．各動作時における視認的アライメント評価と併せて，この触診による質的評価を行うことで，より詳細に足部 – 下腿部の運動連鎖を把握できる．

図8 スポーツシューズの矢状面上での評価

靴の前後に両手を軽く把持し，両側から前後方向にゆっくりと圧縮したときに，靴のミッドソールが初めに折り返してくるポイントが，足長のうち足尖から4分の1程度または中足趾節関節部付近にあるか否かを評価する．aは足長のうち足尖から約4分の1の部位に折り返しがあり，bでは足尖から約3分の1の部位に折り返しがあるのがわかる．

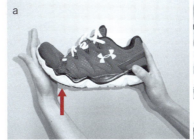
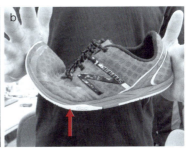

影響の評価，② 自然な立位時および片足立位，スクワット時における距骨頭の内側偏位（距骨下関節回内）の質的評価がそれぞれ可能である（図7）．

足部の変形に左右差を認め，荷重時でも明らかな左右差を認める場合は機能的問題である可能性が高いため，各種徒手的治療や足部内在筋エクササイズなどにより変形が矯正されることが多い．一方，非荷重時における変形の程度にほとんど左右差を認めない場合は構造的問題である可能性が高い．左右ともに足部アライメント異常があり何らかの症状を有する場合，足底部へのインソール処方を検討すべきである．

（2）スポーツシューズ（靴）特性の評価と処方の考え方

アスリートの競技動作またはトレーニング動作はほとんどの場合，足部を地面につけた抗重力立位を基盤としている．そのため，トレーニングなどで使用するスポーツ靴の重要性はいうまでもない．各メーカーから機能に富んだ多くのスポーツ靴が発売されている現在，選手が自身の身体機能特性に合わない，または障害を惹起する可能性のある靴を使用しているか否かの判断を，スポーツ

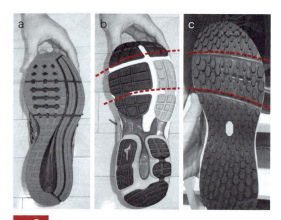

図9 スポーツシューズの前額面上での評価

アウトソール（靴底）のデザインはときに，素材の特性も影響し，ランニング時などのスポーツ動作時において，足部回内（内側荷重）または足部回外（外側荷重）を誘導することがある．a は前方の進行方向に対して，折り返しの溝が垂直なタイプ，b は足部回内および内側荷重を誘導されやすいタイプ，c は足部回外および外側荷重を誘導されやすいタイプである．

にかかわる理学療法士が行うことは障害予防の観点から非常に意義深いと考える．本稿ではスポーツ靴の特性を運動学的視点で評価する方法を紹介したい．

まず初めに矢状面上での評価を実施する．靴の後方踵部と前方足尖部に軽く手を当て，両側から前後方向に圧縮する（図8）．このとき，靴のミッドソールの折り返し部分が中足趾節関節部付近にあるかどうかをチェックする．この部位は靴全体の長さに対して，足尖部から約1/4の長さの部分が目安となる（図8a）．靴の中央部付近や中央部に比較的近い部位に折り返しがある場合（図8b），足部縦アーチ低下や横足根関節および足根中足関節での背屈過可動を惹起する可能性がある[9]．前額面上での評価は，主に2つのチェックポイントがある．1つ目は，アウトソール（靴底）のデザインおよび素材の構造である．進行方向に対して，折り返しの溝が垂直にデザインされている場合，靴底の素材が進行方向へのスムーズな折り返しを妨げることはない（図9a）．しかし，折り返しの溝の間隔が外側で広がっている場合，ランニングにおけるmidstance以降，靴全体が内側傾斜，足部では内側荷重・回内方向へ誘導されやすい（図9b）．また溝の間隔が内側で広がっている場

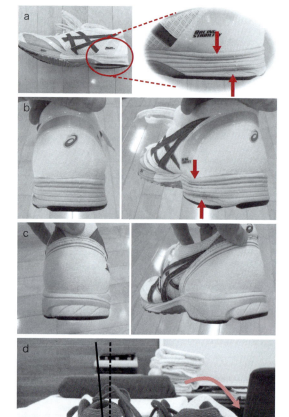

図10 スポーツシューズの前額面上での評価（後足部）

a，bは同じシューズを内側方および後方から見たもので，踵部内側のミッドソールに圧縮された痕跡があるのがわかる．使用者はエリートマラソンランナーで，このシューズを履いてフロントランジやランニング類似ステップをした際，右後足部回内を認めた．しかし，ミッドソールのデザインおよび素材の異なる c では，右後足部回内を認めなかった．一見する限り，2つのシューズ間に大きな違いを認めないことから，アスリートのシューズについては，より詳細に評価すべきことがわかる．また，シューズを変更した際など，同条件での動作評価を定期的に実施すべきである．dは右利きのフェンシング（サーブル）選手が使用して約1ヵ月経過したものである．前方ステップ動作を頻繁に行う右靴は，全体的に汚れやへたりを認め，ミッドソールからヒールカウンターの部分が外側偏位している．前方ステップの際，足部外側荷重となっていることが考えられる．なお，左靴は比較的へたりは少ないが，ミッドソールからヒールカウンターにかけて軽度外側傾斜しているのがわかる．新品の構造では，同部位は軽度内側傾斜しているタイプであったため，左靴も既に大きく変形しているのが推察される．

合は，靴全体が外側傾斜，足部では外側荷重・回外方向へ誘導されやすい（図9c）．2つ目は，踵部のミッドソールの素材および構造が鉛直方向に圧縮されやすいか否かである．購入直後であれば問題となることは少ないが，使用頻度が高い場合，1～2ヵ月程度で内・外側どちらかのミッドソールが圧縮され，荷重時の足部過回内および過回外を助長しているケースに遭遇することもあり，注意が必要である（図10）．

Point

下肢荷重関節の機能評価の1つに，可動時または荷重時の関節における異常な変位を認めるか否かという質的な評価がある．この評価概念はSahrmann[10]は path of instantaneous center of rotation，Leeら[11]は failed load transfer と表現し，いずれも関節の適合性異常の有無を評価しているといえる．これらの質的評価の利点としては，① 選手の主訴に関連する問題箇所の評価が鋭敏であること（感度が高い），② 筋機能異常のスクリーニングテストやコンディションチェックとしても活用できること，が挙げられる．ただし，同じ箇所に関節適合性異常を呈している症例であっても，その原因は症例ごとに異なるため，個々のケースに対して臨床推論が必要なことはいうまでもない．

MEMO

理学療法分野では，筋には解剖学的適応すなわち筋節の直列的変化が生じることが報告されている．筋が一定期間，伸張位で保持されると筋節は増加し，短縮位で保持されると減少するとともに，それぞれ活動張力にも影響を及ぼす．一方でスポーツ科学分野では，パフォーマンスに関連するアキレス腱の長さにおけるトレーナビリティについて研究されている．現段階ではアキレス腱の一部にはトレーナビリティがあり，アキレス腱を後天的要因（トレーニングの工夫など）により長くする可能性が高いことがわかっている．

文献

1) Crane L：Femoraltorsion and its relation to toeing-in and toeing-out. J Bone Joint Surg Am 41：423, 1959
2) Kolar P：Functional and Neurologic symptomatology. Examination of Postural Functions. Clinical Rehabilitation, Prague School, Prague, 249-295, 2013
3) Delp LS, et al：Variation of rotation moment arms with hip flexion. J Biomechanics 32：493-501, 1999
4) Magee DJ：股関節．運動器リハビリテーションの機能評価Ⅱ，陶山哲夫ほか監訳，エルゼビア・ジャパン，東京，141-145, 2006
5) Braten M, et al：Femoral anteversion in normal adults. Ultrasound measurements in 50 men and 50 women. Acta Orthop Scand 63：29-32, 1992
6) Kendall HO, et al：Posture and Pain, Williams & Wilkins, Baltimore, 72-73, 156-159, 1952
7) 石井慎一郎：膝のゆるみと回旋 Screw home movementを中心に．Sportsmedicine 142：6-14, 2012
8) Michaud CT：歩行周期における異常運動．臨床足装具学，医歯薬出版，東京，51-66, 2005
9) Hastings MK：足部と足関節の運動系症候群．続運動機能障害症候群のマネジメント，医歯薬出版，東京，528-531, 2013
10) Sahrmann SA：運動の概念と原理．運動機能障害症候群のマネジメント，竹井 仁ほか監訳，医歯薬出版，東京，9-49, 2005
11) Lee D, et al：腰椎骨盤股関節複合体の評価．そのテクニックと手法．骨盤帯―臨床の専門的技能とリサーチの統合，石井美和子監訳，医歯薬出版，東京，169-248, 2013

III 検査評価総論

2 医用画像
―理学療法プログラム立案への活用―
1) X線

浅野昭裕・熊田 倫

Essence

- 単純X線像は超音波エコー，CT，MRIなどと比べ，普及・コスト・即時性・低被曝性にトータルとして優れ，最も多用される画像情報である．
- 医師は診断と経過観察に，運動療法にかかわる立場の者（以下セラピスト）は機能障害の原因探索や適切な対処法の選択に利用する．
- 単純X線像の上に筋の付着や走行，靱帯，脈管などをイメージし，受傷機転からそれらの損傷を推測することが，臨床症状の解釈に必要であり，適切な運動療法の選択に役立つ．

1 骨折の見かた（受傷機転から考える）

セラピストとして単純X線像を読影するうえで重要なことの一つに，骨折の形から，加わった外力を推測する能力の修得がある．外力の加わり方を，牽引(tension)，圧縮(compression)，屈曲(flexion)，剪断(shear)，回旋(torsion)の5つに分け，それぞれの外力が加わった結果生じる骨折型を示すと次のようになる（図1）[1]．

① 裂離骨折(avulsion fracture)：牽引力が加わって生じ，牽引力と直角で平らな骨折面となる．
② 圧迫骨折(compression fracture)：圧縮力が加わって生じ，粉砕骨折となる．
③ 屈曲骨折(bending fracture)：屈曲力が加わって生じ，横骨折となることが多いが，第3骨片を生じたり，一部粉砕したりすることもある．
④ 剪断骨折(shearing fracture)：剪断力が加わって生じ，垂直骨折や斜骨折となる．
⑤ らせん骨折(spiral fracture)：長管骨に回旋力が加わって生じ，長軸方向に長い捻れた骨折

となる．

これらを外力の大きさによりさらに分類することもあるが，スポーツ傷害においては，低エネルギー～中等度エネルギー損傷が中心となる．画像上で明らかな骨折線を認めない不顕性骨折(occult fracture)や線状の骨折線だけを示す亀裂骨折(crack fracture)，さらに明確な受傷機転を伴わない疲労骨折(stress fracture)もあり，これらについては患者の症状，理学所見を優先して評価にあたるべきであろう．

2 読影のコツ

運動器，特に骨・筋・靱帯の構造を熟知していることは当然として，読影の能力を高めるには数多くの正常X線像を見ることが重要である．骨は人の顔と同じように，みな少しずつ異なる．その中で異常を検知する感覚を身に着けるには，やはり多くの画像を見る必要がある．しかし，それらの見かたにはいくつかのコツがあり，それらを

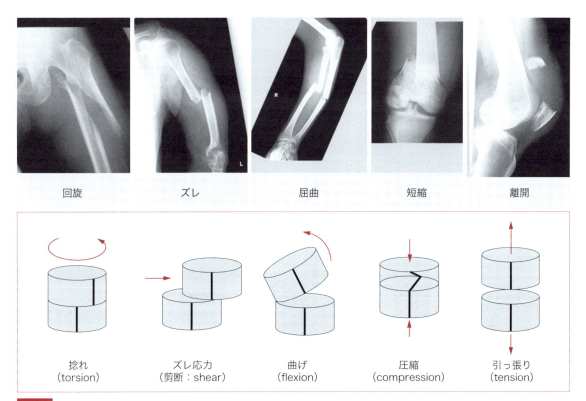

図1 外力の加わり方と骨折の形
外力の加わり方により生じる骨折の形は異なる.
(文献1より引用改変)

知ることは適切な読影力を身に着ける近道といえる[1]).

① 撮影肢位を知る：単純X線像は決められた肢位で撮影される．その肢位とその肢位で撮影された正常の画像とをリンクさせて理解することにより，異常を正しく判断できるようになる．また，正しい肢位で撮影されていない画像から，撮影時の患者の状態を推察することもできる.

② 左右を比較する：骨の形は年齢・性別・体格などにより個人差が大きいので，健側画像があれば必ず比較すること．成長期の骨端線などは左右比較により損傷を判断しやすくなる.

③ 多方向からの画像を併せて見る：投影像（二次元）である単純X線像から立体（三次元）の形をイメージするには，多方向からの画像を併せて見るべきである．正面・側面の2方向撮影が基本であるが，軸位像，斜位像などの画像があれば利用して，正確な三次元のイメージを作れるようになりたい.

④ 他の画像情報と併せて見る：特に単純X線像を見慣れないセラピストは，3DCTやCT断層などの画像と併せてみることにより，三次元のイメージを作りやすくなる．ただし，CTは被曝量が多く，繰り返し撮影されることが少ないため，画像の理解を3D画像に頼ることは避けるべきである.

⑤ 単純X線像上に筋や靱帯の付着部をイメージする：遊離した骨片に筋の付着部があれば，その骨片は筋の収縮により転位する可能性を持つ．牽引により疼痛を生じ，その筋の機能が障害されることもある．靱帯の緊張も同様である．しかし一方で骨折部をまたいで付着する筋があれば，転位を抑制するように作用

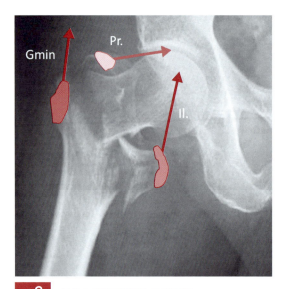

図2　骨片への筋の付着とその影響
各骨片に付着する筋は，それぞれの骨片を固有の方向へ牽引する．
Pr.：梨状筋，Il.：腸腰筋，Gmin：小殿筋
（文献1より引用改変）

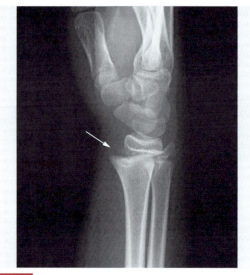

図3　骨端線損傷（Salter-Harris 分類タイプⅠ）
橈骨遠位の骨端線全幅にわたる損傷（成長板の骨幹端からの完全な分離）である．

する（図2）．
⑥ 骨折に伴う軟部組織損傷を想像する：治癒過程に発生する拘縮は軟部組織損傷が原因であることが多く，また，運動に伴う疼痛の多くは拘縮と関係する．受傷時の単純X線像から骨折時に患部に加わった外力の方向や大きさを推測し，同時に損傷する軟部組織を想像できれば，重度の拘縮となる前に対処でき，良好な治療結果を得ることができる．

スポーツ傷害と単純X線像

スポーツ傷害には急性発症するスポーツ外傷と，慢性的に進行し発症するスポーツ障害とがあり，単純X線像から得られる（得るべき）情報も異なる．スポーツ外傷では骨折と同時に発生する周辺の軟部組織損傷を推察することが重要である．以下スポーツ外傷について例を示す．

1　スポーツ外傷の例

（1）骨端線損傷（橈骨遠位）

11歳男児．サッカーのゴールキーパーで捕球時横に跳んで手を着き受傷した．Salter-Harris分類タイプⅠ型，背側転位である．転位はあるが，骨膜損傷の可能性は低く，周辺の軟部組織損傷も軽度であった．3週固定後短期間で手関節機能を回復した（図3）．

（2）骨端線損傷（基節骨底）

11歳女児．バスケットボールの練習中に受傷，Salter-Harris分類タイプⅡである．三角形をした骨幹端部の骨片は，Thurston-Holland's signと呼ばれ，骨膜は凸側で破れ，凹側で無傷である．腱損傷もなく予後良好であった（図4）．

（3）指伸筋腱付着部裂離骨折（中節骨底背側）

20歳代女性．バスケットボールで捕球時に受傷した，中手骨底背側の裂離骨折である．同部には中央索が付着するため，総指伸筋，骨間筋，虫様筋の張力により骨片転位を生じ，側索の緊張によりボタンホール変形となる可能性を持つことを

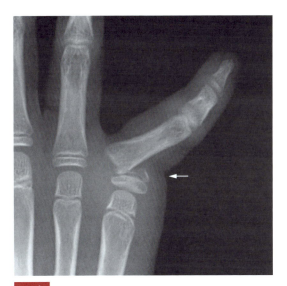

図4 骨端線損傷（Salter-Harris 分類タイプⅡ）

小指基節骨底部の骨幹端に及ぶ骨端軟骨の骨折であり，骨幹端の隅に骨折による小片を生じる．凹側（小片側）で骨膜は無傷である．

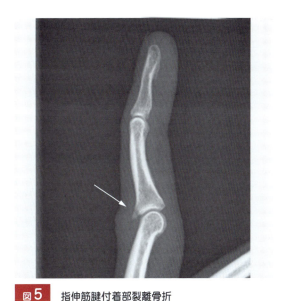

図5 指伸筋腱付着部裂離骨折

環指中節骨底部の背側に小さな骨片を認める．中央索の付着部裂離骨折である．

考慮する．伸展位で4週固定後可動域の拡大を図り，短期間で機能を回復した（図5）．

（4）PIP 関節開放性脱臼

30歳代男性．野球で捕球時の受傷である．背側方向への完全脱臼で，側副靱帯損傷，掌側板損傷，関節包損傷，腱・腱鞘・プーリーの損傷の可能性がある．腱は背側，掌側，側方における滑走評価が必要である．複数の損傷組織間の癒着対策がポイントとなる（図6）．

（5）骨性 Bankart 損傷

30歳代男性．サッカーで相手選手と接触し肩関節脱臼を受傷し手術となった．肩甲下筋，棘上筋の部分損傷と，上腕二頭筋長頭腱の脱臼を考慮した運動療法が求められた（図7）．

（6）小転子裂離骨折

10歳女児．フィギュアスケートジャンプ（フリップ）蹴り出し時受傷，保存的治療となる．腸腰筋による裂離骨折であり，治療初期においては股関節自動屈曲と他動伸展，荷重などの制限が必要．腸腰筋へ負荷をかける時期の判断が大切．受傷直後に10mmあった転位は，その後，開大しなかった（図8）．

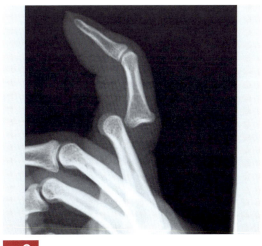

図6 PIP 関節開放脱臼

示指 PIP 関節の過伸展による脱臼である．PIP 関節全周にわたる周辺組織の損傷を否定できないが，側副靱帯が損傷を免れることは多い．

（7）第5中足骨基部疲労骨折（Jones 骨折）

39歳男性．日常的なバスケットボールで生じた Jones 骨折である（図9）．疲労骨折は，通常では骨折とならない弱い応力が，同じ部位に繰り返し加わることで生じる．発症直後には単純X

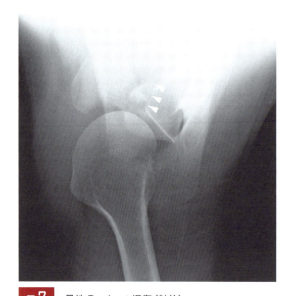

図7 骨性Bankart損傷（軸位）
肩関節脱臼に伴って生じ，関節唇靱帯複合体が骨片ごと関節窩から剥がれている．

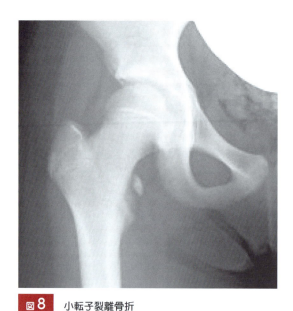

図8 小転子裂離骨折
小転子部の小骨片は約10mmの転位を認める．腸腰筋の収縮による裂離骨折である．

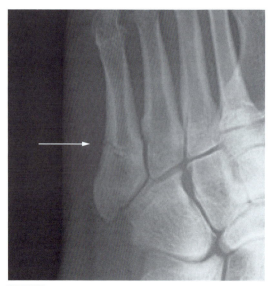

図9 第5中足骨基部疲労骨折（Jones骨折）
画像は亀裂骨折から完全骨折へと進行したもの．

線像で異常を指摘できないが，ストレスをかけ続けると横走する亀裂骨折（ひび）から完全な骨折へと進行し，偽関節となる．初期に患部への過剰なストレスを避けると，数週間で仮骨や骨硬化像が出現し，数ヵ月で治癒することが多い[2]．

4 単純X線像の運動療法への応用

ここでは肩鎖関節脱臼を例に，画像の解釈とそれをどのように運動療法に反映させるかについて述べる．

肩鎖関節脱臼にはRockwood分類が用いられ，Ⅰ～Ⅵのタイプに分けられる[3]．そのうちタイプⅣとタイプⅥは鎖骨遠位端が前後方向へ転位したものであり，タイプⅠ～Ⅲ，Ⅴは肩甲骨に対する鎖骨遠位端の上方転位の程度によって分類される．転位の程度は肩鎖靱帯と烏口鎖骨靱帯（円錐靱帯と菱形靱帯）の損傷程度を反映するとされていて，タイプⅠは肩鎖靱帯の部分断裂のみ，タイプⅡは肩鎖靱帯の完全断裂と烏口鎖骨靱帯の部分断裂，タイプⅢとⅤは肩鎖靱帯，烏口鎖骨靱帯両方の完全断裂であり，タイプⅢは烏口鎖骨間距離が健側比で125～200％，タイプⅤは200％を超えるものとされている．

タイプⅢとタイプⅤは，ともに肩鎖靱帯と烏口鎖骨靱帯の両方の断裂であるが，臨床的には対応が異なり，一般的にタイプⅢには保存療法が，タ

表1 Rockwood分類：各タイプの特徴

Rockwood 分類	I	II	III	V
損傷靱帯	AC (部分)	AC (完全)+CC (部分)	AC・CC (完全)	AC・CC (完全)
治療法	保存	保存	保存＞手術	保存＜手術
スポーツ復帰	元通り	元通り	元通り	レベル低下

AC：肩鎖靱帯，CC：烏口鎖骨靱帯
タイプIII，タイプVはともにAC，CCが完全に損傷しいるが，治療法やスポーツ復帰に違いがある．

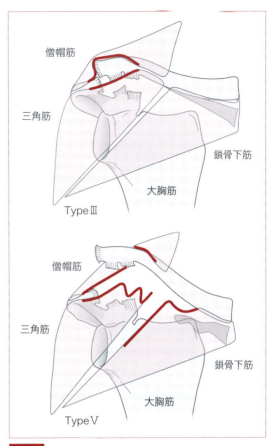

図10 Rockwood分類タイプIIIとタイプVの筋損傷の相違

タイプIIIでは三角筋の前部線維と僧帽筋上部線維の部分断裂を生じ，タイプVでは三角筋前部線維が完全に断裂し，大胸筋鎖骨部，僧帽筋前部線維も断裂した．
(文献8より引用一部改変)

イプVには手術療法が適応となる（スポーツの特性によってそうでない場合もある）．それはタイプIIIが保存療法で競技復帰が可能であるのに対し，タイプVは保存療法では復帰困難であることが多いからである[4]（**表1**）．

肩鎖関節脱臼に対する手術法には，解剖学的修復術と機能的修復術とがあり，いくつもの手術法が考案され存在する．各法では共通して「手術時に僧帽筋上部線維と三角筋前部線維の損傷が確認されたら修復しておく」と記載されていて[5]，それらの修復は重要と思われた．

タイプIIIとタイプVでは，靱帯の損傷が同じであるにもかかわらず骨の転位の大きさが異なる．我々はその理由を靱帯以外の連結構造，すなわち筋の損傷の違いと考え，骨の転位が拡大するに従って筋損傷がどのように進行するのかを調べた．その結果，タイプIIIでは三角筋の前部線維の部分断裂と僧帽筋上部線維の部分断裂を生じ，タイプVでは三角筋前部線維は完全に断裂し，大胸筋鎖骨部の付着外側部に及んだ．僧帽筋前部線維も大きく断裂していた[6]（**図10**）．

このことから，タイプIIIで競技復帰できる理由は，僧帽筋や三角筋の損傷程度が小さいからであり，また，タイプVを競技復帰させるには，靱帯とともに損傷した筋の機能を回復させることがカギであると推察した．

肩鎖関節脱臼で損傷する僧帽筋上部線維と三角筋前部線維は，鎖骨遠位を挟んで向き合って付着しており（**図11**）[7]，上肢の前挙は二つの筋がともに強く収縮する運動である．したがって術後は

損傷部が修復するまでの一定期間，この運動を制限することは縫合部の保護のために必要である．また，両筋が最も伸張されるのは結帯肢位であり，肩甲骨は下方回旋し，肩鎖関節は離開する．術後早期からの結帯運動も両筋の縫合部を離開させてしまうため，やはり一定期間は制限されるべきである[7,8]．

そこで，術後一定期間，自動屈曲と結帯を制限する運動療法を試みた．

症例は20歳代男性，スノーボード中に転倒し右肩を打撲，Rockwood分類タイプIIIの肩鎖関節脱臼と診断され，hook plateで固定された（**図12**）．

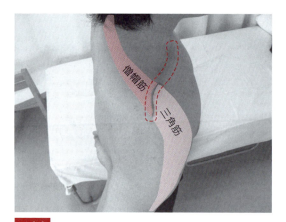

図11 僧帽筋上部線維と三角筋前部線維との位置関係
両筋は鎖骨遠位を挟んで向かい合う位置関係にある．肩の自動屈曲で引き合い，結帯肢位で最も伸張される．
（文献7より引用改変）

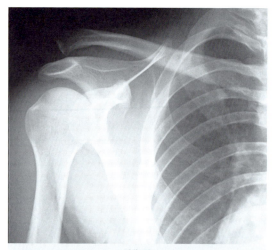

受傷時

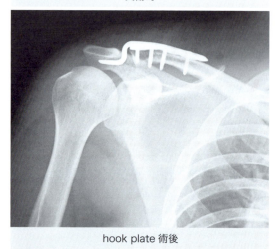

hook plate 術後

図12 Rockwood 分類タイプⅢの受傷時と術後のX線像

（文献8より引用改変）

烏口鎖骨靱帯は縫合されなかった．僧帽筋上部線維と三角筋前部線維には損傷を認め，可及的に縫合された．術後は屈曲・外転90°までとし，結帯はポケットに手を入れる以上の角度を制限した．

3ヵ月後 hook plate を抜釘された．抜釘時には筋膜を切離し再縫合されているが，僧帽筋や三角筋の損傷部の一部はすでに鎖骨と連続していた．抜釘後2週間は再縫合部の連続性を保護するために過剰な自動収縮と他動伸張とを避け，その後，緩やかに角度を拡大した．特に烏口鎖骨靱帯部では結帯に伴い疼痛を生じたため，強い疼痛を生じない範囲で拡大を進め，また烏口鎖骨靱帯部に強い圧痛を生じる時期には安定性が不十分と判断して重量物の保持や挙上を避けた．

結果は抜釘後3週間で可動域を回復した．その間，鎖骨遠位端は肩峰に対して軽度の上昇を認め，一見，局所安静の効果は得られないように見えた．しかし，初期から可動域制限を設けなかった保存症例と比べ，結帯時の肩甲骨のアライメントは明らかに正常に近く，無痛性，可動性，筋力を回復し，正常なリズムでの運動を再獲得したと考えられた（図13）．

まとめ

X線像に描出されない筋や靱帯などの軟部組織の損傷を推測するには正しい解剖の知識と受傷時の力の加わり方，撮影肢位などの理解が必要である．損傷軟部組織を正しく把握すれば，より適切な運動療法を行うことができ，X線像はその有効な情報源となる．

謝辞

症例写真を提供いただいた名古屋スポーツクリニック院長杉本勝正先生に深謝いたします．

図13 結帯肢位における肩甲骨の位置の相違

結帯を制限しなかった症例（左）と制限した症例（右）とで相違を認める．下角の高さ，内側縁の浮き，外転の程度に差がある．右側の症例では肩甲骨の健患側差が小さい．
（文献8より引用一部改変）

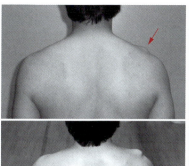
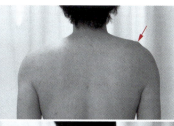
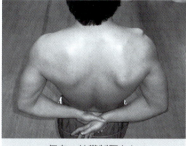
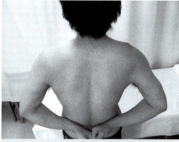

保存＋結帯制限なし　　　手術＋結帯制限　抜釘後

Point

　二次元の画像から三次元の立体を想像するためには，正しい形を知っていることが大切である．自分の知識を確かめるには骨の絵を描いてみればわかる．例えば伸展位の膝関節部の骨を描き，靱帯を加えたうえで屈曲位の脛骨を描き加えたとき，靱帯の長さが大きく違わなければ正しい絵といえる．四肢の大関節を各々2方向から描ければ，ほとんどの外傷の単純X線像は読めるはずである．

MEMO

　単純X線像の撮影肢位は決まっている．例えば手部後前像は前腕回内位であり，肘関節前後像は肘伸展位＋前腕回外位である．画像を見れば患者がその肢位をとりうるか否かがわかり，可動域制限の有無を知ることもできる．また，正面，側面からの画像だけでなく，斜位像，軸位像，そして特別な名称の付いた撮影肢位もある．Lauenstein像，スカイラインビュー，スキャプラYなど撮影肢位を知らないとそこから見えてくる問題も理解しにくい．撮影肢位は限られている．ぜひ覚えてほしい．

Point

　本症例では，肩鎖関節脱臼における筋の重要性を述べたが，肩甲骨と鎖骨との連結において最も重要なのは烏口鎖骨靱帯であることを忘れてはい
けない．鎖骨の運動は肩甲骨に依存し，肩甲骨の上方回旋は円錐靱帯の緊張を高めて鎖骨を後方回旋させ，肩甲骨の下方回旋は菱形靱帯の緊張を高めて鎖骨を前方回旋させる．上肢の重量の多くは烏口鎖骨靱帯によって支えられ，これらの靱帯の機能回復こそが，本来，肩鎖関節脱臼の治療に求めるべきものである．

文献

1) 浅野昭裕：運動療法に役立つ単純X線像の読み方，メジカルビュー，東京，3-4, 181, 2011
2) 田中寿一：Jones骨折．MB Orthop. 24(13)：9-15, 2011
3) Rockwood CA Jr, et al：Disorders of the acromioclavicular joint. The Shoulder, 3rd ed, vol 1, Saunders, Philadelphia, 521-595, 2004
4) 末永直樹ほか：肩鎖関節脱臼からのスポーツ復帰，別冊整形外科36　肩関節，高岡邦夫編，南江堂，東京，57-59, 1999
5) 大坪隆ほか：肩鎖関節脱臼，Rockwood分類TypeVの治療成績—手術療法と保存療法の比較—．肩関節 27：523-525, 2003
6) 青木隆明ほか：肩鎖関節脱臼Rockwood分類の解剖学的検討．J Clin Rehabil 23：95-96, 2014
7) 林典雄ほか：整形外科運動療法ナビゲーション　上肢・体幹，メジカルビュー，東京，86-89, 2014
8) 浅野昭裕：鎖骨骨折・肩鎖関節脱臼の運動療法．関節外科 32：42-48, 2013

Ⅲ　検査評価総論

2 医用画像
―理学療法プログラム立案への活用―
2）CT

小林　匠・高島弘幸

Essence

- CTでは，脂肪などのX線吸収係数が低い組織は低吸収域として，皮質骨などのX線吸収係数が高い組織は高吸収域として表示される．
- スポーツ外傷・障害において，CTは腰椎分離症を含む疲労骨折などの骨の評価に用いられることが多く，骨髄浮腫や筋・腱・靱帯の評価などには不向きである．
- 近年，CTより作成される三次元骨モデルを用いた関節アライメントやキネマティクスを評価する研究が盛んに行われており，臨床場面での応用も期待される．

1 理学療法評価に活用するための基本的なポイント

1）CTの原理

CTは，空気を−1,000 Hounsfield unit（HU），水を0 HUとしたCT値に基づいて，組織のX線吸収係数の差を画像化したものである．人体内の主要な組織のCT値はほぼ決まっており（表1），基本的に原子番号が大きい物質（金属やカルシウム）は，X線吸収係数が高いため，CTでは高吸収域として描出される[1]．

Point
CTの画像表示には，ウィンドウレベル（window level：WL）とウィンドウ幅（window width：WW）があり，画像診断を行う際には，これらを適切な数値に調節して行っている．WLは画像上の濃淡（グレースケール）の中心となるCT値であり，WWはWLからどの程度のCT値をグレースケールに割り振るかを決定するパラメータである．すなわち，画像の白黒の程度は，これらのパラメータで調節できることを理解しておく必要がある．

表1　主な組織とCT値

組織	CT値（HU）
骨皮質	1,000
凝固血液	60〜80
軟部組織	40〜60
血液	30〜40
水	0
脂肪	−100
空気	−1,000

（文献1より引用）

2）マルチスライスCT

近年，X線検出器を複数配列したmulti detector row CT（MDCT）の登場により，広範囲を薄いスライス厚でデータ収集することが可能となった．これにより等方性ボクセルデータの収集が容易に

なり，多断面再構成（multi-planar reformation：MPR）によって運動器領域においても有用なデータが得られるようになった．さらに，三次元画像表示に関しては，従来，同一CT値の組織のみを対象としたサーフェスレンダリング法が一般的であったが，複数のCT値の組織を一度に表示するボリュームレンダリング法が臨床現場の多くで使用されている[1]（図1）．

読影の留意点

スポーツ理学療法における CT の役割

スポーツ外傷・障害において，CTは主に骨の評価に用いられる．特に腰椎分離症を含む疲労骨折や単純X線では評価が困難な関節面に達する骨折，成長期の骨端線損傷などが挙げられる．これらの治癒過程として重要な骨癒合評価にCTは欠かすことができない．一方，MRIと比較すると骨髄浮腫をとらえることが困難なため，上記疾患の初期診断や軟部組織の評価に用いられることは少ない[2]．

CT 読影時の留意点

前述したウィンドウレベル（WL），ウィンドウ幅（WW）の設定により，画像の濃淡を自由に設定できることを念頭におき，骨折部位やガスなど観察部位や目的に合わせて読影する必要がある．さらにボリュームレンダリングなどの三次元画像は，作成時のしきい値の設定によっては病変部が評価困難となる場合があるので，必ず横断像やMPRで確認すべきである．

アーチファクト

CTには，被写体や検出器または画像再構成などに起因する偽像（アーチファクト）が出現する

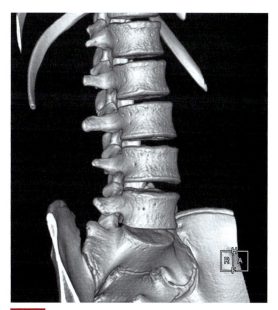

図1　ボリュームレンダリング法による三次元画像の1例

ことがある．被写体に起因するものとして，体動によるモーションアーチファクトや金属によるメタルアーチファクトがある．その他，リングアーチファクトなど多数のアーチファクトが存在するが，詳細に関しては成書を参照していただきたい．

理学療法プログラム立案への活用

理学療法プログラムへの CT の一般的な活用

スポーツ外傷・障害においてCT撮影が実施されることの多い腰椎分離症を例に，理学療法プログラムへの一般的なCTの活用を整理する．腰椎分離症は腰椎関節突起間部の疲労骨折を病態とし，発症には腰椎の伸展・回旋運動が主に関与するとされる．腰椎分離症のCTによる病期分類を図2に示す．疲労骨折による骨吸収を認めるものは初期，明らかな骨性のギャップを認めるものは進行期，偽関節に至るものは終末期と

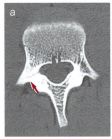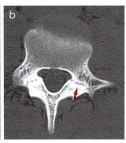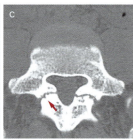

図2 発育期における腰椎分離症のCTによる病期分類

a：初期，b：進行期，c：終末期
（文献3より引用）

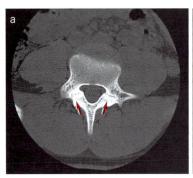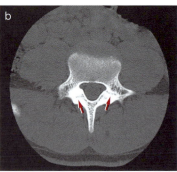

図3 症例1の腰椎CT

a：理学療法開始前のCT．右側に疲労骨折による骨吸収所見を認め，左側に骨性のギャップを認める．
b：理学療法開始から約2.5ヵ月後のCT．両側ともに骨癒合傾向が認められる．

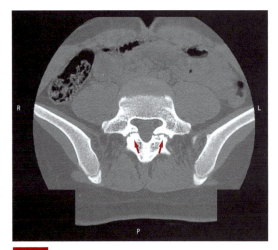

図4 症例2の腰椎CT

両側ともに偽関節の所見を認める．

分類される[3]．

図3は，第5腰椎分離症と診断された中学男子サッカー選手の理学療法開始前のCTである．初診の約1週間前から腰痛が出現し，ランニングにて悪化，受診となった．初診時のCTより，進行期の分離症と判断されたため（図3a），医師より運動休止とダーメンコルセットの着用，理学療法のオーダーが出された．理学療法では，胸郭や骨盤帯・股関節の可動性改善，コアトレーニングなどを継続し，徐々に疼痛などの症状消失を認めた．理学療法開始約2.5ヵ月経過時点のCTにおいて，骨癒合を認めたため（図3b），ジョギングから段階的に運動を開始し，約4.5ヵ月で完全スポーツ復帰となった．

図4は，同じく第5腰椎分離症と診断された中学女子サッカー選手の初診時CTである．初診の約6ヵ月前から腰痛が出現し，約1ヵ月前から腰痛が増悪，受診となった．初診時のCTより，両側ともに終末期の分離と判断された（図4）．骨癒合の可能性が低いことを考慮し，初診時より機能改善による症状消失を目的とした理学療法を積極的に実施し，理学療法開始4週後から段階的にスポーツ復帰となり，10週後に完全復帰，症状の再燃も認めなかった．

このように疲労骨折や離断性骨軟骨炎などの骨病変に対する理学療法を実施する際には，CTから有益な情報が得られることも多い．しかしながら，腰椎分離症においても，進行期ではMRIのT2強調像において椎弓根の浮腫を認める場合に癒合率が高まるとの報告もあり[4]，CTのみなら

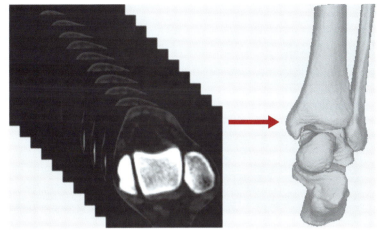

図5 三次元骨モデルの作成
複数のスライスから三次元骨モデルを作成する．

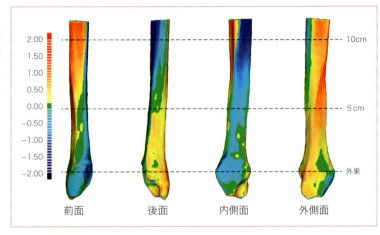

図6 不安定側の腓骨の偏位量を示したカラーマッピング画像
外側面からの観察時に赤〜橙の色分布を認める．
外果・腓骨遠位5 cm・腓骨遠位10 cmの3点において不安定側の腓骨はより外方に偏位していた．

ず他の画像所見・理学所見も統合した理学療法プログラムの立案が重要である．

2 三次元骨モデルの応用

近年，CTより作成される三次元骨モデルを用いた関節アライメントやキネマティクスの評価も行われるようになってきた．いくつかの研究結果を例にこれらの手法とその活用方法について述べる．

(1) 三次元アライメント解析

CTより作成された三次元骨モデルを用いて，特定の関節アライメントを三次元的に解析することが可能となる．ここでは，脛腓関節アライメントの解析結果を紹介する．この研究では，片側のみ足関節捻挫を繰り返す慢性足関節不安定症（chronic ankle instability：CAI）患者を対象に足関節底背屈中間位のCTを撮影し，その画像から脛骨・腓骨の三次元骨モデルが作成された[5]（図5）．その後，解析ソフト上で健側の脛骨に対する腓骨の位置を基準とし，不安定側の腓骨がどの程度ずれているかが解析された．その結果，不安定側の腓骨は健側と比較して，より外方に偏位していることがわかった（図6）．つまり，不安定側の脛腓関節は，健側よりも離開していることが証明された．この手法によって，これまでの二次元的な評価では検出できなかった骨の三次元的な微細なアライメント異常を捉えることが可能となった．この手法は他関節にも応用可能であり，臨床において主観的・定性的に評価されている健患差

を定量的に捉えることが可能になると考えられる．

（2） 3D-to-2D レジストレーション法

　CTより作成された三次元骨モデルとX線透視像をマッチングさせることによって，特定の運動時の関節キネマティクスを三次元的に解析することが可能となる．Kobayashiら[6)]は，CAI患者を対象に荷重位足部内外旋運動時の距腿・距骨下関節キネマティクスを3D-to-2Dレジストレーション法を用いて解析した．まず，X線透視にて荷重位足部内外旋運動が撮影された（図7）．その後，CTより脛骨・腓骨・距骨・踵骨の三次元骨モデルが作成され，それぞれの骨に運動軸が埋設された（図8）．さらに，X線透視像上の骨の輪郭と三次元骨モデルの輪郭をマッチングさせることによって，距腿関節・距骨下関節キネマティクスが解析された（図9）．その結果，不安定側の距腿関節では距骨がより前方に偏位し，距骨下関節の

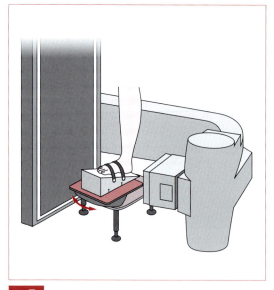

図7 撮影風景
荷重位での足部内外旋運動時の足部・足関節キネマティクスをX線透視にて側面から撮影された．

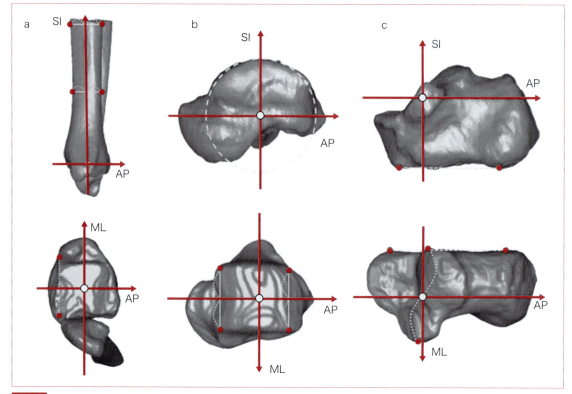

図8 三次元骨モデルへの解剖学的運動軸の埋設
a：脛骨・腓骨，b：距骨，c：踵骨
AP：前後軸，ML：内外側軸，SI：上下軸

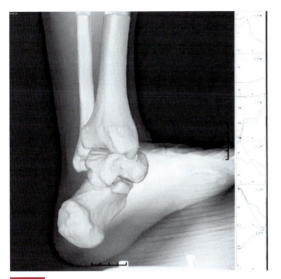

図9 三次元骨モデルと二次元X線透視像のマッチング

パソコンソフト上でX線透視像の骨輪郭と三次元骨モデルの輪郭をマッチングさせ，距腿関節・距骨下関節のキネマティクスが解析された．

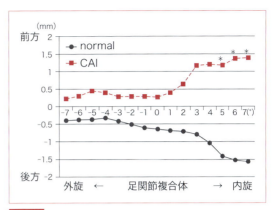

図10 距腿関節前方移動量（足関節底屈位）

足関節底屈位で足部内旋運動を行った際に，不安定側では距骨の前方移動量が有意に増加した．

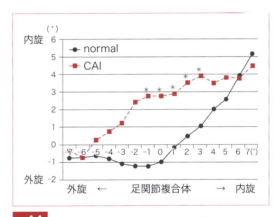

図11 距骨下関節内旋量（足関節底屈位）

足関節底屈位で足部内旋運動を行った際に，不安定側では距骨下関節の内旋が有意に増加した．

内旋が増加していた（図10，11）．この研究の対象者17名のうち，一般的なストレスX線撮影によって異常が検出されたのは3名のみであった．つまり，この手法によって，一般的に行われるストレスX線検査などでは検出できない微細なキネマティクスの異常を捉えることが可能になったといえる．今後，解析方法がより簡便になることで，臨床においても実用可能になると推測される．

> **Point**
> 3D-to-2Dレジストレーション法は，他関節においても活用されており，特に変形性膝関節症患者などの人工関節置換術後のキネマティクス解析に積極的に応用されている．また，近年では投球障害肩の異常キネマティクスの解明にも用いられており，さまざまな病態の解明に貢献している．

（3）関節面の接触機構解析

3D-to-2Dレジストレーション法により解析されたキネマティクスデータを用いて，関節面の接触機構を解析することも可能である．

Kobayashiら[7]は，前述したCAI患者のキネマティクスデータをもとに距腿関節面の近接部位を健側と比較した．足関節底背屈位での足部内旋時の脛骨天蓋と距骨滑車の近接距離が算出された（図12）．その結果，背屈内旋時には前内側関節面が，底屈内旋時には後内側関節面が脛骨天蓋により接近していた．また，不安定側では，最近接部位がより内側に偏位していることも証明された（図13）．この手法を応用することで，将来的な変性疾患のリスクを推測することも可能となるかもしれない．

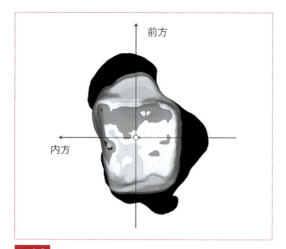

図12 脛骨天蓋と距骨滑車の近接距離の算出
脛骨天蓋により近い部位が色が濃く表示されている．

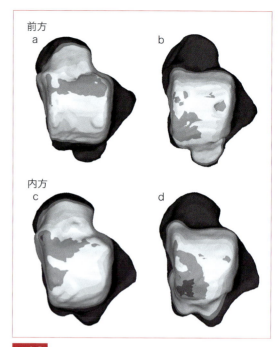

図13 距骨関節面の近接部位
a：背屈内旋（健側），b：底屈内旋（健側），c：背屈内旋（不安定側），d：底屈内旋（不安定側）
健側・不安定側ともに背屈内旋時には前内側関節面が，底屈内旋時には後内側関節面がより接近していた．

MEMO

　足関節内反捻挫は，足関節底屈位での急激な内反・内旋の組み合わせによって生じるとされてきたが，近年の研究では足関節背屈位での受傷も示唆される[8]．Kobayashiら[7]は，三次元骨モデルを用いたCAIの関節面の接触機構の解析から，足関節の背屈内旋時には距骨滑車の前内側面が，底屈内旋時には後内側面がより接近することを報告した．この結果は，足関節内反捻挫受傷者のCT・MRIにおける骨挫傷の部位から受傷機転を推測できる可能性を示唆している．受傷機転の解明は，再発予防を考慮した理学療法プログラムを立案する上で非常に重要であり，今後，臨床においてCTを活用した三次元的な評価の必要性は高まるかもしれない．

（4）今後の課題

　これらの方法は，解析に多くの時間を要することなどの課題もあるが，近い将来に臨床で応用可能になると思われる．最後になるが，CT撮影では被曝が生じることは十分に理解しておく必要がある．CT撮影では360°方向からX線が照射されるため，単純X線撮影と比較して体表面だけでなく，内部の吸収線量も高くなる．理学療法士がCT撮影における被曝の特殊性を理解したうえで，画像評価を行うことも重要な点である．

文献

1) 市川勝弘ほか編著：2章 CT画像．CT super basic，オーム社，東京，14-17，2015
2) 小橋由紋子ほか：スポーツ傷害におけるCTの有用性と活用．関節外科 33：342-346，2014
3) Fujii K, et al：Union of defects in the pars interarticularis of the lumbar spine in children and adolescents. J Bone Joint Surg 86-B：225-231, 2004
4) 西良浩一ほか：バレーボールにおける腰椎分離症の診断と治療．復帰をめざすスポーツ整形外科，宗田 大編，メジカルビュー社，東京，188-194，2011
5) Kobayashi T, et al：Fibular malalignment in individuals with chronic ankle instability. J Orthop Sports Phys Ther 44：872-878, 2014
6) Kobayashi T, et al：In vivo kinematics of the talocrural and subtalar joints during weightbearing ankle rotation in chronic ankle instability. Foot Ankle Spec 7：13-19, 2014
7) Kobayashi T, et al：In vivo talocrural joint contact mechanics with functional ankle instability. Foot Ankle Spec 8：445-453, 2015
8) Fong DT, et al：Kinematics analysis of ankle inversion ligamentous sprain injuries in sports：five cases from televised tennis competitions. Am J Sports Med 40：2627-2632, 2012

（執筆協力者：谷口圭吾，田島和弥，冨田悠平）

Ⅲ　検査評価総論

2 医用画像
―理学療法プログラム立案への活用―

3) MRI

高島弘幸・竹林庸雄

Essence

- MRIは，磁気と電波を用いる画像診断装置であり，X線撮影やCTと異なり，放射線による被曝がない．
- MRIは，基本的に非侵襲的と考えられているが，MR検査室内への金属物の持ち込みなどによる吸着事故や被検者自身に実害があった事例も存在する．
- MRIは従来，形態学的評価が主流であったが，最近では機能的撮像法による定量評価が可能となり，骨格筋の領域でも多くの報告がある．

1 MRIを理学療法評価に活用するために知っておくべきこと

MRIの概要と安全管理

MRIは日常診療だけでなく，研究でも多く利用されている．筆者もさまざまな医療スタッフとMR検査室内に入ることが多いが，安全に検査および研究を行うために，知っておかなければならないことがある．初めに，MRIの概要と安全管理について述べる．

（1）MRIの概要

MRIを構成する主な因子は人体組織のT1緩和時間，T2緩和時間，水素原子核（プロトン）密度であり，X線吸収係数に基づくCTとは根本的に異なる．

T1緩和時間（T1値）の差を強調した画像がT1強調像（図1），T2緩和時間（T2値）の差を強調した画像がT2強調像である（図2）．これらの画像を得るために，さまざまなパラメータの設定が必要である．近年では，T1値やT2値を数値化したマッピング画像も簡便に取得可能となり，骨格筋の研究でも用いられてきている．

MEMO

MRIでは，静磁場強度の上昇に伴い，信号対雑音比が上昇することで画質が向上する．一方，電磁波の照射による発熱やアーチファクトが増加することなどのデメリットもある．本邦で一般的に使用されている磁場強度は3テスラまでであるが，一部の研究施設では，7テスラの臨床応用が進んでいる．

（2）MR検査室における安全管理

現在のMR検査室は常時，磁場が発生している環境にあることを忘れてはならない．最も多い事故として，検査室内への金属物の持ち込みなどによるMR装置への吸着があり，医療従事者のMRIに対する認識不足が一因として挙げられている．

さらに体内金属に関しては，磁場の影響に伴う脳動脈瘤クリップ脱落による死亡例が報告されている．現在，さまざまな体内金属に対するガイド

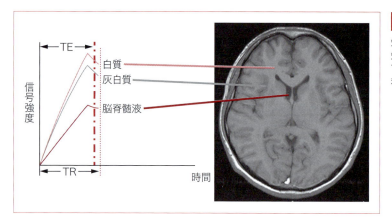

図1 T1強調像

短い繰り返し時間；TR（400〜500 ms），短いエコー時間；TE（5〜20 ms）を設定し，T1緩和（回復曲線）の差を強調し，T2緩和（減衰曲線）の差を最小限にした画像．

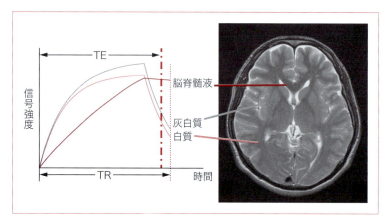

図2 T2強調像

長いTR（4,000 ms以上）（回復曲線），長いTE（80 ms以上）を設定し，T1緩和の差を最小限にし，T2緩和（減衰曲線）の差を強調した画像．

ライン[1]が出ており，事故は減少傾向にあるが，体内に挿入された金属デバイスに関しては注意が必要であり，入室前に必ず確認すべき事項である．

MEMO

米国において酸素ボンベがボア内にいた幼児の頭部に激突し，死亡した事例が報告されている．本邦でも点滴棒や車いすの吸着事故の報告は多数あり，入室に際しても注意が必要である．

 MRIによる骨格筋の形態・機能解析

T1強調像やT2強調像では，筋の形態や信号強度の観察など視覚的な評価が行われてきた．近年では，これらの形態診断や視覚的評価だけではなく，定量的画像解析法であるT2マッピング，拡散強調像やMRスペクトロスコピーなどが筋機能の解析に用いられるようになってきた．それぞれの特徴について述べる．

（1）T1強調像，T2強調像（図3）

骨格筋の機能として筋の形状や形態は重要な因子とされている[2]．筋の形状は，筋線維の幾何学的な配列[3]，筋の外形や筋骨格系における筋と腱の位置関係の総称と定義される[4]．筋の形状を表す指標として筋線維長や筋束長および筋断面積などが考えられる．これらは超音波による測定が主流となっていたが，T1強調像は組織の形状を比較的高い分解能で示すことが可能であるため，筋断面積や筋体積などの評価に用いられるようになってきた[5]．

一方，T2強調像では骨格筋は通常，低信号に描出されるが，運動や筋損傷などの疾患によって筋実質部に水分が集積するとその部位は高信号となる（図4）．この特徴を利用し，主に運動における筋の活動状態の把握などに利用されている[6]．

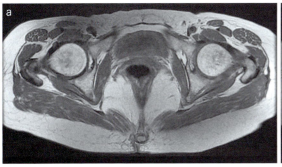
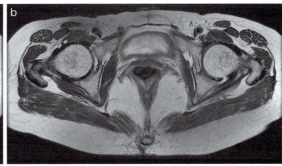

図3 大腿骨頭レベルのT1強調像・T2強調像
a：T1強調像．主に解剖学的情報の把握に用いられる．また高信号を示すのは，脂肪，血腫，高濃度の粘液などがあり，水成分は低信号となる．
b：T2強調像．主に病変の検出に用いられ，浸出液などの水成分や尿，関節液は高信号となる．

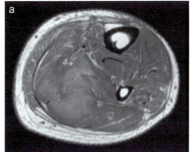
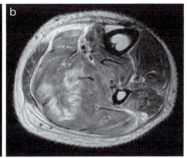

図4 下腿部におけるT1強調像，T2強調像
a：T1強調像．ヒラメ筋を中心に高信号領域が存在し，血腫が考えられる．
b：T2強調像．同部位に著明な高信号領域が認められ，筋挫傷に伴う血腫が認められる．

MEMO

筆者らの経験では，運動負荷後の筋の高信号変化をT2強調像で視覚的にとらえることができる負荷量は，一般人にとっては容易な運動量ではないと考える．さらに，運動直後に短時間で撮像する必要があるため，撮像条件にも工夫が必要である．

Point

T2強調像は，骨軟部領域では組織の浮腫性変化や病変部の浸出液などを高信号にとらえることが可能であり，脂肪抑制を併用することでさらに病変部の観察が容易になることが多い．脂肪抑制法には，後述するshort tau inversion recovery (STIR) 法や脂肪の共鳴周波数を選択的に照射する方法などがある．

(2) T2マッピング

前述したT2強調像は，組織間のT2値の差，すなわち組織の水分含有量の差を反映した画像である．T2強調像で計測される信号強度は信号検出や信号増幅などの多くの因子のため，絶対値で測定することができない[7]．そのため，これらの画像では信号強度を絶対値として用いることができず，組織間の信号強度比などを用いて相対的に評価する必要がある．一方，生体内の組織は，さまざまな因子により水分含有量が変化する．その変化をT2値の分布として表現した画像がT2マッピングである[7,8]（図5）．

MEMO

現在，MRIで用いられているマッピング技術は，T2のほかにT1，T1 rho，後述するADC，FAなど他にも多くの方法がある．

(3) 拡散強調像 (diffusion weighted imaging：DWI)

拡散強調像の臨床応用は，急性期脳梗塞における細胞浮腫の検出から始まった[9]．拡散強調像も

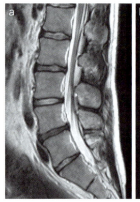
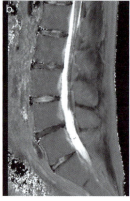

図5 T2強調像とT2マップ

T2強調像（a）に関心領域を設定した場合の計測値は，相対値である信号強度である．一方，T2マップ（b）では，T2値の分布を画素に割り当てているため，計測値は絶対値であるT2値となり，水分含有量が多いとT2値は大きくなる．

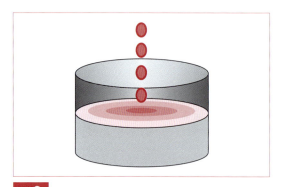

図6 拡散現象

インクが水面を拡大していくように，エネルギーや物質が濃度の高い部分から低い部分へと流れ，均一な定常状態に向かう現象．

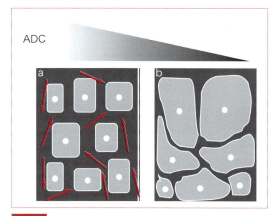

図7 細胞間隙の水分子拡散とADCの関係

正常細胞（a）と比較し，急性期脳梗塞や悪性腫瘍（b）では，細胞浮腫により間隙が狭小化し，水分子運動が低下するため，拡散強調像では高信号，ADCは低下すると考えられている．

機能的撮像法の一つであり，物理学的現象である生体内の水分子のBrown運動による拡散現象（図6）を測定することが可能である．これを用いることにより，これまで画像化することが困難であった生体の微細構造を反映した画像を得ることが可能となった．

水分子の動きを拡散係数として数値化したものがみかけの拡散係数（apparent diffusion coefficient：ADC）である．ADCは水分子の動きが大きいほど高く，急性期脳梗塞や悪性腫瘍では，細胞間隙の水分子の動きが制限されるため，ADCが低下するといわれている[10]（図7, 8）．通常のMRIで計測される拡散は，毛細血管の血流に代表される灌流などさまざまな要素が含まれている．そのため，同程度の水分子の動き（移動）をまとめて拡散として扱っていることから"みかけの"拡散係数と呼ばれている．

さらに，拡散強調像の応用として，拡散テンソルイメージング（diffusion tensor imaging：DTI）がある[11, 12]．生体内では，細胞膜や線維によって水の自由な拡散が妨げられ，拡散しやすい方向と拡散しにくい方向（拡散の異方性）があり，これらを総合的に評価する手法として用いられる．異方性を数値化したものをfractional anisotropy（FA）といい，0から1の間で表され，異方性が高いほど1に近づく（図9）．

FAの連続性を追跡し，それを可視化したものを拡散テンソルトラクトグラフィ（diffusion tensor tractgraphy：DTT）という．骨格筋へ応用した報告は少ないものの，脊髄神経根や末梢神経に応用した報告が散見され[13, 14]，今後の発展が期待される．

体内の水分子の動きは，肉眼で観察可能な血流でみられる一定方向の動きと，肉眼では観察が困難な毛細血管や細胞内あるいは細胞外液でみられるランダムな動きに分けられる．後者の毛細血管内の動き（灌流）と細胞内および細胞外液での微視的な動き（拡散）の両者を含めた動きはintra-voxel incoherent motion（IVIM）と総称される[15]．従来のDWIやDTIでは純粋な拡散現象をとらえるための撮像条件を設定することで灌流情報を可

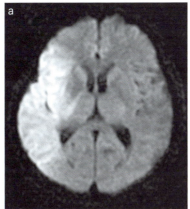
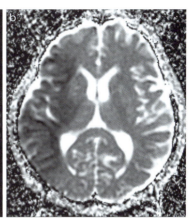

図8 急性期脳梗塞における拡散強調像とADCマップ

a：拡散強調像．右の中大脳動脈領域に高信号領域を認める．
b：ADCマップ．拡散強調像の高信号領域がADCマップでは低信号を示しており，急性期脳梗塞の細胞毒性浮腫により水分子の動きが停滞していると考えられる．

能な限り排除しようとしていた．IVIMでは，組織局所の灌流と拡散を同時に観察することが可能となるため，骨格筋領域でも新たな知見が得られる可能性がある．

MEMO

拡散強調像から派生した撮像技術はここで取り上げているもの以外にも拡散尖度画像（diffusion kurtosis imaging：DKI）やq space imaging（QSI）などがある．まだ骨軟部領域での報告は少ないが，今後の動向に注目したい．

（4）MRスペクトロスコピー（MR spectroscopy：MRS）

MRSは標的とする原子の化学シフトを利用した分析手法である．骨格筋領域では^{1}H（プロトン）と^{31}P（リン），^{13}C（グルコース）があるが，国内で最も多く施行できるプロトンMRSについて記述する．

プロトンMRSは水素原子を標的とするため，骨格筋では，水と脂肪のスペクトルが大きく検出される．これらのピークから脂肪量を概算することが可能であり，解析ソフトウェアも開発されている．さらに，水抑制を用いることにより，脂肪を筋細胞内脂肪（intramyocellular lipids：IMCL）と筋細胞外脂肪（extramyocellular lipids：EMCL）に分離可能である（図10）．

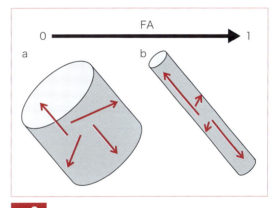

図9 拡散異方性とFA

拡散の方向に制限がない，すなわち異方性が小さい場合には，FAはゼロに近づく（a）．一方，拡散の方向に制限があり，異方性が大きい場合にはFAは1に近づく（b）．

MEMO

化学シフトとは，原子核周囲の電子の状態や原子間の結合状態の違いにより共鳴周波数がわずかに変化することである．詳細については，核磁気共鳴に関する教書を参照していただきたい．

読影の留意点

前述した機能的評価法は，まだ研究の段階であるものが多く，臨床に応用している施設は少ない．

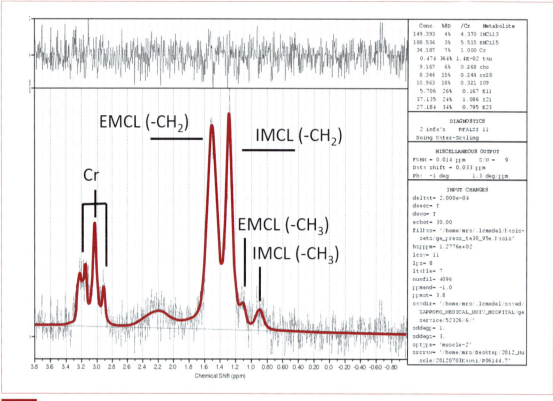

図10 前脛骨筋の¹H MR スペクトロスコピー
EMCL，IMCL を検出可能である．

そのため，一般的に臨床に用いられる画像で理学療法と関連があるものについて紹介する．

1 short tau inversion recovery（STIR）法，脂肪抑制T2強調像

これらの撮像法は，スポーツ障害の領域では特に有用であり，主に病変の検出に使用される．一般的に高信号となる脂肪信号を抑制することで，肉離れや筋挫傷の把握や腰椎分離症の早期発見に用いられる．病変部位の浮腫や出血などを鋭敏にとらえることができる一方，腰椎分離症の治癒過程で重要な骨癒合評価には不向きである．

2 T1強調像

主に解剖学的構造の把握や出血の確認に用いられる（図11）．

MEMO

一般的に用いられている上記の撮像法を用いても未だに競技などへの復帰時期を明確に示す画像所見については明らかにされていない．前述した機能的解析手法がその一助になることを期待する．

3 理学療法プログラム立案への活用

1 T2マッピングによる筋活動の評価

ヒト正常骨格筋のT2値は，安静時で約25〜40msの範囲である[16]．筋のT2値は運動負荷によって一時的に上昇することが知られている．運

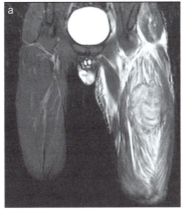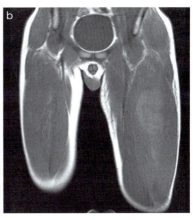

図11　大腿四頭筋挫傷
a：STIR像．b：T1強調像
大腿四頭筋部に腫脹および浮腫が認められ，T1強調像で高信号となる血腫が存在することから筋挫傷が考えられる．

動によって筋血流量の増加が起き，毛細血管壁に対する静水圧が上昇する．さらに，血管外浸透圧の上昇に伴う乳酸などの代謝産物の増加により，血漿の血管外への移動を引き起こし，代謝が亢進する．これらの変化は運動誘発性浮腫と呼ばれ，一時的な筋内水分量の増加を引き起こし，T2値が上昇することになる．それゆえ，この生理的現象は，特定運動における筋活動の評価に使用されてきた．運動誘発性の筋のT2値の上昇には，筋細胞内のプロトン濃度との関連[17]や，糖原分解による乳酸などの代謝産物の存在が重要な役割を果たすことが報告されており[18]，運動直後にみられるT2値の上昇には解糖系が大きく関与している可能性がある．

以上より，運動前後でT2値を計測することにより動員された筋の同定や負荷の程度を定量的に評価することが可能となり，理学療法プログラムの一助になると考えられる．

2　拡散強調像による筋線維の評価

筋細胞の内部構造は，ミオシンフィラメントとアクチンフィラメントが互いに対向して存在することで筋トルクが生じる．このとき間隙を満たす水分子は，フィラメントに動かされる形で移動する．拡散強調像では，筋収縮に伴う水分子の動きを検出することが可能である．

筋原線維で拡散の異方性が起こる原因としては，筋原線維中に規則的に配列したフィラメントと筋原線維を取り巻く網目状の筋小胞体が部分的に水を透過させながら拡散を制限していることが原因と考えられている[19,20]．

肉離れなどの筋損傷により，異方性の低下など何らかの拡散の変化が起こると考えられる．肉離れ後の競技復帰時期については明確な指標は示されていないが，筋原線維の拡散の異方性などの研究がその指標の一つになることが期待される．

3　MRSによる筋脂肪変性の定量化

筋の脂肪量については，さまざまな領域で検討されており，Dixon法による脂肪含有率測定やプロトンMRSを用いた方法が報告されている[21,22]．

棘上筋では，脂肪変性の程度が腱板修復術術後の再断裂と関連していることが報告されており[23]，術後の予後予測因子として重要な役割を果たしている．

遅筋線維の多いヒラメ筋で，速筋線維の多い腓腹筋よりもIMCL含有量が多いことなどから，有酸素代謝能がIMCLの蓄積と関連があることが報告されている[24]．実際，持久的運動を行った際に，EMCLは変化せず，IMCLだけが減少したことが確認された[25]．この結果，EMCLは代謝不活性の脂質で，IMCLが運動時にエネルギーとして使われる可能性が示唆され，被検者の運動能力の評価にも使用できる可能性がある．

さらに，最近では傍脊柱筋脂肪量と腰痛の関連

についての報告[26, 27]が散見され，プロトンMRSによる詳細な研究がなされ，非特異的腰痛などの病態解明や運動療法の介入による治療効果判定に使用できる可能性がある．

MEMO

Dixon法は組織抑制法の一つであり，化学シフトにより生じる水と脂肪の位相差を利用した方法である．水画像，脂肪画像が作成され，それらから脂肪含有率（fat fraction）を求めることが可能であり，肝臓や骨格筋で多く用いられている．

文献

1) Klucznik RP, et al：Placement of a ferromagnetic intracerebral aneurysm clip in a magnetic field with a fatal outcome. Radiology 187：855-856, 1993
2) Lieber RL, et al：Functional and clinical significance of skeletal muscle architecture. Muscle Nerve 23：1647-1666, 2000
3) Frontera WR, et al：Skeletal muscle：a brief review of structure and function. Calcif Tissue Int 96：183-195, 2015
4) Lucas-Osma AM, et al：Compartmentalization in the triceps brachii motoneuron nucleus and its relation to muscle architecture. J Comp Neurol 516：226-239, 2009
5) Williams GN, et al：Quadriceps femoris muscle morphology and function after ACL injury：a differential response in copers versus non-copers. J Biomech 38：685-693, 2005
6) Sigmund EE, et al：Stimulated echo diffusion tensor imaging and SPAIR T2-weighted imaging in chronic exertional compartment syndrome of the lower leg muscles. J Magn Reson Imaging 38：1073-1082, 2013
7) Takashima H, et al：Correlation between T2 relaxation time and intervertebral disk degeneration. Skeletal Radiol 41：163-167, 2012
8) Takebayashi T, et al：Analysis of degenerative discs in lumbar spondylolisthesis using MRI T2 mapping. Open J Radiol 2：77-80, 2012
9) Moseley ME, et al：Early detection of ischemic injury：comparison of spectroscopy, diffusion-, T2-, and magnetic susceptibility-weighted MRI in cats. Acta Neurochir Suppl (Wien) 51：207-209, 1990
10) Ueno M, et al：Axonal damage in acute cerebral infarction showing ADC reduction. J Neurol 257：1559-1561, 2010
11) Menezes CM, et al：Diffusion-weighted magnetic resonance (DW-MR) neurography of the lumbar plexus in the preoperative planning of lateral access lumbar surgery. Eur Spine J 24：817-826, 2015
12) Salma A：DTI in brain tumor surgery. J Neurosurg 122：474, 2015
13) Eguchi Y, et al：Clinical applications of diffusion magnetic resonance imaging of the lumbar foraminal nerve root entrapment. Eur Spine J 19：1874-1882, 2010
14) Takashima H, et al：Efficacy of diffusion-weighted magnetic resonance imaging in diagnosing spinal root disorders in lumbar disc herniation. Spine (Phila Pa 1976) 38：E998-E1002, 2013
15) Le Bihan D, et al：Separation of diffusion and perfusion in intravoxel incoherent motion MR imaging. Radiology 168：497-505, 1988
16) Kim HK, et al：Quantitative skeletal muscle MRI：Part 2, MR spectroscopy and T2 relaxation time mapping-comparison between boys with Duchenne muscular dystrophy and healthy boys. AJR Am J Roentgenol 205：W216-223, 2015
17) Cheng HA, et al：Changes in muscle proton transverse relaxation times and acidosis during exercise and recovery. J Appl Physiol (1985) 79：1370-1378, 1995
18) Boudou P, et al：Absence of exercise-induced variations in adiponectin levels despite decreased abdominal adiposity and improved insulin sensitivity in type 2 diabetic men. Eur J Endocrinol 149：421-424, 2003
19) Aliev MK, et al：Random walk analysis of restricted metabolite diffusion in skeletal myofibril systems. Mol Cell Biochem 256-257 (1-2)：257-266, 2004
20) Shorten PR, et al：A mathematical analysis of obstructed diffusion within skeletal muscle. Biophys J 96：4764-4778, 2009
21) Mengiardi B, et al：Fat content of lumbar paraspinal muscles in patients with chronic low back pain and in asymptomatic volunteers：quantification with MR spectroscopy. Radiology 240：786-792, 2006
22) Nozaki T, et al：Quantification of fatty degeneration within the supraspinatus muscle by using a 2-point Dixon method on 3-T MRI. AJR Am J Roentgenol 205：116-122, 2015
23) Goutallier D, et al：Fatty muscle degeneration in cuff ruptures. Pre-and postoperative evaluation by CT scan. Clin Orthop Relat Res 304：78-83, 1994
24) Krssak M, et al：Intramuscular glycogen and intramyocellular lipid utilization during prolonged exercise and recovery in man：a 13C and 1H nuclear magnetic resonance spectroscopy study. J Clin Endocrinol Metab 85：748-754, 2000
25) White LJ, et al：Intramyocellular lipid changes in men and women during aerobic exercise：a (1) H-magnetic resonance spectroscopy study. J Clin Endocrinol Metab 88：5638-5643, 2003
26) Fischer MA, et al：Quantification of muscle fat in patients with low back pain：comparison of multi-echo MR imaging with single-voxel MR spectroscopy. Radiology 266：555-563, 2013
27) Tabaraee E, et al：Quantification of multifidus atrophy and fatty infiltration following a minimally invasive microdiscectomy. Int J Spine Surg 9：25, 2015

III 検査評価総論

2 医用画像
―理学療法プログラム立案への活用―

4）エコー

林 典雄

Essence

- 近年の超音波画像診断装置は，卓越した空間分解能（画像の鮮明さ）と時間的分解能（動画観察）を有し，スポーツ理学療法領域において欠かすことができない検査ツールである．
- 読影には運動器に関する解剖学的知識と，各組織をより分ける触診技術の研鑽が不可欠である．
- 超音波画像を中心に患者を見るのではなく，あくまで臨床所見と超音波画像との対比が臨床において最も大切である．
- スポーツ理学療法の実施においては，日々変化する臨床症状に同期した画像情報が得られる点で必要不可欠なツールである．

1 理学療法評価に活用するための基本的なポイント

1 スポーツ理学療法に超音波検査が必要な理由

スポーツ障害をリハビリテーションの立場で治療する立場にある理学療法士にとっては，疼痛の要因，組織の修復状態，圧痛所見の推移ならびに各種テストの結果が，実際の損傷組織の画像変化とリンクしているのか否かは重要な問題である．スポーツ障害に威力を発揮するMRIは，きわめて重要な画像所見であることは間違いないものの，頻回の検査は困難であり，また，施設によっては同日の撮影ができない場合が多く，現時点で選手が訴えている症状とMRI画像とが時間的に乖離した状況となることも少なくない．超音波検査は，臨床所見の変化に対応した画像抽出が可能であり，時間的にも空間的にも制約がない点が大きなアドバンテージである．

一方で，常に指摘されるところではあるが，超音波検査の問題は「再現性のある画像」を常に構築できるかに集約される．この問題に関しては，超音波を持つ人に対する体系的な教育と本人自身の鍛錬により，ラーニングカーブを上げる以外に方法はなく，運動器診療にかかわる整形外科医のリーダーシップのもとに，将来に向けての体制づくりが必須である．

近年の超音波画像診断装置の飛躍的な進歩は，運動器を構成する組織のほとんどをリアルタイムに観察することを可能とした．抜群の空間的解像度（画質の鮮明さ）と時間的解像度（動画観察）とにより，理学療法士が必要とする運動器構成体（筋，靱帯，腱，関節包，神経，軟骨など）の情報は，「ほぼ観ることができる」と言っても過言ではない[1,2]（図1）．

理学療法士が常に直面する拘縮において，組織が「伸びないのか？」「滑らないのか？」を評価するには，動画観察はきわめて重要な情報を提供してくれる．また，疼痛に関しても，関節内水腫や半月の位置異常，膝蓋跳動検査では捉えられない

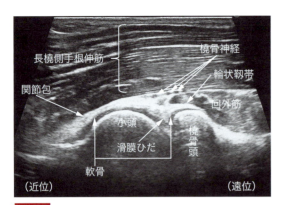

図1 運動器構成体の超音波画像（腕橈関節の長軸画像を例として）

腕橈関節の長軸像で観察できる運動器構成体を示す．小頭の上方に位置する低エコー域が軟骨，その上方に広がる高エコー域が関節包である．小頭と橈骨頭との間には関節の隙間を埋めるように滑膜ひだが観察できる．橈骨頭の上方にある高エコー域は橈骨輪状靱帯で，ここには回外筋が停止する様子が見える．回外筋の上方にある小さな黒点が橈骨神経の浅枝と深枝である．これらの組織を一面覆うように長橈側手根伸筋が位置している．このように運動器構成体はほぼ観察することが可能である．

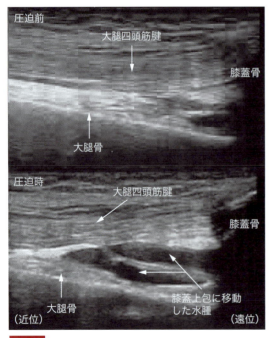

図2 膝蓋跳動では把握しにくい膝関節水腫を超音波で観る（大腿四頭筋腱の長軸画像）

膝蓋跳動を確認しても明らかな水腫の存在は感じられなかった変形性膝関節症のケースである．膝関節周辺を膝蓋上包へ向かって圧迫すると関節水腫が移動し，膝蓋上包に貯留する様子が観察できる．

関節水腫（図2），組織損傷に伴うfibrillar patternの乱れ，肥厚，滑液包の腫脹，局所血流の増勢など，もう一つ踏み込んだ病態の観察が可能となってきている．これらの情報は，運動療法プログラムを変更する際の情報として，またアスリートが復帰するタイミングの評価として重要であり，今後ますます臨床現場から生きた研究報告が行われることが期待される．もちろん筋力トレーニングの効果判定としては，筋厚の定期的な計測[3]や筋肥大に伴う筋線維角（pennate angle）の変化，また筋自体の輝度変化[4]など，その基礎研究としての可能性もすでに取り組まれているところである．

> **Point**
> **超音波画像描出のコツ**
> 超音波画像を描出する際に大切なことは，対象の組織に直角に超音波を当てることである．組織を描出したところでプローブの傾きを微調整して，観察したい組織が「キリッ！」と締まる感じを出すように反復して練習するとよい．

2 読影の基本

超音波画像は，プローブ（探触子）から生体内に超音波を送信し，各組織で反射し戻ってくるエコー信号を受信して表示するものである．組織によって超音波の透過性が異なるため，その透過性の違いが輝度の違い，すなわち画像上の濃淡として表現される．得られた画像の輝度の違いにより，低エコー域，高エコー域，無エコー域に分類される（図3）．超音波が比較的透過しやすい組織は，反射するエコー信号が少ないため，画像上は黒く描出され，これを低エコー域という．血管，軟骨，筋線維などは低エコーに描出される．一方，超音波が透過しない組織ではエコー信号が強く反射するため，画像上は白く描出され，これを高エコー域という．骨，関節包，半月板などは高エコーに描出される．また，超音波が骨によりすべて反射され，骨の下層へ伝播されない場合には，骨の深

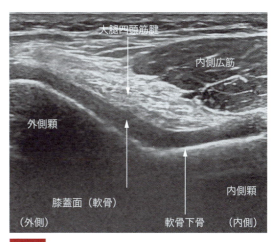

図4 骨・軟骨の超音波画像（大腿骨顆部膝蓋面の短軸画像）

骨は超音波を強く反射するため，線状の高エコー像を呈する．軟骨は均一な組織媒体であるため，帯状の低エコー像を呈する．

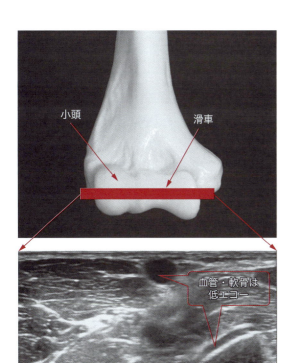

図3 エコー画像の読影の基本

組織によって超音波の透過性が異なるため，その透過性の違いが画像上の濃淡として表現される．得られた画像の輝度の違いにより，透過性が高いと低エコー域，逆に低いと高エコー域となる．骨の深部は超音波が透過しないため無エコー域となる．

2 読影の留意点…正常な運動器構成体はどう見える？

骨・軟骨（図4）

骨は，超音波をほとんど反射させるため，連続した線状の高エコー像を呈する．一方軟骨は，均一な組織媒体であり，超音波はほとんど反射しない．そのため，一定の幅を持った帯状の低エコー像を呈する．超音波を骨に垂直に当てることで骨縁と軟骨との境界がクリアとなり，その厚さ計測も可能である．

靱帯（図5）

靱帯は，膠原線維の集合体であり，長軸画像においてはこれら線維が規則正しく配列する fibrillar pattern が観察される．超音波画像上は比較的高エコーに描出されるが，損傷があると fibrillar pattern の乱れとともに靱帯幅自体が拡大する腫脹が観察できる．

部領域が黒く描出され，これを無エコー域という．つまり，超音波エコー画像は，皮膚から骨までの間にある組織を観察する装置であることを理解しておきたい．

超音波画像は，プローブを当てた一断面を見ているに過ぎず，組織を立体的に把握するには，対象となる組織を少なくとも2方向で観察することが必要である．例えば筋肉の場合，筋線維の走行に対し直角に観察する方法を短軸走査と呼び，その画像を短軸画像という．また，筋線維の走行に一致して観察する方法を長軸走査と呼び，その画像を長軸画像という．

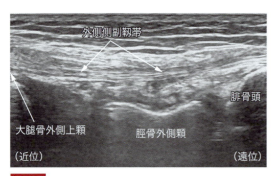

図5 靱帯の超音波画像（膝関節外側側副靱帯の長軸画像）

靱帯は比較的高エコーに描出され，その長軸画像では，膠原線維が規則正しく配列する fibrillar pattern が観察できる．靱帯を観察する際には，この fibrillar pattern をきっちりと描出することが大切で，この乱れは靱帯損傷を示唆する．

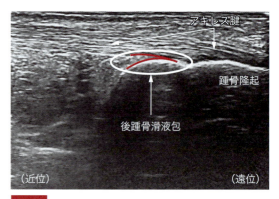

図6 腱の超音波画像（アキレス腱の長軸画像）

腱は比較的高エコーに描出され，その長軸画像では，膠原線維が規則正しく配列する fibrillar pattern が観察できる．特にアキレス腱では，腱が付着するすぐ近位に後踵骨滑液包（図中赤線）があり，腱と骨との摩擦や圧縮などの機械的ストレスを緩和している．

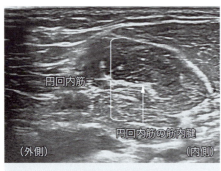
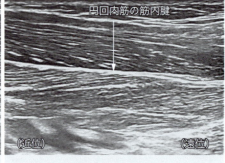

図7 円回内筋の超音波画像

円回内筋の短軸画像では，円形をした筋の断面とともに筋内腱が観察できる（図中矢印）．この筋内腱を中心に長軸画像を描出すると，円回内筋は羽状筋構造を呈していることがわかる．

3 腱（図6）

腱も靱帯と同様に，膠原線維が規則正しく配列している組織であるため，fibrillar pattern が観察される．アキレス腱の場合には，踵骨に付着する手前には後踵骨滑液包があり，同部の摩擦や圧縮を軽減している．

MEMO fibrillar pattern

運動器超音波でよく出てくる用語として，「fibrillar pattern」がある．これは，靱帯，腱，筋肉などを超音波で観察したとき，各線維が規則正しく配列している様子を表す用語である．臨床的に，靱帯断裂，腱炎，肉離れなどでは，fibrillar pattern が乱れる所見が得られる．また，修復状態の把握には，この fibrillar pattern がどのように回復してくるかも重要な情報となる．

4 筋肉（図7）

筋肉は比較的低エコーで描出される．筋束を取り囲む筋周膜は高エコーで描出されるため，筋線維配列を明瞭に観察することができる．また，筋肉の表面からはわからない筋内腱の存在も一目瞭然である．多くの場合で，筋内腱を中心とした羽状筋構造を観察することができる．

5 半月板(図8)

　半月板は大腿骨顆部と脛骨顆部との適合性を高める線維軟骨であり，高エコーで描出される．内側半月板は中節部で内側側副靱帯の深部線維と密に結合している．半月板と骨とが対面する部分は軟骨が介在するため，均一な低エコー域が観察できる．

6 末梢神経(図9)

　末梢神経は，神経線維束は低エコーに，神経周膜は高エコーに描出される．短軸画像では，神経線維の丸い断面の周りを周膜が取り巻くため，ぶどうの房のような画像が観察できる．長軸画像ではそれぞれの神経線維が規則正しく配列する様子が観察される．

3 理学療法プログラム立案への活用（足底部痛の超音波評価）

1 症例紹介ならびに各種所見

(1) 症例
　21歳の男性，大学バスケットボール選手．
　現病歴：1ヵ月前より足底部痛を自覚した．徐々に疼痛が増強し，ジョギング程度の負荷でも足底部痛を認めた．テーピングを用いた足部アーチ保持により，若干疼痛は軽減するが，ダッシュ動作などで前足部から足部内側に体重がかかると強い疼痛が出現した．また，患肢を踏み込み，足部横アーチをつぶす要領で母趾列に体重を加えると強い疼痛が誘発された．

(2) 身体所見
　踵部脂肪体の圧痛，足底腱膜付着部の圧痛はなく，母趾の過伸展に伴う疼痛もなかった．母趾外転筋を含めた足部内在筋にも圧痛はなかった．足底を通過するPL腱に沿って著明な圧痛が認めら

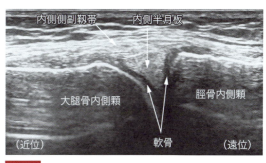

図8　内側半月板の超音波画像
内側半月板の超音波画像では，特徴的な楔状の形態のほかに，内側側副靱帯深層線維と連結している様子が明瞭に観察することができる．半月と骨とが対面する部分には軟骨も観察できる．

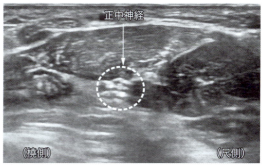

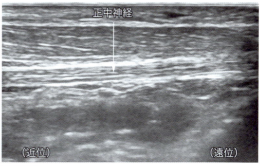

図9　正中神経の超音波画像
前腕中央辺りで観察した正中神経の超音波画像である．短軸画像では神経線維束の断面が低エコー，神経周膜は高エコーに描出されるため，その形態はあたかもぶどうの房のようである．長軸画像では，神経線維束が整然と配列している様子が明瞭に観察できる．

れ，特に立方骨部付近の圧痛が著明であった．踵骨外側の腓骨筋腱鞘に若干腫脹を認めたものの，圧痛を含め疼痛の訴えはなかった．関節可動域は左右差を認めず，特異的な筋力低下もなかった．フットプリント上，凹足ならびに前足部の開張を認め，ステップ動作時のダイナミックアライメン

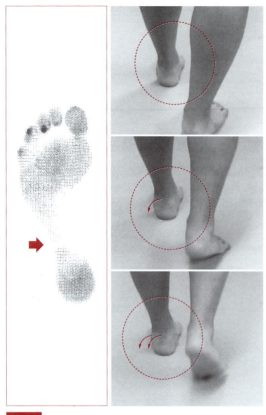

図10 本症例のフットプリントとステップ時の後足部回外不安定性

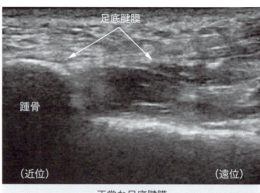

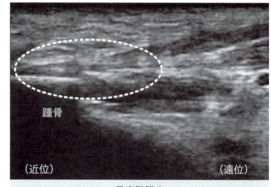

図11 足底腱膜炎の超音波画像

正常な足底腱膜は，踵骨に付着する線維が高エコーで描出されるとともに，その fibrillar pattern も明瞭に観察できる．足底腱膜炎では，踵骨付着部の低エコーならびに fibrillar pattern の乱れ，腱膜自体の腫脹が観察できる（図点線内）．

ト観察では，荷重とともに後足部の回外不安定性を認めた（図10）．

足底部痛を見るうえで念頭におくべき疾患

（1）足底腱膜炎

足底腱膜は足底の前後方向に張る腱膜であり，足部のアーチ保持の重要な静的支持機構である．母趾の MTP 関節を過伸展すると足底腱膜は巻き取られ緊張が高まり，その結果，足部アーチは挙上する（windlass mechanism）．荷重に伴う足部アーチの低下，ランニングやジャンプなどでの蹴り出し動作反復は，足底腱膜の緊張を高め，付着である踵骨での疼痛を引き起こす．超音波画像では踵骨付着部の低エコー（図11）ならびに同部への probe compression test に伴う疼痛，母趾過伸展強制時の疼痛，踏み返し時の疼痛が特徴的である．本症例では，母趾過伸展に伴う疼痛はなく，足底腱膜付着部の圧痛もないことから，足底腱膜炎による疼痛とは考えにくい．

（2）踵脂肪褥炎

踵脂肪褥炎は有痛性踵パッドとも呼ばれる疾患である．踵パッドは蜂の巣のような繊維区画内に脂肪が充填された構造を持ち，その作用は，踵骨に作用する圧迫の緩衝作用ならびに荷重とともに踵部の接触面が広がることで後足部の側方安定性を高める作用が指摘されている．踵脂肪褥炎とはこの脂肪区画の損傷であり，超音波画像では踵

2．医用画像—理学療法プログラム立案への活用— ● 119

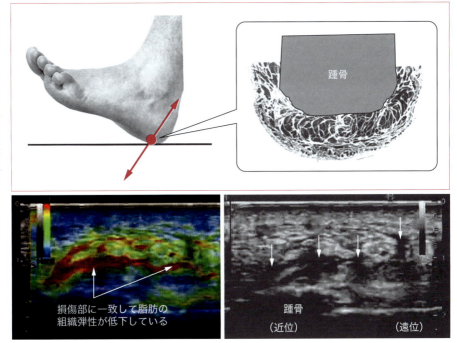

図12 踵パッドの役割と踵脂肪褥炎の超音波画像

正常な踵パッドは踵骨を包み込むクッションとして作用している．踵脂肪褥炎とは脂肪を入れる隔壁の損傷であり，クッション性の低下とともに脂肪組織の不安定性が疼痛の原因となる．超音波画像では脂肪の中央辺りに損傷に伴う低エコーとともに，エラストグラフィでは損傷部に一致して組織の軟化が確認できる．

パッドに対する圧迫動態の観察が有用である．圧迫とともに損傷した脂肪組織間で剪断する動きや，損傷部に一致して低エコー域の変化が観察できる．ここにエラストグラフィによる組織弾性評価を追加すると，損傷部に一致して脂肪組織の弾性低下（軟化）が確認できる（図12）．本症例の踵パッドには圧痛はなく，超音波画像上も脂肪組織の不安定性も認めないことから，踵脂肪褥炎による疼痛は否定的であった．

3　本症例の超音波画像所見

足底中央やや後方の長腓骨筋腱の短軸画像において，腱鞘自体の腫脹とともに腱の周囲に水腫を認めた（図13a）．長腓骨筋腱長軸画像では，立方骨下を通過する部位に一致して，長腓骨筋腱のfibrillar patternの乱れ，腫脹像が確認できた（図13b）．同部をエコー画像で確認しながらprobe compression testを行うと，明確な疼痛を認めた．また，踵骨外側の腓骨筋腱鞘の短軸観察において，腱の周囲に水腫を認めた（図13c）．

MEMO　probe compression test

probe compression testとは，超音波画像を見ながら，関心領域をプローブの角で圧迫し，疼痛の有無を確認するテストである．いわゆる画像上「気になる場所」が，疼痛と関連するのか否かを見るのに役立つ技術である．

4　本症例の疼痛解釈

今回提示した長腓骨筋腱が原因となる足底部痛は，足底腱膜炎，有痛性踵パッドとの鑑別を十分に行ったうえで治療を展開する必要がある．その一方で，長腓骨筋腱が原因となった足底部痛の報告は，我々が渉猟し得た限り見当たらずきわめてまれな障害と考えられるが，臨床上念頭において対応したい障害の一つである．

Brandesらによる長腓骨筋腱炎を検討した報告[5]では，22例中17例がcuboid notchでの損傷であること，長腓骨筋腱の損傷を認めた9例中8例は，腓骨筋腱滑車部での損傷であったことを報告している．つまり，長腓骨筋腱の障害は，一般に後足部外側における疼痛と認識されている．

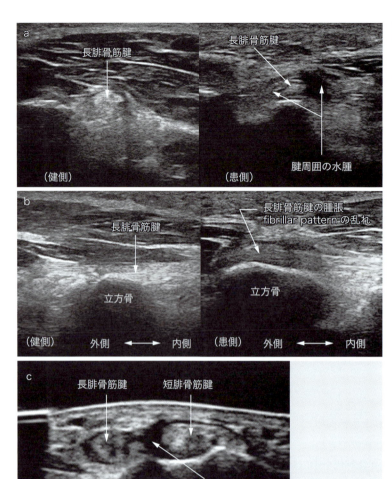

図13 本症例の超音波画像所見
a：長腓骨筋腱の短軸画像，b：長腓骨筋腱の長軸画像，c：踵骨外側での長腓骨筋腱短軸画像

　本症例は凹足ならびに後足部は回外不安定性を有しており（図10），これを制動するために腓骨筋群は過度な遠心性収縮が強要される．加えてフットプリントからは，後足部に対し前足部は開張（横アーチ低下）している．つまり，母趾列の内方不安定性に対しても長腓骨筋腱は拮抗する必要があり，これらが相まって足底部での腱障害に至ったと考えられる．超音波長軸画像からは，立方骨の直下の長腓骨筋腱が損傷していたことより，骨と腱との摩擦障害も要因の一つとして考えられる[6]．海外も含めて，長腓骨筋腱が原因となる足底部痛の報告がほとんどない事実は，長腓骨筋腱が原因で生じる足底部痛例の根底には，質・量とともに強い負荷が長期にわたり反復されるハイレベル選手特有の障害と考えられ，長腓骨筋腱に起因する病態の亜型として，認識しておく必要があると思われた．一方で，その病態把握には超音波画像が有用であり，機能解剖学的解釈，身体所見とを総合して判断することがきわめて大切である．

　治療は，足底腱膜ならびに長腓骨筋の柔軟性改善は当然であるが，後足部回外，前足部開張のアーチトラブルに起因する障害であるため，テーピングによる足部安定化も一つの適応である．しかしながら，緩みの問題，反復貼付に伴う皮膚障害を考えれば，足底挿板療法が第一選択である．本症例に対しても長腓骨筋の過活動を抑制するた

めに,後足部ならびに立方骨の回外不安定性の補正と横アーチの保持とを目的に足底挿板を作成し順調に改善した(図14).

おわりに

スポーツ障害に対する理学療法に限ったことではないが,理学療法士として行う評価は一直線に治療へとつながるものであることが重要である.そのためには,圧痛をはじめとした身体所見,機能解剖学的解釈に加えて,「何が痛い?」に対する答えが必要である.スポーツ障害のほとんどは,軟部組織由来である.その画像化が可能で,リアルタイムにしかも理学療法士として動態観察が可能な超音波検査は,これからのスポーツリハビリテーションのscienceとskillとを結びつける中心となるツールになることは間違いないであろう.運動器に関する解剖学,加えて触診技術をさらに研鑽しながら,超音波画像を駆使する理学療法士が増えることを願ってやまない.

文献

1) 皆川洋至:超音波でわかる運動器疾患 診断のテクニック,メジカルビュー社,東京,12-20, 2010

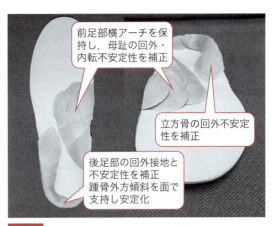

図14 本症例に作成した足底挿板

2) 林 典雄:運動療法のための運動器超音波機能解剖 拘縮治療との接点,文光堂,東京,2-11, 2015
3) 福元喜啓ほか:超音波画像診断装置を用いた骨格筋の量的・質的評価.理学療法学 42:65-71, 2015
4) 福元喜啓ほか:超音波エコー輝度を用いた骨格筋内脂肪の評価.理学療法学 41:559-561, 2014
5) Brandes CB, et al:Characterization of patients with primary peroneus longus tendinopaty:a review of twenty-two cases. Foot Ankle Int 21:462-468, 2000
6) 林 典雄:長腓骨筋腱が原因となった足底部痛の2例.整外リハ会誌 15:110-112, 2012

Ⅲ 検査評価総論

2 医用画像
―理学療法プログラム立案への活用―

5）エラストグラフィ

谷口圭吾・加藤拓也

Essence

- 超音波エラストグラフィはBモード法やドプラ法と異なり，これまで捉えられなかった組織性状に関する評価診断情報の取得を可能にした画期的な新技術であり，理学療法評価への応用が期待されている．
- 組織内を伝播する横波から弾性計測を試みる剪断波エラストグラフィは，筋スティフネスの直接的な評価のみならず，骨格筋の活動特性，活動張力および受動張力の推定に活用できる可能性がある．
- 理学療法プログラム立案への活用に向けて，生体組織の非線形弾性や異方性，および反射・屈折の影響といったエラストグラフィ特有の留意事項を踏まえながら運動器評価を実施することが重要である．

1 理学療法評価に活用するための基本的なポイント

近年，誕生した超音波エラストグラフィは，従来からの断層像を描くBモード法や血流動態を表すドプラ法と異なり，これまで捉えられなかった組織性状に関する情報の取得を可能にした画期的な新技術である．また，エラストグラフィは非侵襲性，簡便性および実時間性といった超音波エコー法の特徴を備えることから理学療法評価への応用が期待されている．本稿ではエラストグラフィによる組織弾性計測の基本的な測定原理を概説し，運動器，特に骨格筋の弾性特性（機械的な特性）を評価する意義を述べる．

エラストグラフィとは

物性を示す定量的な指標として，弾性（elastic-

ity），平たく言えば「硬さ」がある．弾性計測は臨床的な価値が高いものの，これまでは主に触診によって硬さの程度を定性的に推定していた．近年，触診の限界を克服する画期的な画像診断技術が誕生し，その映像法は超音波エラストグラフィ（ultrasound elastography）と呼ばれる．エラストグラフィという用語は，組織の弾性分布を画像化・定量化する組織弾性映像法（tissue elasticity imaging）の略称であり，本邦でも一般的になりつつある．

> **MEMO** 弾性とは
>
> 一般に弾性が大きいといえば，伸縮性がよく簡単に元の形に戻ることを想像すると思うが，物理では，これが弾性コンプライアンスが大きいということを示し，硬度（弾性率）が小さいことを表現する．つまり，一般的に考えられている用語の意味と物理学（エラストグラフィ）で定義する弾性とでは意味が反対であることに注意しなければならない．

表1 エラストグラフィにおける技術分類

物理量 \ 励起法	A. 用手的加圧	B. 音響的加圧	C. 機械的加圧
①歪み strain imaging	static elastography ・real-time tissue elastography ・elastography ・eSie touch elasticity imaging	ARFI (acoustic radiation force impulse imaging) ・VTTI（virtual touch tissue imaging）	
②剪断波伝播速度 shear wave imaging		SWE (shear wave elastography) {・VTTQ (virtual touch tissue quantification)}	vibration elastography ・sonoelastography {・fibroscan}

{ }は画像化を行わない方法. （文献2より引用改変）

2 エラストグラフィの技術分類

1990年代の初め頃からエラストグラフィの研究が始められ[1]，現在では測定する物理量（歪み，剪断波伝播速度）と組織に力学的作用を与える励起法の違い（用手的加圧，音響的加圧，機械的加圧）によって**表1**のように分類されている．

(1) strain elastography

2大手法の一つである strain elastography（static elastography）は，体表への静的圧迫や心拍によって誘起された歪みの計測から弾性評価を試みるもので，Ophirらが開発を進め，本邦では椎名らが2004年に装置の実用化に成功している[1]．弾性が高い，すなわち硬い部分は歪み値が小さいため，歪みの定量は弾性を判断するうえでの相対的な指標となり，その有用性は種々の医学分野で高く評価されている．しかしながら，strain elastographyを用いた骨格筋の評価は国内外で検討されているものの[3]，国際的に広く認知されるには未だ至っていないと思われる．

(2) shear wave elastography

本稿で特に紹介する，もう一つの代表的な手法で dynamic elastography の範疇に入る shear wave elastography（剪断波エラストグラフィ）は，組織内を伝播する横波から弾性率を求めて絶対的な弾性評価を試みるものである．

本手法の測定原理を概説すると，強い超音波を集束させて圧力ビーム（音響放射圧 acoustic radiation force）を目的とする関心領域に与え，その結果として生じる微細な振動に伴う剪断波（shear wave）の伝播速度を捉えることで弾性率を得ている（**図1**）．水面に落ちる水滴で起こる波紋に例えた場合，水滴が超音波の力で，水滴が水面のある1点を押すことで側方に広がっていく横波が剪断波ということである．弾性係数（剪断弾性率 shear modulus, μ）は，剪断波の伝播速度の二乗に比例し下記の波動方程式に基づいて算出可能となる．

$$\mu = \rho c^2$$

c：剪断波伝播速度（m/s），ρ：組織密度（kg/m³）

生体軟部組織の密度は1,000 kg/m³で一定．μの単位はキロパスカル（kPa）表示．

この剪断波伝播速度（1〜10 m/s）を高速なフレームレートで捉える超音波スキャナーの開発は技術革新とされており，技術的な特徴から剪断波エラストグラフィは，超高速超音波イメージング（ultrafast ultrasound imaging）とも呼ばれている[1]．本邦には，剪断波エラストグラフィ技術の搭載された超音波装置が2010年に導入されている．

(3) 本計測法の利点

従来の弾性計測では，超音波画像で捉えた筋腱移行部の変位量や筋束長の伸長量などと受動的な関節トルクの関係から算出するため，対象者に力学的な負荷を課す必要があり，筋腱組織の損傷後にはリスク管理の観点から臨床現場での適用が難しい場合もある．しかし，本法は関節運動を介さず安静時においても弾性特性の情報を無侵襲に得

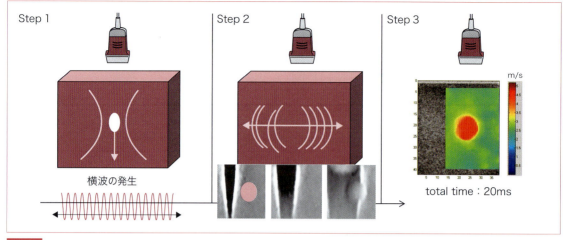

図1 剪断波エラストグラフィによる弾性係数の計測過程

Step 1：超音波ビームで音響放射力を与え発生した筋の内因性の微細振動により，剪断波（横波）を誘発
Step 2：剪断波（1～10m/s）を超高速なフレームレート（最大2万Hz）で取得（従来の超音波システム50～60Hz）
Step 3：剪断波の伝播速度に基づき，速度分布を定量的にカラーマップ画像化

られるメリットがある．これまで触診，硬度計および超音波Bモード法の活用によって筋スティフネスが推定されてきたものの，本法による組織弾性の定量がなされれば，従来の推定や定性的な評価を裏付ける客観的な根拠のみならず，筋弾性に対する種々の治療効果の判定を提供しうることが予想される．

 筋弾性評価がもたらす生理学的な意義とは

（1）弾性特性の評価

疾病や病態の診断評価には，組織の持つ形態，機能，性状の3要素が有用であることはよく知られている．性状は理解しにくい用語であるが，物体の形態や形状に対して物体の質を意味する．その代表的な指標の一つとして，変形のしにくさを示す弾性特性は，弾性係数の値により表記される．具体的には，弾性係数（elastic modulus, G）は単位面積当たりの外力である応力（stress, τ）と，そのストレスを加えた際に生じる変形率，歪み（strain, γ）との関係を表すHookeの法則（τ＝G・γ）から導かれる．数式の比例定数が弾性係数であることから，この係数が高いほど，ある一定の歪みを元に戻すために要する応力も大きくなる．したがって，弾性係数は運動器スポーツ理学療法学領域やスポーツ医科学分野でも重要とされるスティフネスを評価する有用な指標になりうる．

筋力や神経機能は30歳代までは維持され50歳代から加齢低下するのに対して，骨格筋の機械特性を規定する一因子である腱組織の歪みは30歳代で20歳代よりもすでに低い傾向にあり，そのことが中年男性にアキレス腱断裂の頻度が高い要因になっていることが示唆されている．このように機能変化の前に組織性状の変化は始まる可能性があり，弾性評価は運動器障害の予防や効率的な治療を実施するうえで重要と思われる．また，最近の研究によって受動的な関節スティフネスは筋実質の弾性率とは関与が小さいことも示されているため[4]，エラストグラフィは骨格筋の弾性特性を直接的に把握する重要な計測ツールになりうる．

（2）活動特性の評価

エラストグラフィは筋組織の機械特性そのものの評価のみならず，随意的な収縮時に筋組織の空間的な弾性分布を可視化することで筋活動動態の観察に活用できることが報告されている[5]．また，Nordezら[6]は本技術を用いた筋剪断弾性率の計測により筋活動レベルを高い精度で評価しうるこ

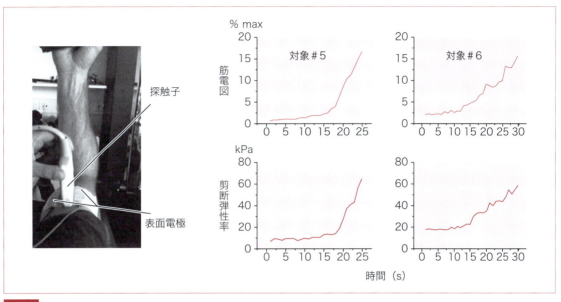

図2 代表的な2症例における力発揮の時間経過に伴う上腕二頭筋の筋電図（上図）と剪断弾性率（下図）の変化
（文献6より引用改変）

図3 小指外転筋と弾性画像（左図）における随意的な筋収縮時のトルク－剪断弾性率およびトルク－筋電図の関係性（右図）

（文献9より引用改変）

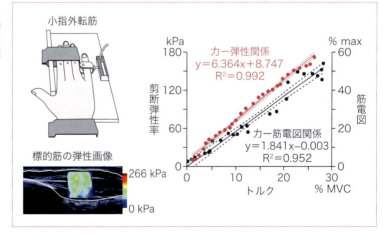

とを示しており（図2），生理学分野の国際誌でInnovative Methodologyとして紹介されている．エラストグラフィを応用することにより，表面筋電図法では測定の難しかった深部筋や小筋群の活動特性も捉えられる可能性があると思われる．

（3）活動張力の評価

近年，上腕二頭筋や前脛骨筋の収縮中に，剪断波エラストグラフィを用いて測定した剪断弾性率から発揮筋力の程度を推定できる可能性が示されている[7,8]．また，小指外転筋を対象にした検証では外転トルクと弾性変化に高い相関があることから（図3）[9]，この手法を利用することで，個々の筋における活動張力を推定できる可能性が期待されている．

（4）受動張力の評価

従来，ヒト生体を対象とした筋組織の受動張力を非侵襲的に評価することは方法論的な限界から困難であった．Maisettiら[10]は，剪断波エラストグラフィを応用して他動的な足関節背屈運動時のヒト腓腹筋筋腹の弾性変化を高い再現性で捉えら

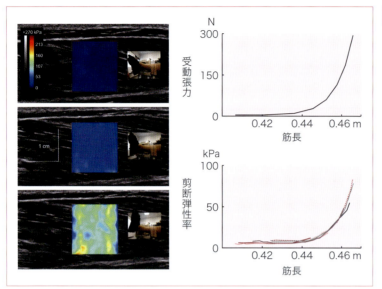

図4 腓腹筋内側頭（左図）における受動的な筋伸長時の長さ―力関係（右上図）および長さ―弾性関係（右下図）

（文献10より引用改変）

れることを証明し，さらに伸長位にある筋長―剪断弾性率関係が筋長―張力曲線と高い相関関係にあることを示している（図4）．このことは直接的とはいえないものの，エラストグラフィによる筋弾性変化の定量が受動張力の推定に有効であることを示唆している．近年では，力学強度試験機で計測された実験動物の筋弾性値と本法による測定値との高い関連性に基づき妥当性が実証され[11]，剪断波エラストグラフィを用いた骨格筋の受動的な弾性評価は学術的にも認められつつある．

撮像・読影の留意点

超音波エコーの撮像や読影に際して一般的な注意点を省き，ここではエラストグラフィの中で特に，運動器への応用が多く報告されている剪断波エラストグラフィを用いた画像評価の留意事項について要点を述べる．

非線形弾性の影響

生体組織の場合では，弾性の程度が歪みによって変化する非線形の弾性特性を有している．その

ため，体表に接触する超音波プローブによる圧迫が強くなると，組織が硬く表示されることから（表2）[12]，プローブの適切な操作手技を要する．

異方性の影響

筋腱組織の場合は木材などと同様，力を与える方向によって弾性特性が変わる性質（異方性）を持つ．そのため，組織の短軸あるいは長軸方向にプローブを置くことにより，目的に応じて筋の横断面あるいは縦断面の弾性画像を取得する（図5）[13]．一方，紡錘状筋と異なり羽状筋では，腱に対する筋線維の走行方向が平行ではなく斜走する角度（羽状角）を持つことから，関節角度や筋収縮に伴う羽状角の変化やプローブ面に対する筋線維の傾斜角度を考慮する必要がある．また，弾性率の算出は等方性を仮定するヤング率（Young's modulus）ではなく，骨格筋の場合は剪断弾性率を用いるのが妥当と考えられている．

MEMO 皮膚の影響

エラストグラフィの応用による筋スティフネス評価が認められつつあるものの，超音波プローブと標的筋との間にある体表組織がスティフネスに与える影響は明らかではない．そこで，我々はThiel法固定屍体の腓腹筋内側頭を対

表2　筋と腱の剪断弾性率に与える超音波プローブ圧の影響

	maximum value				mean value			
	mean±SD (kPa)			p-value	mean±SD (kPa)			p-value
	light	moderate	hard		light	moderate	hard	
muscle	40.12±23.45	46.29±25.00	56.64±28.67	<0.05	12.78±3.56	18.51±6.71	32.39±14.17	<0.05
tendon	100.23±44.61	162.51±79.66	209.27±122.51	<0.05	69.80±32.14	107.33±53.63	134.57±73.75	<0.05

プローブによる体表への圧迫が強いと（light → hard）筋・腱の組織弾性は，平均・最大値ともに高くなる．　　　　　　（文献12より引用）

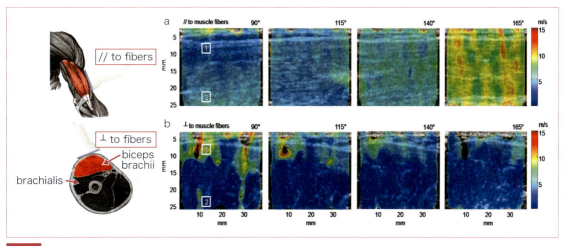

図5　上腕二頭筋における縦断面（a）および横断面（b）の弾性マッピング

筋線維走行方向の画像（a）は肘伸展（90〜165°）に伴い赤みが増す（弾性の増加を示す）一方で，筋線維に直交する画像（b）では色調が一様で弾性に変化があまりみられない．
（文献13より引用改変）

象に，スティフネスを反映する筋組織弾性に及ぼす皮膚の影響を検討してみた．その結果，弾性係数は皮膚剥離後に約50％の有意な減少を認めた（図6）[14]．一方で，さらに筋膜剥離を施しても弾性値にあまり変化はみられなかった．このことから，剪断波エラストグラフィによる筋弾性計測では体表組織の存在を無視できないこと，また皮膚は特に筋の機械的な特性を保つ役割を担う可能性が示唆される．

3　反射・屈折の影響

　一般的な超音波イメージングで用いられる縦波と比較して，剪断波エラストグラフィで使用される横波の速度は遅く（1〜10m/s），組織間の違いが大きいため，反射や屈折の影響を受けやすい特徴を持つ．そのため，特に組織間の境界面や

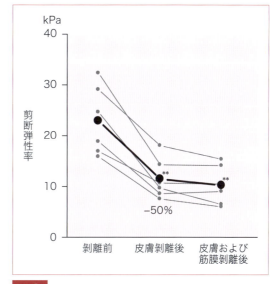

図6　腓腹筋の弾性計測に及ぼす皮膚の影響
（文献14より引用）

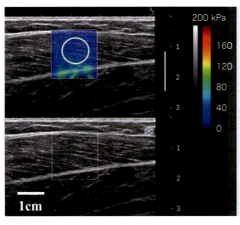 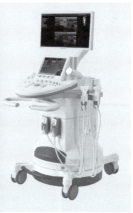

図7 剪断波エラストグラフィ機能搭載の超音波装置(右図)による筋弾性計測の代表画像(左図)

超音波画像の下図は腓腹筋内側頭の縦断面の超音波Bモード像で示され，上図はカラーコード表示の弾性分布をBモード像に重ね合わせた画像となる．右上のカラースケールは，kPa単位の剪断弾性係数を示す(硬いほど赤く，軟らかいと青く表示)．

腱・骨など硬組織の周辺ではアーチファクトが生じやすい点も注意を要する．

> **Point**
> 剪断波エラストグラフィを用いた生体軟組織の検査では，アーチファクトや体表圧迫の影響を最小限にするため超音波のプローブ操作に注意を要する．具体的には，プローブを保持する手指のいずれかを対象者の皮膚に接触させ，体表面上でのプローブのズレ・滑りを避けるとともに，プローブと皮膚の間にエコーゼリーを十分に介在させて組織を圧迫しないよう工夫することが必要である．

3 理学療法プログラム立案への活用

未だあまり臨床応用に至っていないが，理学療法プログラムの立案に向けて有用な情報を提供しうるエラストグラフィを用いた骨格筋評価の可能性について具体的な自験例を挙げながら述べる．

1) ストレッチングの効果判定

関節可動性の改善を目的に，一般的にストレッチングが運動療法の一つとして処方されるものの，筋実質の弾性に及ぼすストレッチングの効果は十分な解明に至っていない．そこで，運動療法の対象となる頻度が高い腓腹筋内側頭(MG)・外側頭(LG)の安静時弾性に与える静的なストレッチングの急性効果を検討した．介入群の健常若年成人10名は立位姿勢で足関節背屈による静的なストレッチングを1分間，5回反復する運動を実施した．剪断弾性係数は超音波画像診断装置(Aixplorer；SuperSonic Imagine, France)を用い(図7)，介入前，介入直後〜20分後に測定された．その結果，安静時の筋弾性において筋頭間に相違がみられる一方，ストレッチングに対する反応では筋頭間に類似性があることが明らかとなった[15](図8)．ストレッチング直後に剪断弾性は介入前に比して14％減少し，介入後15分まで有意に低値を示していた．このような剪断弾性が低下した現象は，静的ストレッチングが筋スティフネスを一過性に減少させたことを示すものと考えられる．背屈角度は介入後に31％の増大がみられたが，20分経過すると効果は消失していた．また，弾性に影響を与える可能性のある羽状角は介入前後で差を認めなかった．これらのことは，ストレッチングによる関節可動性の増減が筋スティフネスの動態に起因する可能性があることを示唆している．また，MGの弾性がLGよりも26〜34％高い値を示したことは，スポーツ現場で好発するMGの肉離れと関係があるかもしれない．このようにエラストグラフィの活用は，ストレッチングに伴う筋組織の生理的反応の直接的

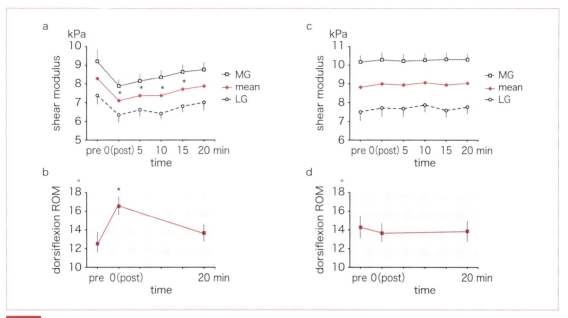

図8 ストレッチ前後における腓腹筋腹の安静時弾性(上部)と背屈角度(下部)
a, b：介入(ストレッチ)群, c, d：対照(立位)群
*p<0.05 vs. before stretching(Pre), shear modulus：剪断弾性係数, MG：腓腹筋内側頭, LG：腓腹筋外側頭

なモニタリングや定量化が行えると推察できる.

2 運動療法(ストレッチ方法)の検討

関節運動を介したストレッチ時において筋長変化に伴う力学的なストレスの協働筋間の差違は,これまで十分な情報が得られていない. そこで,受動張力の推定評価に有用と思われるエラストグラフィを用い, 下腿三頭筋(MG・LGおよびヒラメ筋(SOL))のストレッチ中における筋弾性の動態を検討してみた. 計測肢位は, 立位姿勢で足関節中間位, 足関節背屈10°位, 背屈20°位の3パターンとした(図9). その結果, 背屈に伴いMGの剪断弾性は3.5倍, LGは2.9倍およびSOLは1.5倍となり, 背屈20°位ではMGが2筋よりも有意に高値を示している[16](図10). このような関節角度に依存した弾性値の筋間差は, 筋の受動張力の差違を反映する可能性が示唆される.このようにエラストグラフィは, 筋固有のストレッチ方法の開発やトレーニング中の筋組織にかかる負荷強度のコントロールといったリスク管理にも寄与しうる可能性を秘めると思われる. また, 近年では剪断弾性率を指標として, 筋スティフネスに及ぼすマッサージ[17]やテーピング[18]の効果の実態を解明する検証が積極的に進められている.

3 筋収縮力低下の定量評価

膝関節術後は多くの症例で大腿四頭筋の筋力低下を惹起するものの, 急性期では運動制限により筋力測定の実施は困難な場合が多い. 収縮不全を認める膝術後症例の筋スティフネス定量を試みた結果, 患側(膝前十字靱帯再建術, 外側半月板修復術など)の安静時筋弾性は健側と比較して差がみられない一方で, 大腿四頭筋セッティング時は患側の弾性が健側より有意に低値を示し, 患側の内側広筋と外側広筋は各々, 健側の32％(69 vs 22 kPa)および58％(62 vs 36 kPa)に相当していた[19](図11). このことは手術時の組織侵襲に起因する神経系の問題や筋萎縮などが要因となって生じる筋の収縮能低下を反映するものと示唆される. エラストグラフィは運動制約の強い術後早

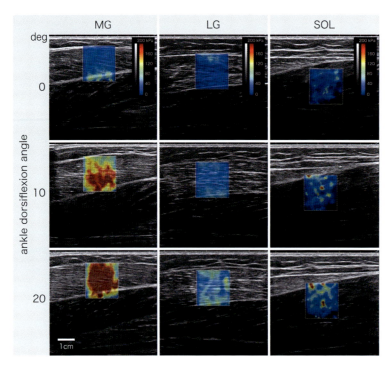

図9 ストレッチング時における下腿三頭筋の弾性分布画像

MG：腓腹筋内側頭，LG：腓腹筋外側頭，SOL：ヒラメ筋

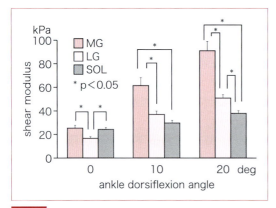

図10 足関節背屈に伴う下腿三頭筋の弾性変化

shear modulus：剪断弾性係数，MG：腓腹筋内側頭，LG：腓腹筋外側頭，SOL：ヒラメ筋

期においても，簡便で迅速な弾性計測から単一筋の発揮筋力を推測できる臨床的意義の高い画期的な評価ツールとなりうることが予想される．

4 エラストグラフィによる運動器評価の将来性

2010年以降，およそ5年の間に超音波エラストグラフィ（特に剪断波イメージング）を用いた

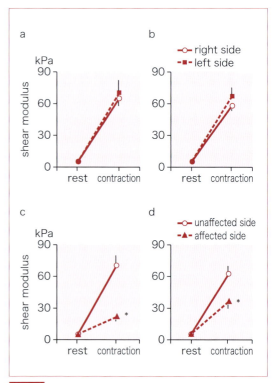

図11 安静時と大腿四頭筋セッティング時における健常群（上図）と患者群（下図）の剪断弾性係数

a, c：内側広筋，b, d：外側広筋
*$p<0.05$ vs. unaffected side（健側）

骨格筋評価や臨床応用の可能性を探る研究が急速に進められている．この医用画像技術を活用することで，非侵襲的な方法では測定の難しかった深層筋や体幹筋，手部・足部の小筋群における機械的な特性や活動特性も捉えられる可能性がある．また，最近では筋弾性に及ぼす筋痛の影響[20]，筋組織に限らず腱組織の弾性分布の可視化[21]に関する検討が始まっている．従来の超音波エコーによる骨格筋の形態や機能の観察に加えて，エラストグラフィのような新しい医療技術を駆使した組織性状の把握は，運動機能障害の病態解明やスポーツ理学療法分野における効果的な評価法の開発，組織の治癒過程に沿った効率的な治療・予防プログラムの考案にブレークスルーをもたらすことが期待される．

文献

1) Parker KJ, et al：Imaging the elastic properties of tissue：the 20 year perspective. Phys Med Biol 56：R1-R29, 2011
2) Shiina T：JSUM ultrasound elastography practice guidelines：basics and terminology. J Med Ultrasonics 40：309-323, 2013
3) Brandenburg JE, et al：Ultrasound elastography：the new frontier in direct measurement of muscle stiffness. Arch Phys Med Rehabil 95：2207-2219, 2014
4) Chino K, et al：The association of muscle and tendon elasticity with passive joint stiffness：In vivo measurements using ultrasound shear wave elastography. Clin Biomech 30：1230-1235, 2015
5) Shinohara M, et al：Real-time visualization of muscle stiffness distribution with ultrasound shear wave imaging during muscle contraction. Muscle Nerve 42：438-441, 2010
6) Nordez A, et al：Muscle shear elastic modulus measured using supersonic shear imaging is highly related to muscle activity level. J Appl Physiol 108：1389-1394, 2010
7) Yoshitake Y, et al：Muscle shear modulus measured with ultrasound shear-wave elastography across a wide range of contraction intensity. Muscle Nerve 50：103-113, 2014
8) Sasaki K, et al：Length-force characteristics of in vivo human muscle reflected by supersonic shear imaging. J Appl Physiol 117：153-162, 2014
9) Bouillard K, et al：Estimation of individual muscle force using elastography. PLoS One 6：e29261, 2011
10) Maisetti O, et al：Characterization of passive elastic properties of the human medial gastrocnemius muscle belly using supersonic shear imaging. J Biomech 45：978-984, 2012
11) Eby SF, et al：Validation of shear wave elastography in skeletal muscle. J Biomech 46：2381-2387, 2013
12) Kot BC, et al：Elastic modulus of muscle and tendon with shear wave ultrasound elastography：variations with different technical settings. PLoS One 7：e44348, 2012
13) Gennisson JL, et al：Viscoelastic and anisotropic mechanical properties of in vivo muscle tissue assessed by supersonic shear imaging. Ultrasound Med Biol 36：789-801, 2010
14) Yoshitake Y, et al：The skin acts to maintain muscle shear modulus. Ultrasound Med Biol 42：674-682, 2016
15) Taniguchi K, et al：Acute decrease in the stiffness of resting muscle belly due to static stretching. Scand J Med Sci Sports 25：32-40, 2015
16) Taniguchi K, et al：Stiffness quantification of human calf muscle during standing wall stretching using ultrasound shear-wave elastography. Med Sci Sports Exerc 45 suppl：361, 2013
17) Eriksson Crommert M, et al：Massage induces an immediate, albeit short-term, reduction in muscle stiffness. Scand J Med Sci Sports 25：e490-496, 2015
18) Hug F, et al：Deloading tape reduces muscle stress at rest and during contraction. Med Sci Sports Exerc 46：2317-2325, 2014
19) 河合 誠ほか：Shear wave elastographyを用いた大腿四頭筋スティフネスの定量評価．日本整形外科超音波学会誌 26：60-67, 2014
20) Hug F, et al：Between-muscle differences in the adaptation to experimental pain. J Appl Physiol 117：1132-1140, 2014
21) DeWall RJ, et al：Spatial variations in Achilles tendon shear wave speed. J Biomech 47：2685-2692, 2014

Ⅲ 検査評価総論

3 生化学的検査

1）生化学的検査とその解釈

森泉茂宏

> **Essence**
> - 血液検査で血中成分を分析することで身体の状態を知ることができる．
> - 血液検査の中でも生化学的検査は，血清を分析することで健康状態や病態などを調べることができる．
> - リハビリテーション医療では，生化学的検査で得られた健康状態や病態を確認しながら進めることが求められる．
> - スポーツ医学においては，スポーツを行うにあたって運動の継続や中止の基準に生化学的検査の結果が必要になることも多いため，基礎的な知識が必要となる．

はじめに

リハビリテーション医療を行ううえで，血液検査などの臨床検査の結果を考慮して治療を進めることが求められる．本項では，血液検査における生化学的検査の内容を中心に説明し，運動療法などのリハビリテーション医療を行う上での参考となることを願う．

1 生化学的検査の臨床意義

> **Point**
> 生化学的検査は，特定臓器の状態やその臓器特有の疾患を検査するのに適した検査法であり，調べたい臓器や病態に合わせて適宜必要な検査項目を選択し実施される．

血液は，一般に体重のおよそ12分の1を占めていて，その45％が赤血球，白血球，血小板など血球の細胞成分で，残り約55％は液体成分である血漿からなっている．

検体検査（表1）はさまざまあるが，なかでも生化学的検査は，血液を有形成分（赤血球，白血球，血小板など）や無形成分（血清）に分離し（図1），血清中の物質を化学的に分析して，病気の診断や治療の判定や病状の経過観察に欠かせない検査[1]である．

血清には身体内部の環境を整える働きがあり，蛋白やブドウ糖をはじめ，さまざまな酵素など，生命活動を維持するのに欠かせない物質が含まれている．そして血清はそれらの成分を全身に運んだり，不用物を持ち去ったりして，血中でそれらが常に一定に保たれるようにコントロールして身体を健康状態にする役割を果たしている．

そうした血清の働きを表す生化学的検査では，調べる臓器によって検査項目が異なる．例えば，後述するGOT，GPT，γ-GTPなどのように肝機能検査には欠かせないものや，尿素窒素，尿酸，クレアチニンのように腎機能検査では必ず行われるものもある．これらの検査を組み合わせることに

表1 検体検査

一般検査	尿，糞便などの体液を取り扱うもので，他に胃液・十二指腸液，喀痰，脳脊髄液，および穿刺液などがある
血液一般検査	細胞成分（赤血球，白血球，血小板）や，血漿成分（細胞成分を除いた血清）についての検査
生化学的検査	血清などを化学的に分析する検査
免疫血清検査	肝炎やリウマチなどの疾患の診断のため，血清中の抗体や補体などを調べる検査
細菌検査	ある感染症がどんな微生物によって起こるかを調べ，さらに治療に有効な抗生物質の決定を行うための検査
病理検査	人体組織の顕微鏡観察標本を作製して病気の原因や良悪性を組織細胞学的に追求する検査
輸血検査	血液型検査や輸血用血液が輸血可能か否かなどを調べる検査

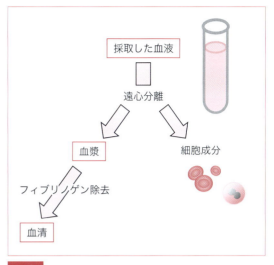

図1 血液検査

表2 生化学的検査の分類

・肝臓機能・胆嚢機能・脾臓機能の血液検査
・腎機能の血液検査
・筋肉運動などの身体能力の状態などを検査する血液検査
・脂質代謝などに関連の血液検査
・尿酸代謝に関する血液検査
・電解質に関する血液検査
・糖代謝関連の血液検査
・その他

よって，疾患部位や病気の診断に大変有用で，病気の医学的診断や治療に用いるだけでなく，治療の経過や効果を測定することによって，より有効な治療法の選択・変更に役立てることが可能[2]となる．

リハビリテーション診療においても，生化学的検査の意義は大きく，その結果から病態を把握しながら治療を進める必要がある．

また，アスリートなどのスポーツ選手は，明らかな疾病をもたない者，見かけ上健康ではあるが何らかの疾病をもつ者，明らかな疾病をもつ者と多岐にわたるため，運動における生化学検査の意義は大きく，医療従事者はその意義に留意することが望まれる．

2 基準値

基準値（基準範囲や標準値ともいわれる）とは，基本的に「正常な人の95％が当てはまる値」として定められている．よって，正常・異常を区別したり，特定の病態の有無を判断する値ではないため，通常「正常値」とはいわない習慣がある．つまり，基準値は検査方法や測定方法，測定機器，用いる試薬，単位および性差などにより値が異なり，文献上の検査値も多少異なっていることがある．検査値は施設や検査機関による差がほとんどない検査項目と，施設によって差が大きい項目とがあるのも事実である．そのため，単に数字をみるだけではなく，測定方法や単位なども注意深く確認する必要がある．実際に健康な人でも範囲から外れる場合もあり，罹患したときの変化の度合いも異なる．そのため，総合的に疾患を評価し，病態を把握するのが重要[3]である．

特にスポーツにおいては，安静時の採血でも検査の結果が一般的な基準値内に当てはまらない場合が多い．検査前に行ったトレーニングの影響を受けている可能性があり，検査のタイミングとトレーニングとの時間的関係を明確にすることが重要となり，そのような情報を得ることで，検査結果の解釈に役立てる必要がある．

MEMO

現在,日本臨床検査標準協議会(JCCLS)が中心となって,さまざまな基準値の混在を解消すべく試みが行われている.日本全国の診療現場で使用できる基準値の共有化により,医療機関における検査データの統一が求められている.

生化学的検査の種類(表2)

Point
生化学的検査は,主に臓器や各代謝機能の種類によって分類され,臓器に存在する酵素や産出物質の血中濃度によって病態を評価されている.

ここでは,生化学的検査の各種検査項目と一般的に略されている表記,基準値と基準値から逸脱した代表的な病状を述べる.基準値は,日本臨床検査標準協議会(JCCLS)[4]が公表している数値を用いる(表3).

肝臓機能・胆囊機能・脾臓機能の血液検査

(1) 総蛋白質(TP)

蛋白質は,生物の主要な構成物質で,身体における固形物のほぼ半分を占める.つまり,筋肉・臓器・皮膚・毛髪・血液など身体の大部分は蛋白質で構成されている.

生化学検査での総蛋白質とは,血液中に含まれるさまざまな種類の蛋白質の総量を示し,その主なものとして,アルブミンや免疫グロブリンが含まれている.肝機能や腎機能の検査に血液検査で用いられるのが一般的であるが,どちらもその多くが肝臓で合成されるため,血中の値が高くても低くても肝臓機能の評価の指標となる.

基準値:6.6~8.1g/dl
高値:肝硬変,慢性肝炎,慢性炎症,脱水症,多発性骨髄腫,膠原病,悪性腫瘍など.
低値:吸収不良症候群,栄養不良状態,ネフローゼ症候群,重症肝障害など.

表3 基準値一覧

検査項目	基準値
総蛋白質(TP)	6.6~8.1g/dl
アルブミン(Alb)	4.1~5.1g/dl
コリンエステラーゼ(ChE)	男性240~486 IU/l,女性201~421 IU/l
乳酸脱水素酵素(LDH)	124~222 U/l
アスパラギン酸アミノ基転移酵素(GOT)	13~30 IU/l
アラニンアミノ基転移酵素(GPT)	男性10~42 IU/l,女性7~23 IU/l
グルタミルトランスフェラーゼ(γ-GTP)	男性13~64 IU/l,女性9~32 IU/l
アルカリホスファターゼ(ALP)	106~322 U/l
総ビリルビン(T-Bil)	0.4~1.5mg/dl
アミラーゼ(AMY)	44~132 U/l
尿素窒素(BUN)	8~20mg/dl
クレアチニン(CRE)	男性0.65~1.07mg/dl,女性0.46~0.79mg/dl
クレアチンキナーゼ(CK)	男性59~248 U/l,女性41~153 U/l
総コレステロール(TC)	142~248mg/dl
中性脂肪(TG)	男性40~234 mg/dl,女性30~117 mg/dl
HDLコレステロール(HDL-C)	男性38~90 mg/dl,女性48~103 mg/dl
LDLコレステロール(LDL-C)	65~163mg/dl
尿酸(UA)	男性3.7~7.8mg/dl,女性2.6~5.5mg/dl
ナトリウム(Na)	138~145mmol/l
カリウム(K)	3.6~4.8mmol/l
クロール(Cl)	101~108mmol/l
カルシウム(Ca)	8.8~10.1mg/dl
血清鉄(Fe)	40~188μg/dl
グルコース(Glu)	73~109mg/dl
ヘモグロビンA1c(HbA1c)	4.9~6.0%

参考:日本臨床検査標準協議会(JCCLS)

(2) アルブミン(Alb)

アルブミンとは,単純蛋白質の一種で,血液に含まれているアルブミンは「血清アルブミン」とも呼ばれる.血液中の総蛋白のうち50%程度はこの血清アルブミンが占めているため,上記TPの増加・減少は,アルブミンの増減の影響を受ける.アルブミンは血液の浸透圧調整や体外物質の保持・運搬機能を担っている.

基準値：4.1～5.1 g/dl
高値：脱水症などが疑われる．
低値：ネフローゼ症候群，重症肝疾患，栄養失調（低栄養），各種炎症疾患など．

(3) コリンエステラーゼ (ChE)

コリンエステラーゼとは，肝臓や血清中に存在し，コリネステル類を分解する酵素である．血液検査で検査する場合，「ChE」と表示されることが多く，主に肝機能を診断する検査で利用される．測定法によって基準値や単位が異なるので，検査結果を比べる場合は単位に注意が必要である．また，個人差がきわめて大きいのも特徴である．ほかの肝機能検査に比べていち早く異常値を示すので，慢性肝炎や肝硬変などの慢性の肝臓病の経過をみていくうえで，とても重要な検査項目の一つである．

基準値：男性 240～486 IU/l，女性 201～421 IU/l
高値：ネフローゼ症候群，甲状腺機能亢進症，糖尿病，肥満など．
低値：慢性肝炎，肝硬変，劇症肝炎，肝臓癌，妊娠中毒症，栄養失調など．

(4) 乳酸脱水素酵素 (LD あるいは LDH)

乳酸脱水素酵素とは，乳酸をピルビン酸に酸化したり，逆にピルビン酸を乳酸に還元する際の，化学反応触媒となる酵素で，生理学上「LDH」と略される場合が多い．LDH は，エネルギー代謝に関係する酵素であり全身の細胞に存在しているため，どの臓器が損傷しても活性値が上昇する．よって，高値の場合は5種類のアイソザイムを測定することによって損傷臓器（心臓や肝臓など）を推定することが可能となる．

基準値：124～222 U/l
高値：溶血性貧血，悪性貧血，白血病，心筋梗塞，悪性腫瘍，急性肝炎，感染症など．
低値：LDH サブユニット欠損症など．

(5) アスパラギン酸アミノ基転移酵素 (GOT あるいは AST)

アスパラギン酸アミノ基転移酵素とは，グルタミン酸とアスパラギン酸をオキサロ酢酸とαケトグルタル酸に相互変換する肝臓や心筋・骨格筋・赤血球などに多く含まれる酵素である．次の GPT(ALT) の値と比較しながら疾患を推測する．

基準値：13～30 IU/l
高値：急性肝炎，慢性肝炎，肝硬変，脂肪肝，心筋梗塞，溶血性疾患，筋疾患など．
基準値を下回ることに関しては特に問題はない．

(6) アラニンアミノ基転移酵素 (GPT あるいは ALT)

アラニンアミノ基転移酵素とは，グルタミン酸とピルビン酸をアラニンとαケトグルタル酸に相互変換する上記 GOT と同じくほとんどの臓器組織細胞中に分布している酵素である．特に肝臓，ついで腎臓の細胞内に多く含まれているため，上記 GOT に比べて肝障害に特異性が高い．

基準値：男性 10～42 IU/l，女性 7～23 IU/l
高値：ウイルス性肝炎，アルコール性肝炎，肝硬変，脂肪肝など．

GOT と同様に，基準値を下回ることに関しては特に問題はない．

※上記 GOT と GPT との比で疾患の鑑別が可能となる．
GOT/GPT＜1 … 慢性・急性肝炎，脂肪肝，肝硬変初期，胆汁うっ滞など．
GOT/GPT＞1 … 劇症肝炎，アルコール性脂肪肝，アルコール性肝炎，進行した肝硬変，溶血，うっ血性心不全，心筋梗塞など．
GOT/GPT＞2 … 原発性肝癌，筋ジストロフィー．

MEMO

GOT・GPT との略記は，日本固有の標準表記として用いられてきたが，最近は AST・ALT と呼ばれるような国際表記に変更されつつある．

(7) グルタミルトランスフェラーゼ (γ-GT あるいは γ-GTP)

γ-GTP（ガンマ・グルタミルトランスフェラーゼ）とは，グルタチオンなどの γ-グルタミルペプチドを加水分解し，他のペプチドやアミノ酸などに γ-グルタミル基を転移する酵素である．肝

臓の解毒作用に関係する酵素で肝臓病のほか胆道系に障害があると検査値が高くなる．また，飲酒の影響が大きいのも特徴である．

基準値：男性 13～64 IU/l，女性 9～32 IU/l
高値：アルコール性肝障害，脂肪肝，薬剤性肝障害，胆汁うっ滞，慢性肝炎，肝硬変，肝細胞癌など．
低値：臨床的意義は低いが，非アルコール飲酒者，妊婦など．

（8）アルカリホスファターゼ（ALP）

アルカリホスファターゼとは，アルカリ性条件下でリン酸エステル化合物を加水分解することができる酵素の一種で，肝臓・腎臓・骨・腸など体内のさまざまな臓器に含まれている．大部分は各組織の細胞膜に存在し，その一部が血清中に放出されて存在している．主に，血液検査などの臨床検査では，肝臓機能の状態を調べる指標として検査されるが，臓器によって異なる数種類のアイソザイムが存在するので，その測定によって障害がある臓器の推定をすることができる．

基準値：106～322 U/l
高値：閉塞性黄疸，肝硬変，肝細胞癌，慢性肝炎などの肝疾患，骨腫瘍などの骨疾患・甲状腺機能亢進症，成長期など．
低値：甲状腺機能低下症，遺伝性低 ALP 血症など．

（9）総ビリルビン（TB あるいは T-Bil）

ビリルビンとは，古くなった赤血球が破壊されるときに生成されるヘモグロビンなどに含まれている生成分解産物で，血液中に存在する黄色い胆汁色素であり，肝臓に運ばれて胆汁中に捨てられる．肝臓で処理される前のビリルビンを「非抱合型（間接）ビリルビン」，処理された後のビリルビンを「抱合型（直接）ビリルビン」といい，それらを合わせたのが総ビリルビンである．通常，総ビリルビンは血液中にごくわずかしか存在していなく，変動幅が大きいのが特徴である．しかし，さまざまな疾患によりビリルビンの値はさらに大きく変動するため，血液検査において重要な診断項目の一つとなっている．

基準値：0.4～1.5 mg/dl
直接ビリルビン…0.4 mg/dl 以下
間接ビリルビン…0.8 mg/dl 以下
高値：溶血性貧血，膵臓癌，胆嚢結石，胆嚢炎，胆管炎，体質性黄疸，閉塞性黄疸，急性肝炎，慢性肝炎，脂肪肝，肝硬変，肝臓癌，敗血症など．
基準値を下回ることに関しては特に問題はない．

（10）アミラーゼ（AMY）

アミラーゼとは，膵疾患や唾液腺疾患の診断などに用いられることが多い血液検査項目の一つで，「AMY」と略される場合が多い．膵液や唾液に含まれる糖質（デンプンなど）を分解する消化酵素の一つで，膵炎などの膵臓の疾患のほか流行性耳下腺炎などでも上昇する．

肝臓，小腸，卵管，肺，心筋など，体内のさまざまな臓器に存在することが知られていて，古くから膵疾患の診断マーカーとして用いられてきた．他の膵酵素に比べて膵特異性が低い点があるが，最も汎用されている検査である．

基準値：44～132 U/l
高値：急性膵炎・慢性膵炎増悪期・流行性耳下腺炎など．
低値：慢性膵炎，肝硬変，糖尿病など．

腎臓機能についての状態を検査する血液検査

（1）尿素窒素（BUN あるいは UN）

尿素窒素とは，身体で使われた物質の老廃物の一つで，蛋白質代謝の最終産物である．尿素由来の窒素量を示す単位であり，主に腎機能の調査をする際に用いられる検査項目として用いられる．腎臓から尿素の排泄によって，尿素窒素の値は左右されるため，腎機能が低下すると糸球体で濾過することができず血中の値が上昇する．

基準値：8～20 mg/dl
高値：腎不全・ネフローゼ症候群・尿路閉塞・脱水など．
低値：重度肝障害，低蛋白摂取，妊娠など．

（2）クレアチニン（CRE）

クレアチニンとは，筋肉内でクレアチンから産生される最終産物で，体内で利用された老廃物の

一つである．クレアチンリン酸がエネルギーを発する際に分解されたもので，このクレアチニンは腎臓を介して排泄されることから，血液検査でクレアチニン濃度を検査することにより，腎臓の濾過能力を測る指標として活用される．BUNと同じく腎機能が低下すると尿中に排泄されず血中の値が上昇する．

　基準値：男性 0.65〜1.07 mg/dl，女性 0.46〜0.79 mg/dl

　高値：糸球体腎炎，腎不全，心不全，脱水など．

　低値：尿崩症，筋ジストロフィー，長期臥床，妊娠など．

3　筋肉運動などの身体能力の状態などを検査する血液検査

（1）クレアチンキナーゼ（CK あるいは CPK）

　クレアチンキナーゼとは，筋肉収縮の際のエネルギーの代謝に関する酵素成分である．血液検査では，逸脱酵素として血中に存在する3種類からなるアイソザイムの濃度を計測することにより心筋障害や筋疾患などの病態を鑑別できる．また，非常に強い運動でも筋肉が破壊されるために値が上がることがある．

　基準値：男性 59〜248 U/l，女性 41〜153 U/l

　高値：筋ジストロフィー，多発性筋炎，皮膚筋炎，心筋梗塞，心筋炎，てんかん，甲状腺機能低下症，頭部外傷，脳梗塞，悪性腫瘍など．

　低値：甲状腺機能亢進症，全身性エリテマトーデス，関節リウマチ，Sjögren 症候群，長期臥床など．

4　脂質やその代謝機能に関する血液検査

（1）総コレステロール（T.CH あるいは TC）

　総コレステロールとは，血液中に含有されているコレステロール，中性脂肪，リン脂質，遊離脂肪酸の総数を示す．食事による摂取・体内での生合成・胆汁酸などとしての排出などのバランスによって血中に保たれているが，高値の状態が続くと動脈硬化が促進され虚血性心疾患や脳梗塞などの要因となる．

　基準値：142〜248 mg/dl

　高値：甲状腺機能低下症，糖尿病，肥満症，家族性高コレステロール血症，家族性複合型高脂血症など．

　低値：甲状腺機能亢進症，βリポ蛋白欠損症，低βリポ蛋白血症，LCAT欠損症など．

（2）中性脂肪（TG）

　中性脂肪（トリグリセリド）とは，血液中の脂肪の一種で，エネルギー源として使用される脂質である．消費されなかった余分なものは，皮下脂肪や内臓脂肪として貯えられ，基準値を超えるような場合には動脈硬化や心臓病や脳卒中などの生活習慣病リスクが高まる．また，暴飲暴食，運動不足などの生活習慣が原因で高値となる場合もある．

　基準値：男性 40〜234 mg/dl，女性 30〜117 mg/dl

　高値：糖尿病，動脈硬化症，急性および慢性膵炎，ネフローゼ症候群，甲状腺機能低下症など．

　低値：Addison病，Basedow病，重症肝実質障害，βリポ蛋白欠損症など．

（3）HDLコレステロール（HDL-C）

　HDLコレステロールとは，"善玉コレステロール"と呼ばれ血管の壁などに余計に付着しているコレステロールを回収し搬出する働きがある．したがって，血中のHDLコレステロール値が低いと総コレステロールなどが基準値内でも動脈硬化などが進行しやすくなる．喫煙や肥満などが原因でHDLコレステロールの値が下がる場合がある．

　基準値：男性 38〜90 mg/dl，女性 48〜103 mg/dl

　高値：家族性高HDL血症，薬物，アルコール多飲など．

　低値：LPL欠損症，高リポ蛋白血症など．

（4）LDLコレステロール（LDL-C）

　LDLコレステロールとは，肝臓から末梢組織へコレステロールを運搬する役割があるため，基準値より多い場合は動脈硬化などを誘発する危険性が高まる．このため"悪玉コレステロール"とも呼ばれる．

基準値：65〜163mg/dl
高値：肥満症，脂質異常症，高尿酸血症，高血圧，末梢動脈疾患など．
低値：肝臓疾患，Basedow病など．

尿酸代謝に関する血液検査

（1）尿酸（UA）

尿酸とは，プリン類有機化合物の非常に高い抗酸化物質である．主として腎臓から排出されるが，血中の尿酸の濃度が高くなると，その尿酸が結晶化して痛風や腎臓障害を引き起こす物質でもある．適度な運動は，肥満改善などとともに，尿酸値を低下させる効果があるが，激しい運動は逆効果となる．

基準値：男性3.7〜7.8mg/dl，女性2.6〜5.5mg/dl
高値：特発性高尿酸血症，溶血性貧血，白血病，腎不全など．
低値：腎性低尿酸血症，重症肝障害など．

電解質に関する血液検査

電解質とは，電気を通す物質で，水溶性物質の中でも電荷をもったイオンとして解離するものをさし，血液検査ではこのバランスをチェックする目的で行われる．電解質は，体内の水分量やpHを一定に保ったり，神経の伝達や心臓，骨格筋の活動などに関与している．

（1）ナトリウム（Na）

血中の陽イオンのおよそ90％以上を占め，体内の水分補助や浸透圧調整を行っている．

基準値：138〜145mmol/l
高値：脱水症，尿崩症，糖尿病，アルドステロン症，Cushing症候群など．
低値：腎不全，ネフローゼ症候群，甲状腺機能低下症，心不全など．

（2）カリウム（K）

上記ナトリウムとともに細胞外液および内液の陽イオンの主成分で，神経の興奮や心筋の働きを補助する電解質成分である．

基準値：3.6〜4.8mmol/l
高値：腎不全，糖尿病，Addison病など．
低値：脱水症，利尿薬内服，摂食障害，呼吸不全症候群，アルドステロン症，Cushing症候群など．

（3）クロール（Cl）

クロールの大部分はナトリウムとともに存在していて血中の陰イオンの多くを占め，体内の水分量の調節やpHの調節を行っている．ナトリウムの濃度とのバランスが重要な判断材料となる．

基準値：101〜108mmol/l
高値：脱水症，過換気症候群，腎不全など．
低値：嘔吐，下痢，肺気腫，肺炎，腎障害など．

（4）カルシウム（Ca）

カルシウムは人体において最も多く存在するミネラルで，99％以上は骨・歯の形で貯蔵されており，血中に存在するカルシウムは心筋収縮や血液の凝固などにかかわっている．副甲状腺ホルモンや活性型ビタミンDなどで調節され，必要に応じて骨から血液中に移動して濃度が維持されている．

基準値：8.8〜10.1mg/dl
高値：悪性腫瘍，多発性骨髄腫，骨代謝異常，副甲状腺機能亢進症など．
低値：甲状腺機能亢進症，悪性腫瘍，サルコイドーシスなど．

（5）血清鉄（Fe）

鉄は血液と非常に密接なかかわりがあるミネラルで，ヘモグロビンを形成する重要な元素である．鉄貯蔵蛋白であるフェリチンなどと結合して主に肝などの臓器中に貯蔵されている．

基準値：40〜188μg/dl
高値：ヘモクロマトーシス，初期急性肝炎，肝硬変，悪性貧血，鉄芽球性貧血，再生不良性貧血，溶血性貧血，白血病など．
低値：慢性出血性貧血，糖尿病，鉄欠乏性貧血，甲状腺機能亢進症，感染症，悪性腫瘍，ネフローゼ症候群，膠原病，白血病など．

7 糖代謝関連の血液検査

(1) グルコース (Glu)

　グルコースは重要なエネルギー源で，特に大脳を始めとする中枢神経系ではグルコースが唯一のエネルギー源になっている．血液中に含まれるブドウ糖の値を測定するのが目的で，糖尿病の診断のための基本的な検査の一つである．食事による変動が大きいので特に指示がない限りは，空腹時に測定する．腸からの吸収と肝臓での産生による上昇と筋肉などでの消費による低下とのバランスのうえに厳密に膵臓から分泌されるインスリンと呼ばれるホルモンで調節されている．

　基準値：73～109 mg/dl
　高値：糖尿病，膵炎，甲状腺疾患，胃切除後のダンピング症候群など．
　低値：肝障害，下垂体機能低下症，副腎機能低下症，肝障害・インスリン産生腫瘍など．

(2) ヘモグロビンA1c (HbA1c)

　ヘモグロビンA1cは，赤血球のヘモグロビンと血液中のブドウ糖が結合したもので，糖尿病の確定診断や血糖値コントロールの指標として用いられる．糖化されたヘモグロビンは血液中に赤血球の寿命（約120日）の間存在するので，過去1～3ヵ月間程度の平均血糖値を推測することができる[5]．

　基準値：4.9～6.0％（NGSP値：国際標準値）
　高値：糖尿病の血糖コントロール不良による高血糖，腎不全，慢性アルコール中毒など．
　低値：急激に発症・増悪した糖尿病，溶血性疾患，失血後，輸血後など．

MEMO

　HbA1c値の表記が2012年4月から，日常診療で従来用いられていたJDS値に約0.4％を加えたNGSP値に切り替わることになり，関連団体は医療機関や一般への周知が開始された．

 ## 8 その他

　リハビリテーション医療を進める中で，感染症に対する配慮も必要である．ここでは，特に留意の必要な肝炎について記す．
［肝炎の検査］
・HBs抗原：陽性の場合，B型肝炎ウイルスに現在感染していることを示す．
　基準値：陰性（－）
・HBs抗体：陽性の場合，過去にB型肝炎ウイルスに感染したことがあることを示す．
　基準値：陰性（－）
・HCV：陽性の場合，過去にC型肝炎ウイルスに感染したことがあるか，現在感染していることを示す．
　基準値：陰性（－）

　以上の検査項目で陽性の場合は，医療従事者の対応のみならず，院内感染も含めた注意が求められる．

MEMO　アミロイドベータペプチド（Aβオリゴマー）

　アミロイドベータペプチドは，神経細胞に損傷を与えてシナプスを障害する物質といわれている．これによって障害を受けたシナプスが病状進行に関係しており，最近では記憶や認知機能の障害を進め，Alzheimer型認知症に関与していると考えられている．

 # 4 スポーツと生化学検査

　前項で生化学的検査の種類と内容を説明したが，スポーツをする際にはトレーニング内容や頻度などある一定期間内の個々の変動範囲をとらえて，その時々の生化学検査などの臨床検査結果が運動する個人の変動範囲を逸脱していないかどうかをみることが意味を持っていると考えられる．ここでは，スポーツ医学で多く認められる代表例を述べる．

貧血

　高い強度のスポーツを持続的に行っていると，同年代の男性・女性に比べて貧血の出現頻度は高くなるといわれている．貧血状態では十分な酸素が体内に運ばれず運動耐容能が低下するが，貧血は自覚症状がないまま進行することも多い．よって，定期的に血液検査を行い，自己の健康管理を行うことはスポーツを維持するためにも重要である．スポーツ選手でみられる貧血症状は，「疲れやすい」や「段々と練習についていけない」などが多い．特に鉄欠乏性貧血が多く認められ，前述の血清鉄（Fe）の低下が特徴的である．よって，運動選手は一般の人より貧血になりやすく，定期的な確認が大切となる．

MEMO
日常生活でよく使われる"貧血"という言葉は，"貧血症状"のことをいっている場合が多い．臨床検査で貧血と診断されるときは，血液一般検査でヘモグロビンが低値になっている．また，貧血にも鉄欠乏性貧血など，原因や病態によってさまざまに分類されている．

オーバーユース症候群

　スポーツやトレーニングなどの過度な運動により筋肉をはじめとした運動器が炎症や痛みを生じる機能障害の総称をオーバーユース症候群と定義されている．安静にしておけば自然に治癒するものもあれば重篤になるケースもある．一般的には腰痛，ジャンパー膝，シン・スプリントなどで発症するが，日常的に激しいトレーニングを行っているスポーツ選手では注意を要する．骨格筋に多く存在する酵素のクレアチンキナーゼ（CKあるいはCPK）は細胞の損傷，破壊および細胞膜の透過性亢進により血中へ逸脱するが，異常高値を示す場合は，筋肉の損傷程度が大きいと考えられ，激しい筋肉痛や運動障害を伴う場合は休養が必要となる．ただし，横紋筋融解症や心筋梗塞などでも高値を示すことがあり，生化学検査での鑑別が重要となる．以下，過去に経験した症例を呈示する．

症例 21歳男性．社会人バレーボール選手

　連日の試合と練習が続いていて，ある日，大腿部の激しい筋肉痛が生じるようになり，ストレッチやクーリングで様子をみていた．所属チームが決勝戦に進むこととなり，痛みに堪えながら試合に参加していた．決勝戦で勝って優勝し，祝勝会で飲酒をして帰宅した．翌日，激しい倦怠感を呈するようになり，二日酔いと思って自宅で寝ていたら意識障害も出現し，同居していた家族が慌てて救急要請をして，急性期病院に入院となった．入院時の生化学的検査では，CK値が20,000 IU/lを超えていて，BUN値48 mg/dl，CRE値2.60 mg/dlであった．つまり，過度の運動で骨格筋が破壊され，血中に高濃度のCKによって腎機能が低下し，急性腎不全の状態となっていたのである．緊急的に人工透析の治療をうけて一命を取り留めたが，スポーツ復帰には半年を要した．

文献
1) 金井正光ほか：臨床化学検査．臨床検査法提要，改訂第34版，金原出版，東京，448-651，2015
2) 橋本信也ほか：臨床検査のABC．日医師会誌 135：24-30，2006
3) 前川真人ほか：はじめよう，検査説明．臨床検査（増刊号）57(11)：110-133，2013
4) 村田　満ほか：臨床検査のガイドライン JSLM 2015
5) 羽田勝信：科学的根拠に基づく糖尿病診療ガイドライン2013．日医師会誌 143：1651-1659，2014

Ⅲ　検査評価総論

4　筋電図

1）基礎

金子文成

Essence

- 表面筋電図の成因は，電極と運動単位との幾何学的関係，および運動単位のリクルートメントと発射頻度の状況である．
- 筋電図の振幅値を表す変数は，等尺性収縮時の発揮筋力を相対的に表す．
- 筋電図信号は時間的解析により筋活動の開始終了が解析でき，周波数スペクトラムは筋内の生化学的状況（疲労）を表す．
- 内的要因を適切に保ち，有効な道具を使用することによって可能な限り高S/N比の生データ採集に努めるべきである．

表面筋電図とは

1　解剖学と生理学

（1）運動単位活動の集合

　筋出力における機能的な最小単位は運動単位と呼ばれ，1つの運動ニューロンと複数の筋線維で構成される（図1）[1]．1つの運動ニューロンが支配する筋線維の数を神経支配比といい，この値は高い方が単純な力発揮に有利であるが，上位中枢からの微細な制御には不利である．神経支配比は手指の筋で数百程度，下肢の筋では500程度から数千である[1]．表面筋電図は，皮膚上に設置された表面電極を通じて，複数の運動単位で発生する活動電位を集合電位（複合筋活動電位）として記録したものである（図2）[2]．

　運動ニューロン群は脊髄前角に位置し，最終共通路と呼ばれる．それは，上位中枢から発せられる運動指令の情報を持つ下行性斉射と，末梢の感覚受容器からの求心性入力とが統合された結果が統合されて運動ニューロン群に活動電位が生じることによる（図3）[3]．

（2）興奮の伝達と伝導

　運動ニューロンの軸索を伝導してきたインパルスが神経筋接合部で筋に伝達されると，筋活動電位が生じる．この筋活動電位は，筋線維を伝播し神経筋接合部から離れた部位へと広がる（図4）[4]．通常，筋線維を伝播する活動電位は，隣接した筋線維の活動を引き起こすことはない．我々が観察する表面筋電図は，筋活動電位が伝播する様子を記録しているものである．

運動単位活動と力の調節

　運動単位が順に運動に参画することをリクルートメントという．そして，運動単位の興奮が繰り返される頻度を発射頻度という．リクルートメントの閾値と順番は，運動ニューロンの電流密度で決まるので，運動ニューロンが小さいとリクルー

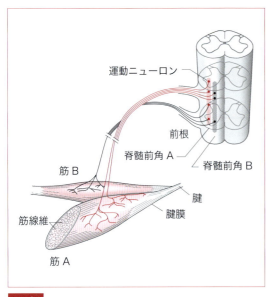

図1 運動単位の構成要素
（文献1より引用改変）

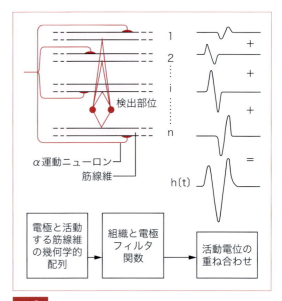

図2 運動単位の活動電位
（文献2より引用改変）

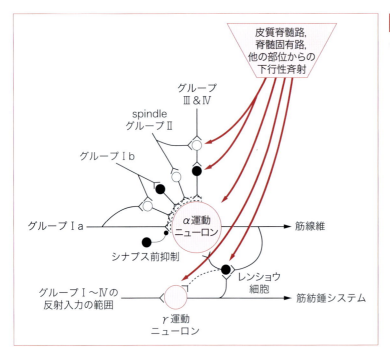

図3 運動指令の"最終共通路"
（文献3より引用改変）

トメントが起こりやすい（サイズの原理）．
　等尺性収縮における運動単位活動の特性を調べると，図5にあるように，運動単位が順にリクルートしていく様子が観察できる．さらに，力の増加

はリクルートメントと共に，発射頻度の増加でなされる[5]．実験的には，リクルートメント閾値が低い細胞は，一定の筋収縮力発揮中において相対的に高い発射頻度であることがわかっており，運

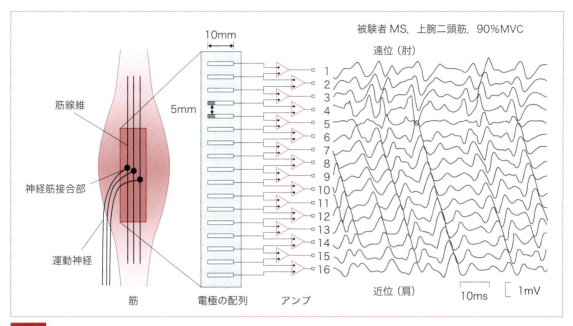

図4 多点電極による筋電図記録と活動電位の伝播

(文献4より引用改変)

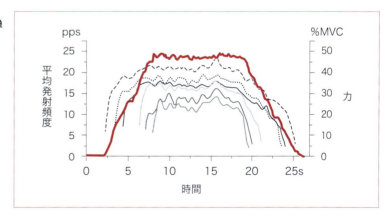

図5 等尺性収縮における運動単位活動

(文献5より引用改変)

動単位ごとに描画されるリクルートメント曲線が折り重なったようにみえることから，オニオンスキン現象と名づけられている[5]．

3 表面筋電図の特徴を表す変数に影響する要素

単一筋の活動に関する運動学的な評価においては，筋電図の特徴を示す変数は大きく振幅値を表す変数と周波数スペクトルとに分けられる．それらの変数に影響する要因をまとめた図を示す[6]（図6）．センサ特性（電極とアンプの特性を含む）や設置状況を含めたセンサに起因するものと，解剖学的および生理学的な要因である内部要因が含まれている．EMGの特徴量を規定する要因は，運動単位リクルートメント数，発射頻度，運動点と電極との位置関係から記録されうる運動単位，運動単位活動電位の形状，などがある．その規定要因に影響を与えるのが中間要因で，フィルタリングや筋間のクロストークなど，計測状況で影響されるものが含まれる．つまり，筋電図の特徴量は

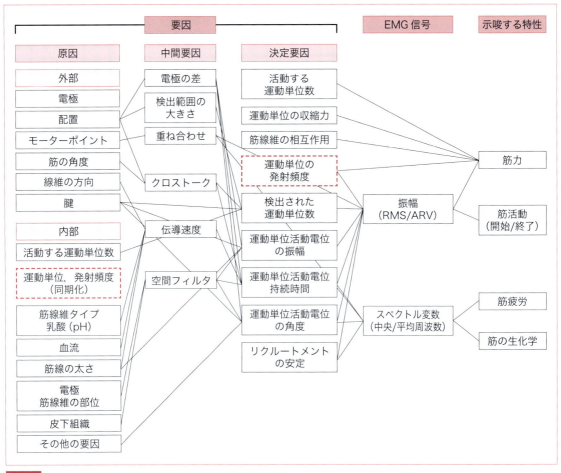

図6 表面筋電図信号に影響する要因と信号が示唆する特性
（文献6より引用改変）

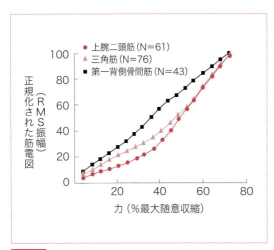

図7 筋力と筋電図量
（文献7より引用改変）

人為的に変化してしまうものであることを十分留意して記録する必要がある．最終的には，筋張力，筋活動のタイミング，筋疲労，筋の生化学的状況などを探索するために用いられる[6]．

2 筋電図からわかること

1 筋収縮力に関連する情報

等尺性収縮の条件下では，筋力と筋電図量は比例する（図7）[7]．筋によってある変曲点となる発

揮筋力を境として傾きが異なる．筋力は運動単位の動員と発射頻度によって調整されるが，運動単位の動員は筋力を最大に向けて徐々に発揮する際に，筋によっては途中で運動単位の動員が終了し，その後は発射頻度を早くすることのみで筋力を増大させる．このように，随意筋力を増大させる要因が異なることなどに起因すると考えられている．

　等尺性収縮以外の条件下では関節運動に依存してモーメントアームが変化したり，慣性など筋の収縮力以外の要因で発揮筋力が変化したりするために，その瞬間に発揮されている関節トルクと筋電図の振幅値との間に等尺性収縮でみられる直線的関係が成立しない．筋電図の振幅値が相対的に大きければ筋活動量は高いことを示し，エネルギー消費は行われていることになる．しかし，筋活動量が高いからといって高い筋力が発揮されているとは限らないということである．

　筋電図の振幅値を表す変数としては，積分値，整流平滑化値，二乗平均平方根値などがある（図8）[2]．本質的にはいずれの解析を行っても類似した結果を示すので，プログラムに搭載されている機能の都合などから選択して使用する．平滑化区間の長さを短くすることで時間分解能が高くなる．

2 筋収縮タイミングの情報や筋間の協調性

　動的な状況下においても，筋が活動するタイミングを調べる方法として筋電図は非常に有効である．安静時，もしくは基準として何かしらの課題を実施している最中の筋電図振幅値を閾値とし，その基準をどの程度上回った時を筋電図開始時間とするかを決定する．その筋電図が発生した時間と筋力発揮との時間ずれ，あるいは外部刺激に対して筋活動を生じるまでの反応時間などの検査に応用できる（図9）[8]．

　さらに，経時的に筋活動の量的な指標が変化する様子を示し，筋間で相関性を解析することで筋間の協調を調べることができる（図10）[9]．

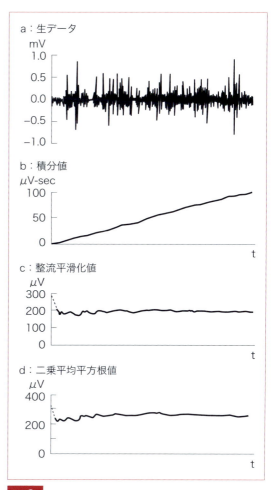

図8　筋電図振幅値を表現する変数
（文献2より引用改変）

3 筋コンディションが関係する情報

　理解しやすいように単純な単収縮で生じる筋電図波形（M波）を図11b, cに示す．筋を水槽に入れて，溶液のpHが通常の生体の状態である7.4の場合と，pH 6.4のアシドーシス状態の場合で，M波の形状を比較している[10]．この実験は，筋疲労のモデルであり，現実に我々がスポーツ中に疲労を生じた時，このように筋の活動電位伝導速度が低下し，反応が鈍化することを示している．この場合，筋電図の周波数は低周波数帯域へ移行する．このような原理を応用することで，局所の

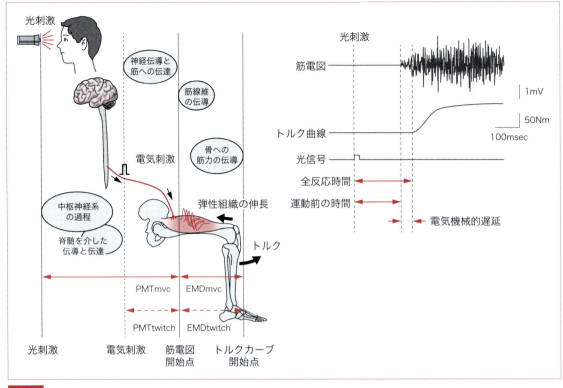

図9 単純反応時間の生理学的プロセス
(文献8より引用改変)

筋疲労状態を検査することができる．

計測上の注意点

表面筋電図を計測する際に最も重要なことは，計測環境（被験者の身体状況，使用する道具）を最良にすることによって，きれいな生データを取得することである．アーチファクトと推定される波形をデジタルフィルタで除去することは容易であるが，その波形がアーチファクトなのか筋電図なのかは記録した後では判断できない．例えば，一見十分にきれいに記録された筋電図に含まれている信号が，自分が標的としている筋から得られたものであるか，あるいは近隣の別の筋から混入してきたものであるかは，記録された結果からは把握しようがない．したがって，あらかじめ既にわかっている知見を基に，標的筋の活動以外の信号が混入するリスクを最小限に留める努力が必要なのである．

筋電図以外のノイズと取得したい筋電図信号との比率を signal to noise ratio（S/N 比）といい，この数値を可能な限り高くする努力をする．そのポイントを以下にまとめる．

1　皮膚の前処理とコンディショニング

従来から行われているように，電極貼付部位の皮脂などをアルコール綿で拭きとり，さらに接触インピーダンスを下げるために皮膚処理剤を用いて軽く研磨する．近年の能動電極による製品を使用する場合には，この処理が不要とされていることも多いが，実際にはこの処理を行った方がより

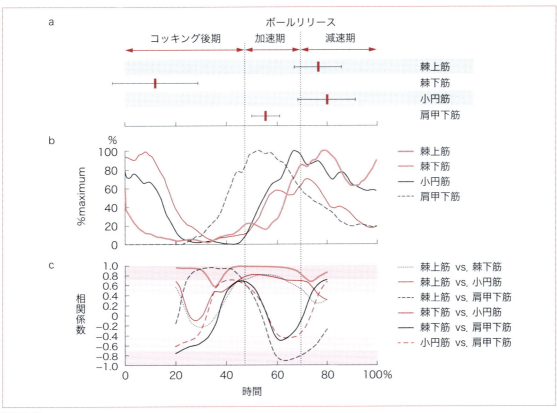

図10 筋電図でみた投球動作中の筋活動協調

nRMSの最大値が出現する時間の平均値と標準偏差（a）．筋ごとにnRMSavgの最大値を基準値として相対値化して表したグラフ（b）．二つの筋間の相関係数が連続時系列的に変化する様子を示した（c）．
（文献9より引用改変）

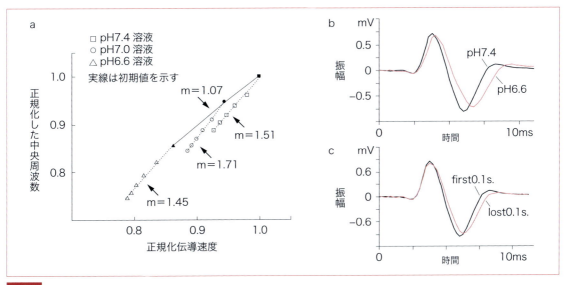

図11 筋内pHと筋線維電導速度
（文献10より引用改変）

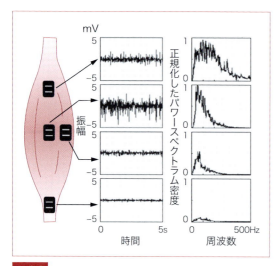

図12 電極の貼付位置と筋電図
（文献11より引用改変）

S/N比の高い信号を採集できる．

 適切な道具の使用

動的場面での筋電図計測には，ワイヤレスタイプの能動電極を用いる．また，電極の形状は棒型の方が他の筋から筋電図が混入するクロストークを低くすることができる．例えば下腿全体の広い範囲にわたる筋電図の合算波形を記録したい場合，直径が広め（1cm以上）で円形の電極を用い，中心間距離を数cmとする．通常は局所の筋機能を探索したいことが多いため，その場合には数mm程度の棒型電極で，電極間距離を1cm程度とすることをお勧めする．

 電極を適切な位置に貼付する

筋電図センサを貼付する位置により，筋活動は同じであっても記録される筋電図は異なる．最も推奨される貼付位置は，神経支配帯（神経筋終末は1点ではなく帯状に広がっている）を避け，その支配帯から近い部分である（図12）[11]．通常は神経支配帯の場所はわからないので，種々の研究結果を参考にするか[12]，筋腹中央を選択する．さらに，筋線維走行が予測できる場合にはその線維の走行に直交する位置に棒型電極を配置する．円形電極を用いる場合には，二つの電極中央を結んだ線を筋線維の走行方向に合致させる．

文献

1) Roger M, et al：The motor unit and muscle action. Principles of Neural Science, 5th ed, Kandel E, et al eds, McGraw-Hill Medical, New York, 768-789, 2012
2) Basmajian J, et al：Description and analysis of EMG signal. Muscles Alive, Williams & Wilkins, Baltimore, 65-100, 1985
3) Gandevia SC：Spinal and supraspinal factors in human muscle fatigue. Physiol Rev 81：1725-1789, 2001
4) Masuda T, et al：The propagation of single motor unit action potentials detected by a surface electrode array. Electroencephalogr Clin Neurophysiol 63：590-598, 1986
5) De Luca C, et al：Decomposition and analysis of intramuscular electromyographic signals. Modern Techniques in Neuroscience Research, Springer-Verlag, Berlin-Heidelberg, 757-776, 1999
6) 金子文成：筋出力機能低下の筋電図学的評価．理学療法 21：1071-1079, 2004
7) Basmajian J, et al：EMG signal amplitude and force. Muscles Alive, Williams & Wilkins, Baltimore, 187-200, 1985
8) Kaneko F, et al：Electromechanical delay after ACL reconstruction：An innovative method for investigating central and peripheral contributions. J Orthop Sports Phys Ther 32：158-165, 2002
9) 金子文成ほか：投球動作における肩関節周囲筋筋電図の連続時系列変化に関する分析．理学療法学 32：115-122, 2005
10) Brody L, et al：pH-induced effects on median frequency and conduction velocity of the myoelectric signal. J Appl Physiol 71：1878-1885, 1991
11) De Luca C：The use of surface electromyography in biomechanics. J Appl Biomech 13：135-163, 1997
12) 木塚朝博ほか：第7章 役立つ情報．バイオメカニズム・ライブラリー表面筋電図，東京電機大学出版局，東京，133-158, 2006

III 検査評価総論

4 筋電図

2）応用

大工谷新一

Essence

- スポーツ理学療法領域における筋電図検査には，表面電極により記録する動作学的筋電図と誘発筋電図がある．
- 動作学的筋電図から得られる筋電図積分値や中間周波数からは筋活動の量と質が明らかになる．
- 動作学的筋電図を動作分析と併用することで，動作における筋活動開始のタイミングや協働筋の活動バランスが評価できる．
- 誘発筋電図は中枢神経機能，末梢神経機能の評価に用いられ，スポーツ外傷後の神経筋機能の評価に用いられる．

はじめに

スポーツ理学療法領域における汎用性，有用性を考慮した筋電図検査には，表面電極により記録する動作学的筋電図と誘発筋電図がある．動作学的筋電図は，動作時の筋活動を記録するもので，筋収縮の有無や収縮の大きさ，および複数筋の動員順序を同定するものである．換言すると，筋電図波形の積分値や中間周波数，潜時を計測して用いるものである．一方，誘発筋電図は筋の支配神経や腱に刺激を加えたことによる反応を筋から記録するものであり，刺激に対する反応には，反射性の波形の出現や筋放電の休止がある．誘発筋電図では，反射性に得られた波形の数や大きさ，潜時，筋放電休止期間の持続時間などを計測し，反射の責任中枢の興奮性の程度などを検討する．

筆者は，スポーツ理学療法における評価において，動作学的筋電図は動作時や筋力トレーニング中の協働筋の動員動態を同定する目的で応用し，誘発筋電図は，外傷からのリコンディショニング期における中枢神経機能の興奮性評価に用いている．本項では，筆者が実施している動作学的筋電図と誘発筋電図による評価について，実例を用いて解説する．

1 動作学的筋電図を用いた筋活動評価

1) 垂直跳び動作中の膝関節動作時アラインメントと大腿四頭筋の活動様式の関係[1]

（1）対象

Vリーグに属する男子バレーボール選手11名（平均年齢：25.0±2.4歳，平均身長：189.9±4.9cm）を対象とした．

（2）方法

平坦な床に歩隔を肩幅程度とした立位をとらせた被験者に，上肢の反動動作を用いない垂直跳び動作を3回ずつ行わせ，動作中の内側広筋斜頭（VMO），外側広筋（VL），大腿直筋（RF）の表面

筋電図を記録した．表面筋電図の解析は3試行ごとの各筋の筋電図積分値，中間周波数を求め，3回の平均値を各対象の代表値とした．動作時の膝関節アラインメントは，肉眼での観察により，外観上での中間位群，外反外旋群，内反内旋群の3群に分類し，各選手の垂直跳び動作中における膝関節アラインメントと筋活動との関係を検討した．

（3）結果

膝関節動作時アラインメントの分類は，中間位群3名，外反外旋群8名，内反内旋群0名であった．筋電図積分値の結果は，外反外旋群においてVMOはVLと比較して低い筋電図積分値を呈した[1]．また，中間周波数についても中間位群と外反外旋群で異なる様式を呈する傾向にあった[1]．

（4）考察

動作時にみられる膝外反下腿外旋という状態は，膝関節の関節構造物に対して構築学的な悪影響を及ぼすだけでなく，回旋安定筋であるVMOの活動量が低くなることも相まって，膝関節に加わる回旋負荷がより大きくなるアラインメントであることが動作学的筋電図評価によって示唆された．また，周波数解析で異なる傾向が得られたことは，アラインメント不良者に対しては，単なる筋力トレーニングだけでなくVMOの使い方の指導などの質的なアプローチも必要とする可能性を示唆するものである．この評価結果から，スポーツ理学療法においてはアラインメント不良を矯正しながら，VMOの活動を促通するようなアプローチを行うことが，膝関節の回旋負荷を減少させ，膝関節の外傷・障害の予防に有効であることが推測できる．しかしながら，筋電図評価の限界として，アラインメント不良のために筋活動の様相が変化したのか，RF，VMO，VLの活動様式の相違があらかじめ存在したためにアラインメントが変化したのかについては言及できない．筋電図評価をさらに有効に活用するためには，横断的な評価ではなく，メディカルチェックなどの場面を利用した縦断的な評価が必要となる．

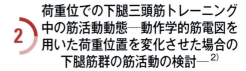

2 荷重位での下腿三頭筋トレーニング中の筋活動動態—動作学的筋電図を用いた荷重位置を変化させた場合の下腿筋群の筋活動の検討—[2]

（1）対象

荷重位での下腿三頭筋トレーニング（カーフレイズ）動作を期間的，回数的に集中して経験したことがない健常男性6名を対象とした．対象の平均年齢，平均身長，平均体重はそれぞれ29.2±5.0（22〜36）歳，169.2±3.8（163〜174）cm，69.5±15.8（58〜100）kgであった．

（2）方法

カーフレイズを一側下肢で体重支持をした状態での足関節底屈運動と限定的に定義し，対側下肢は足指を軽く床に接地させ，両上肢は前方の壁に軽く触れるようにした．荷重点は，母指球支持と2・3指のMP関節部分での支持（2・3指支持）の2種類を設定した．筋電図記録にはMyosystem 2000（Noraxon）を用い，3回の動作中における下腿筋（長腓骨筋，後脛骨筋，腓腹筋外側頭・内側頭，ヒラメ筋）から筋電図を記録した．得られた波形からカーフレイズ中の各筋における筋放電パターンについて検討した．また，代表例についてカーフレイズ中の各筋の筋電図記録と重心バランスシステム「JK-101」（株式会社ユニメック）での足底圧中心（center of pressure：COP）の水平面上における座標軌跡と床反力を同期して記録した．

（3）結果

筋放電パターンについては，外観上の筋放電量は母指球支持による方が大きい様相を呈するものの，母指球支持では全例において長腓骨筋，腓腹筋，ヒラメ筋で2相性の放電様式を示し，2・3指支持ではすべての筋において母指球支持のような2相性を呈する活動は認めなかった（図1）．COPの水平面上における座標軌跡と床反力について，母指球支持ではCOPの前方変位においてダブルピークパターンを呈し，垂直分力の変化においては運動中期に小さいピークが出現した（図1）．2・3指支持ではそれらのいずれの現象も

出現しなかった．

（4）考察

荷重位で足関節底屈筋群の筋力強化を行う場合，荷重点の違いで筋の動員や放電の様相が異なることが筋電図学的検討で明らかとなった．具体的には，母指球支持の場合には，長腓骨筋の動員によって荷重点を前方へ移動させることが容易となり，カーフレイズ初期では踵部を挙上しやすくなる．しかし，長腓骨筋の動員によって横アーチが挙上するため，床からの反作用が増大し，重心の上方変位を伴う前方への移動は運動中期以降に制動される．そのために膝関節伸展を行いながら重心を上方へ移動させることが必要となり，2相性の筋放電様式を呈するものと考えられた．このような動作方略により，COP が運動開始後から前方へ直線的に移動するが，運動中期にいったん後方へ移動し，再び前方へ移動する軌跡（ダブルピークパターン）を呈することが考えられた．さらに，2・3 指支持ではカーフレイズ後期に肢位保持のための遠心性収縮が各筋に認められるが，母指球支持では長腓骨筋にしか認められない（図1）．踵が最も高い位置を保持している筋が，重力に抗してその肢位を保持するために遠心的な要素を伴った収縮を運動後期で行うと仮定すると，母指球支持によって踵が上げられた肢位を保持するために動員されているのはほとんどの部分で長腓骨筋であると解釈できる．つまり，母指球支持によるカーフレイズは立位で主として下腿三頭筋の収縮力が踵骨を介して距腿関節を底屈させるものではなく，長腓骨筋の動員によるところが大きいことが明らかとなった．したがって，足関節底屈筋としての下腿三頭筋を強化するためには，筋放電量だけを考慮する場合には，母指球支持が有効である可能性が高いが，主動作筋の動員や筋放電パターンを考慮した場合には，2・3 指を作用点とすることを意識させた方が良い可能性が示唆された．つまり，カーフレイズ中の動作学的筋電図を検討することで，大きな筋放電を得るためには母指球支持によるカーフレイズが有効かもしれないが，足関節底屈運動としてさまざまな筋を動員させ，立位保持も目的としたトレーニングとし

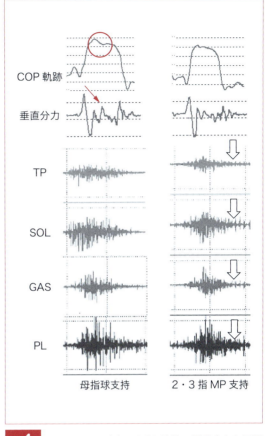

図1 カーフレイズ中の COP 軌跡，垂直分力と下腿筋の筋活動

2・3 指 MP 支持では，筋電図波形が紡錘形を呈しているのに対し，母指球支持では 2 つの紡錘形の波形が重なった様相を呈している．
・COP の水平面上の軌跡ではダブルピークパターンを呈し（図中丸囲み部分），垂直分力の変化においては運動中期に小さいピークが出現した（図中矢印部分）．また，図中の白抜き矢印部分は，カーフレイズ後期の踵部を下ろす際の遠心性収縮時における筋放電を示す．

てカーフレイズを行う場合には，母指球支持よりも 2・3 指支持を指導するべきであることが明らかとなった．

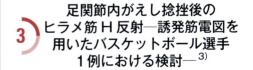

（1）対象

対象は本件に関する説明に同意を得た 21 歳の

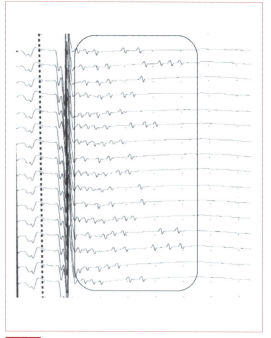

図2 受傷後3日の受傷側でみられた長潜時反射様の応答

受傷側において，受傷後3日に安静時では記録されることのない長潜時反射の様相を呈する律動的波形がH反射出現後に記録された（囲み部分）．振幅感度：1 mV/div，掃引：20 ms/div

男子大学バスケットボール選手であった．診断は左足関節内がえし捻挫（Ⅱ度損傷）であった．腫脹と疼痛，可動域制限はそれぞれ軽度であったが，筋力検査は疼痛のため不可能であった．日常生活動作（ADL）レベルは，歩行は疼痛自制内で可能であるものの，段差昇降には時間を要した．

（2）方法

まず，安静腹臥位で足尖をベッド外へ出した状態の被験者に筋電計 Viking Quest を用いて膝窩部脛骨神経に電気刺激を加え，ヒラメ筋からH反射を導出した．H反射の記録後，ヒラメ筋の最大M波を記録し，最大M波の振幅とH反射の平均振幅との比（振幅H/M比）を算出して受傷前，受傷後3日，受傷後1ヵ月の値を比較した．

（3）結果

受傷前，受傷後3日，受傷後1ヵ月の振幅H/M比は，非受傷側で0.17，0.88，0.21，受傷側では0.62，1.23，0.58であり，受傷後3日に増大していた．また，受傷後3日の受傷側には長潜時反射様の律動的波形が記録された（図2）．

（4）考察

振幅H/M比は脊髄神経機能の興奮性を示し，下肢における長潜時反射は脳幹または大脳皮質の興奮性を表す．本症例では，受傷後3日において両側のヒラメ筋に関連する脊髄神経機能の興奮性に増大が認められた．また，通常は安静時には導出されない長潜時反射も受傷後3日の受傷側において記録された．これより，本症例では足関節内がえし捻挫によって，一過性の脊髄神経機能の興奮性の増大が両側性に認められ，受傷側においては脳幹より上位の神経機能の興奮性も増大していたことが明らかとなった．この要因としては，受傷そのものによる影響としての腫脹や痛みの関与[4]や，受傷後の影響としての足関節不安定性の関与[5]が考えられた．誘発筋電図評価を応用することで，本症例の状態については以下のように推察できる．受傷後3日という急性期においては，痛みや不安定性がある状況でADLに適応していたものの，筋への抑制効果よりも痛みなどによる足関節周囲筋群の緊張性収縮が亢進している影響が大きかったと考えられた．受傷後3日においては，脳幹よりも上位の中枢神経機能の興奮性も増大していると思われる所見が得られたが，本症例においては受傷直後の足関節の不安定感や疼痛のためにヒラメ筋などの足関節周囲筋群の緊張性収縮が亢進した状態で姿勢保持や動作遂行を繰り返すことによって，脊髄反射の亢進が起こっていたと考えられた．また，振幅H/M比は受傷後1ヵ月の時点で受傷前の状態となったことから，本症例においては関節由来あるいは不安定性由来の抑制作用が残存しなかったことが明らかとなった．

前十字靱帯再建術後の中枢神経機能の興奮性変化─誘発筋電図を用いたサイレントピリオドによる検討─[6]

（1）対象

対象は膝前十字靱帯（ACL）再建術後症例3名（男性2名：以下，症例A，症例B，女性1名：

以下，症例C）とした．症例A（21歳，身長176cm，体重65.0kg）は左側ACL再建術後の大学サッカー選手で，受傷直後に再建術が行われ，術後6ヵ月で競技復帰した．リハビリテーション過程においては，走行や方向変換の練習時に非術側下肢の過用が定着化していた．症例B（17歳，身長174cm，体重62.0kg）は高校バスケットボール選手で，受傷直後に再建術が行われ，術後6ヵ月で競技復帰した．リハビリテーション過程においては，安全な動作イメージの学習に多くの指導を要した．症例C（34歳，身長162cm，体重46.5kg）はスポーツインストラクターで受傷後から数年にわたる保存療法の後に両側のACL再建術が施行され，術後6ヵ月で職業復帰した．リハビリテーション過程においては，スポーツ動作ではなく日常生活動作を中心とした動作練習が行われ，特に問題のない遂行が可能であった．

（2）方法

安静腹臥位で足尖を垂らした状態の被験者のヒラメ筋から，筋電計Viking Quest（Nicolet）を用いサイレントピリオドを術後1ヵ月から6ヵ月までの間に原則として月1回の頻度で記録した．得られた波形からサイレントピリオドの持続時間の平均値と変動係数を算出した．

（3）結果

症例Aでは，非術側下肢の過用がみられた時期に同側のサイレントピリオドの短縮と変動係数の増大がみられた（図3，4）．症例Bでは，術後5ヵ月間まで術側のサイレントピリオド中に長潜時反射様の波形が出現し，サイレントピリオドの変動係数が増大した．長潜時反射様の波形は術後4ヵ月で最も顕著に出現した（図5，6）．症例Cのサイレントピリオドについては特記すべき所見は得られなかった（図7，8）．

（4）考察

サイレントピリオドの持続時間の短縮は，大脳レベルが関与する相対的抑制（大脳レベル自体の抑制作用の増加もしくは脊髄レベルへ及ぼされる興奮性インパルスの抑制作用）[7]が開放される状態，つまり，より顕著に大脳レベル自体の興奮性もしくは大脳レベルから脊髄レベルへの興奮性インパルスの増大を示すものである．一方，サイレントピリオドの変動係数が増大した（1試行ごとの記録における変動が大きい）ことは，1刺激ごとのインパルスが脊髄あるいはさまざまな上位中枢レベルを経由していることを示すものである．したがって，症例Aでは，非術側の過用が観察された時期には単純な筋収縮維持でも非術側では脊髄だけではなく脊髄より上位の中枢神経機能の興奮性が増大したことが明らかとなった．また，興奮性の増大だけではなく足関節底屈筋の軽い収縮という単純課題についてもさまざまなレベルの中枢神経機能が動員されたものと推察される．症例Bでは，術後5ヵ月間まで術側のサイレントピリオド中に長潜時反射様の波形が出現し，サイレントピリオドの変動係数が増大した．長潜時反射様の波形は術後4ヵ月で最も顕著に出現した．この時期は免荷から走行，方向変換まで多様な動作を学習する時期であり，症例Bでは正しい運動イメージの習得に努力を要した時期に合致した．つまり，正しい運動イメージを習得しようとして意識下での運動実施が強調されているような場合には，長潜時反射の中枢である脳幹より上位の中枢神経機能の興奮性が増大を示し，その影響は臥位での足関節底屈という単純な運動課題においても上位中枢が動員されるほど大きなものであると推察された．また，変動係数の結果から症例Bでも症例Aと同様に，上位中枢の興奮性の増大だけではなく足関節底屈筋の軽い収縮という単純課題でもさまざまなレベルの中枢神経機能が動員されていたと推察される．症例Cでは，サイレントピリオドは正常所見であり，リハビリテーション過程において円滑な運動獲得が可能であったことに一致した．ここで検討した3名のACL再建症例のヒラメ筋サイレントピリオドは，競技や職業復帰までのリハビリテーション過程ではさまざまな様相を示したが，リハビリテーション過程における問題が消失した時期には，3名ともに正常所見を呈した．これより，誘発筋電図検査として得られるサイレントピリオドは，術後の動作獲得過程において術側だけでなく非術側も含めた下肢の上位中枢神経機能の評価指標となりうる．具体的には，ス

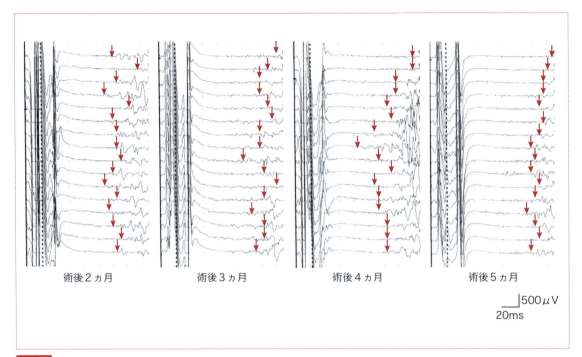

図3 症例Aにおけるサイレントピリオドの生波形（非術側）
図中の矢印は筋放電の再開時点を示す（サイレントピリオド＝各図の左端から矢印まで）．

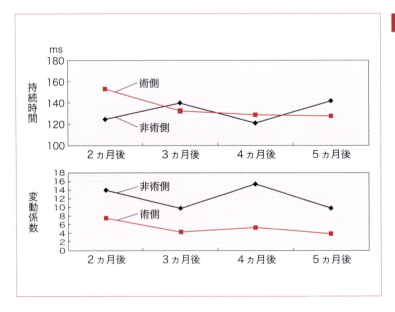

図4 症例Aにおけるサイレントピリオドの持続時間と変動係数

　スポーツ外傷・障害後のリハビリテーション過程において，サイレントピリオドが正常所見を示すことが競技復帰を許可するための一つの指標になりうると考えられる．

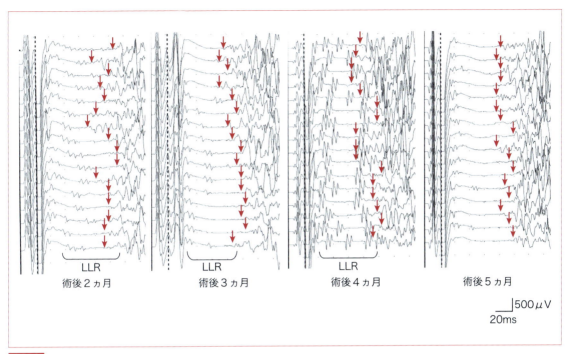

図5 症例Bにおけるサイレントピリオドの生波形（非術側）

図中の矢印は筋放電の再開時点を示す（サイレントピリオド＝各図の左端から矢印まで）．

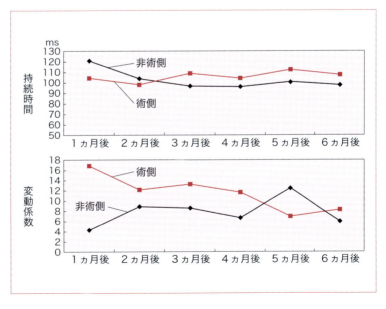

図6 症例Bにおけるサイレントピリオドの持続時間と変動係数

文献

1) 大工谷新一ほか：膝関節動作時アライメントと大腿四頭筋の活動様式の関係について─垂直跳び動作における検討─. 関西臨スポーツ医研会誌 6：109-110, 1996

2) 大工谷新一ほか：荷重位での下腿三頭筋トレーニング（カーフレイズ）では母指球支持を強調してよいか？ 第45回近畿理学療法学術集会（滋賀），2005

3) Daikuya S, et al：H reflex from soleus muscle after

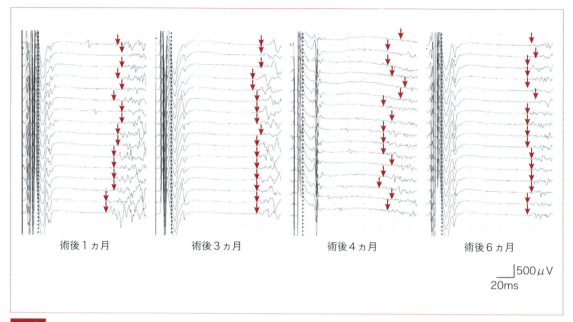

図7 症例C（両側再建例）におけるサイレントピリオドの生波形（右側）
図中の矢印は筋放電の再開時点を示す（サイレントピリオド＝各図の左端から矢印まで）．

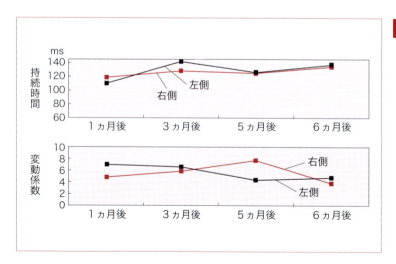

図8 症例C（両側再建例）におけるサイレントピリオドの持続時間と変動係数

ankle sprain of a college basketball player. J Trauma Treat 2：175, 2013
4) Palmieri RM, et al：Arthrogenic muscle response to a simulated ankle joint effusion. Br J Sports Med 38：26-30, 2004
5) McVey ED, et al：Arthrogenic muscle inhibition in the leg muscles of subjects exhibiting functional ankle instability. Foot Ankle Int 26：1055-1061, 2005
6) Daikuya S, et al：Silent period and H reflex from soleus muscle as an index in a neuromuscular function after reconstruction of anterior cruciate ligament. Electromyogr Clin Neurophysiol 49：177-186, 2009
7) Wilson SA, et al：The muscle silent period follwing transcranial magnetic cortical stimulation. J Neurol Sci 114：216-222, 1993

Ⅲ 検査評価総論

5 動作分析評価

1）肉眼による観察ポイントと分析スキル

坂田 淳

Essence

- 肉眼でスポーツ動作を分析する際には，動作分析のポイントを絞り，単純な動作に置き換えて評価する工夫が必要となる．
- 投球動作の問題となる動作には，"肘下がり"と"手投げ"があり，前者は体幹傾斜，後者は体幹の早期回旋や骨盤回旋の減少がその要因として挙げられる．
- 走動作の評価は，歩容を評価で代替し，接地位置や重心の上下動，下腿の内外傾を評価する．
- 基本動作を評価することで，動作異常の原因を把握することができる．

1 肉眼による動作分析の流れ

まず疼痛を訴えている場面の評価を行う．例えば投球動作の肩最大外旋時は，肩の外旋運動から内旋運動に切り替わるタイミングであり，肘関節や肩関節にかかるトルクの多くが最大となる．このような場面において異常な動作が起こると，非生理的なストレスが関節や周辺組織に加わり，疼痛が出現する．疼痛を訴えている場面の異常動作が観察されたら，その動作の原因をその場面やその前の場面の動作に求めていく．これにはいくつかのパターンが存在することが多い．ある異常な動作パターンが観察されたら，その動作を行うのに必要な基本動作を評価し，異常な動作の背後に潜む問題を把握する．本稿では，投球動作というスポーツ特有の動作と，走動作というスポーツの基本動作について，肉眼での動作観察と分析を行うポイントをまとめる．

2 投球動作の分析

問題となる動作

（1）肩最大外旋付近で疼痛を訴える場合
① "肘下がり"
　肩最大外旋付近で問題となる動作の代表例としては，"肘下がり"が挙げられる．"肘下がり"とはarm cocking相に両肩のラインよりも肘の高さが下がるフォームを指し，肘内側障害の発生要因となる[1]．
② hyper angulation
　hyper angulationも問題となる動作として挙げられる．hyper angulationとは，arm acceleration相において肩水平外転が増大することを指す．肩最大外旋時にhyper angulationが起こると，上腕骨頭への前方剪断力が増加し[2]，上腕骨頚部の関節内部分と臼蓋後上方部の間に後上方関節唇や腱板が挟み込まれて損傷する（インターナルイン

ピンジメント)[3].

(2) リリース付近で疼痛を訴える場合

リリース付近の動作の異常として,"手投げ"の動作が挙げられる."肘の突き出し"ともいわれ,arm acceleration 相において肩水平内転が増大し,上腕が肩甲平面上から逸脱した状態でリリースする[4,5].この動作は,リリース時の肘内側の痛み[4]や離断性骨軟骨炎[5]の要因になるほか,小円筋や棘下筋による上肢のブレーキング作用が増大する.これにより肩後方タイトネスが生じ,肩峰下インピンジメントを引き起こす.

> **MEMO**
> 投球動作の相分けには多くのものがある.本稿では,Wernerらの報告[6]にならい,立位姿勢から下肢を持ち上げるまでを wind-up 相,片脚立位から足接地までを stride 相,足接地から肩最大外旋までを arm cocking 相,肩最大外旋からボールリリースまでを arm acceleration 相,ボールリリースから肩最大外旋までを arm deceleration 相,肩最大外旋から最後までを follow-through 相として表記する.

2 肉眼による投球動作の評価

(1)"肘下がり"

"肘下がり"は側方より観察する.肘の高さに着目し,arm cocking 相に両肩のラインより肘の位置が下がらないかを確認する(図1a).

> **Point**
> われわれの調査結果によると,肘内側障害を生じた選手は,図1aのように接地時に上がった肘が,もう一度下がる動きが観察された.またそのタイミングは急激な体幹傾斜と関連がみられた.このことから,筆者は接地時や肩最大外旋時の"肘下がり"だけでなく,その間に"肘が下がる"現象がないかを注視するようにしている.

(2) hyper angulation

hyper angulation は後方より観察する.肉眼で実際に評価をする際は,足接地時の肘の位置から,体幹回旋に合わせて肘がついていかず,肘が後方に残る動き(肩水平外転の増大)がないか確認する(図1b).

(3)"手投げ"

"手投げ"は,側方より観察する.身体が投球方向に対し正面を向いたときに,肘が耳よりも前にないか(肩水平内転の増大)を確認する.また,肩・肘・ボールが一直線上になく,肘が曲がったままリリースしていないかも確認する(図1c).

3 問題となる動作のパターン

問題となる動作パターンは,大きく前額面上の問題と水平面上の問題に分けられる.

(1) 前額面上の問題

"肘下がり"と hyper angulation の原因は,arm cocking 相に骨盤に対し体幹が投球方向に早期あるいは過剰に傾斜することにある[4].体幹が傾斜することで両肩のラインが傾き,ボールを持った手の位置が空間内にとどまる.相対的に肘が下がり,かつ後ろにとどまる(図2).

(2) 水平面上の問題

"手投げ"は,"身体の開き"がその原因として挙げられる[5]."身体の開き"とは,踏み込み足接地前に体幹の投球方向への回旋が始まることを指す[5].早期に体幹回旋が開始されると,結果的に体幹回旋が早期に減少する(図3).これにより,arm acceleration 相において,肩水平内転が著しく増大する.また arm acceleration 相に骨盤の回旋が減少してしまう場合も,肩水平内転が増大し,"手投げ"となる.

4 投球に必要な基本動作の評価

(1) 立位姿勢(構え)の評価

arm cocking 相において,体幹の傾斜がみられる場合には,投球開始時の立位姿勢を確認する.骨盤に対し胸郭が後方に引けた sway back の姿勢や,体幹屈曲・骨盤後傾した円背姿勢では,stride 相に骨盤が後傾し,その後の体幹傾斜を誘

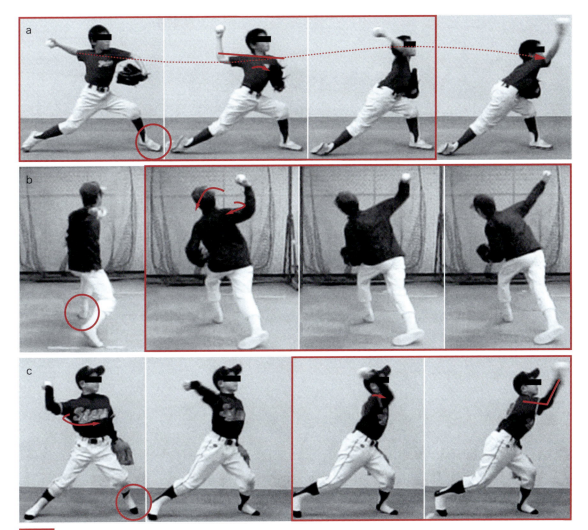

図1　問題となる投球動作の評価
a：足接地直後に体幹が投球方向に傾斜し，両肩のラインよりも肘が下がっている．
b：体幹が回旋した際に体幹が急激に側方傾斜し，肘が後ろに残っている．
c：足接地時にすでに体幹が回旋し，体幹が正面を向いた際に肘が耳よりも前にあり，肘が屈曲したままリリースしている．

発する[4]（図4）．

(2) 片脚立位・外方リーチ動作の評価

投球時の軸足の評価として，片脚立位から踏み込み足を外方に向けてリーチする lateral slide test[7] を評価する（図5）．下肢長の80％の距離をリーチできることが望ましい．骨盤後傾や体幹傾斜がみられる場合には，arm cocking 相の体幹傾斜が起こりやすい．また，軸足の大腿骨内旋・下腿内傾が強まる場合には，骨盤回旋を制御できず，"身体の開き"が起こりやすい[7]．

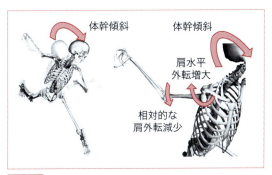

図2　体幹傾斜による上肢の異常運動
体幹が傾斜することで，相対的に肩の外転角が減少し，水平外転が増大する．

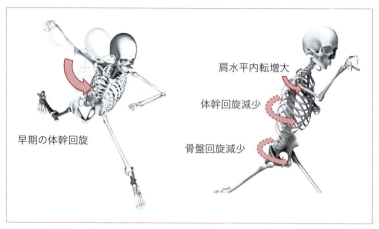

図3　体幹早期回旋・骨盤回旋減少による上肢の異常運動

体幹が早期に回旋することや骨盤の回旋が減少することで，肩の水平外転角が増大する．

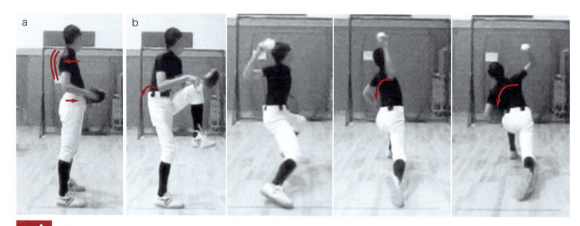

図4　構えの姿勢と投球動作の異常

a：構えの姿勢において，骨盤が前方，胸郭が後方に偏位した sway back の姿勢となっている．
b：stride 相に骨盤が後傾し，arm cocking 相の体幹の傾斜が増大している．

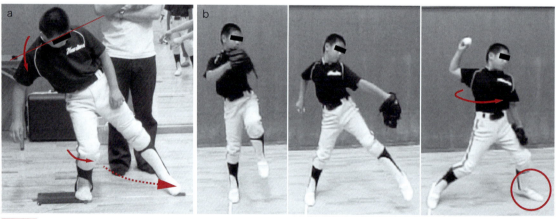

図5　lateral slide test と投球動作の異常

a：軸足片脚立位から踏み込み足を外方にリーチし，床に足をつけずに戻る．この際，体幹傾斜および下腿の内傾がみられ，リーチ幅が少なくなっている．
b：stride 相において，体幹の早期回旋が起きている．

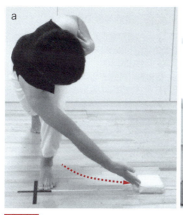
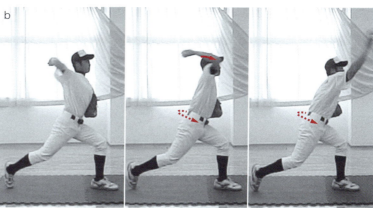

図6 follow-through reach test と投球動作の異常
a：踏み込み足を前にして前後に足を開き，投球側上肢を側方リーチする．
b：上肢側方リーチ動作が不十分であると，arm acceleration 相における骨盤回旋の減少が起きる．

（3）踏み込み動作の評価

骨盤回旋の減少がみられる場合には，踏み込み動作として，follow-through reach test[8]を評価する（図6）．投球の踏み込み動作のように足を前後に開き，投球側上肢を側方にリーチする．骨盤の回旋が十分に行えないと，投球時においても骨盤の回旋が減少する可能性が高い．

また，踏み込み足の外傾がリーチ動作においてみられると，投球時にも下腿の外傾が生じ，体幹傾斜の要因となる可能性がある．

走動作（歩行動作）の分析

1 問題となる動作

（1）遊脚期後半から接地時の問題
① 前方接地

接地位置の問題として，接地位置が前である場合が挙げられる．ハムストリングスは遊脚期で振り出した下肢を接地直前にブレーキングするために力を発揮し[9]，かつ接地直後の膝伸展・股屈曲外的トルクを遠心性に制御する[10]．ハムストリングス肉離れを起こした選手は，遊脚後期における膝伸展角が増大したという報告[11]がある．接地位置が前方となると，遊脚期の下肢の振り出し時の膝伸展角が増大し，接地直後の外的トルクが増大する．接地前後のハムストリングスの過剰収縮が起こり，ハムストリングス肉離れのリスクが高まる（図7a）．

② "腰が落ちる"

立脚期において，大腿四頭筋は膝関節屈曲・股関節伸展を遠心性に制御する[12]．接地時に骨盤が後傾・下方偏位する動き（"腰が落ちる"）が起こることで，接地時の衝撃が増大する．大腿四頭筋の過剰収縮が起こり，大腿四頭筋の肉離れや膝前面痛の要因となる（図7b）．

（2）立脚期の問題

立脚期での下腿の外傾や内傾が問題として挙げられる．

立脚期で床反力が下腿より内方に向くと，脛骨内側へ圧縮ストレスが加わり，脛骨疲労骨折の要因となる[13]．下腿の外傾はこれを助長する可能性がある．下腿の外傾が強まると下腿に加わる外的外旋トルクも増大する[14]ともいわれており，疲労骨折のリスクが増大する（図8a）．また下腿の外傾は骨盤外方偏位・股関節内転を伴いやすい．立脚期の股関節内転増大は腸脛靱帯への伸張ストレスを増大させる[15]．

下腿の内傾は，膝関節内側への伸張ストレスを

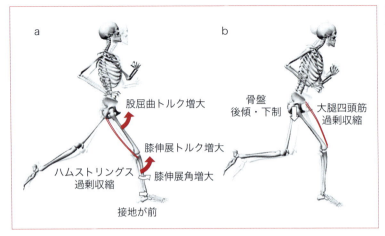

図7 接地前後で問題となる動作
a：接地位置が前になることで，膝伸展・股関節屈曲トルクが増大し，ハムストリングスの過剰収縮が起こる．
b：接地時に骨盤が後傾・下方偏位することで，大腿四頭筋の過剰収縮が起こる．

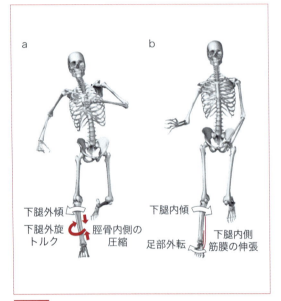

図8 立脚期で問題となる動作
a：下腿が外傾することで，脛骨内側に圧縮ストレスが生じ，さらに外旋ストレスが加わる．
b：下腿内傾・足部外転することで，下腿内側の筋膜に伸張ストレスが生じる．

MEMO

シンスプリントは脛骨後内側遠位2/3から1/3に起こる骨膜炎と定義される[17]．近年，より詳細な定義がなされ，虚血性疾患や疲労骨折を除く，運動中に生じる脛骨後内側縁に沿った痛みはmedial tibial stress syndrome（MTSS）と定義される[18]．ヒラメ筋や後脛骨筋の関与が指摘されてきたが，解剖学的付着部位の相違から筋の伸張に伴う筋膜への伸張ストレスがその原因と考えられている[19]．

強め，鵞足炎の原因となる．またmedial tibial stress syndrome（MTSS）の要因として立脚期での後足部過回内・足部過外転がある[16]．下腿の内傾に足部外転が加わることで，下腿内側の筋膜に伸張ストレスが加わり，MTSSのリスクが高まる（図8b）．

2 肉眼による歩容の評価

走動作の異常のスクリーニングとして歩容を評価するとよい．歩行でみられる動作の異常の多くは，走動作ではより強調された形で起こる．歩容としては，以下の3点について評価を行う．

（1）足音の左右差

前方接地を肉眼で正確に評価するのは難しい．接地が前であると，足関節が早期に底屈し，結果として足音が大きくなることが多い．足音の左右差を比較することで前方への接地の有無を評価する．

（2）重心の上下動

接地時に"腰が落ちる"と，立脚初期の上下動が大きくなる．また，股関節伸展による蹴り出しが減少し，足関節の底屈が増大することで，立脚後期に上下動が大きくなる場合もある．

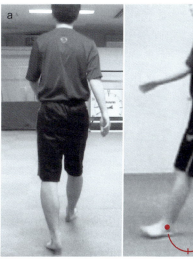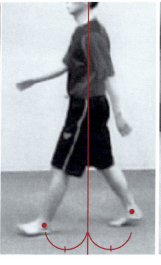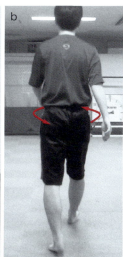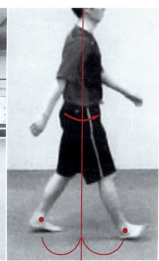

図9　対側蹴り出しの接地位置への影響
a：蹴り出し時に股関節が伸展され，接地位置も正常である．
b：股関節伸展を骨盤回旋で代償した蹴り出しとなっており，aと比べ接地位置が前方になっている．

（3）下腿の外傾・内傾

　足接地から荷重応答にかけての下腿の外傾の有無を確認する．また，下腿の前傾が増大する立脚中期から後期にかけての下腿の内傾や足部外転の増加の有無を確認する．

問題となる動作のパターン

　歩行動作は常に同側・対側双方からの影響を受ける．

（1）前方接地の原因
① 同側からの影響

　捻挫の後遺症などにより足関節背屈制限や安定性低下が起こることで，同側の離地が早期に起こる．股関節屈曲域を主体とした運動となり，接地位置が前方となりやすい．

② 対側からの影響

　対側立脚後期における股関節伸展が減少すると，その代償として骨盤が過剰に回旋する．同側骨盤が前方となり，接地位置が前方になる（図9）．

（2）"腰が落ちる"原因
① 同側からの影響

　体幹屈曲・骨盤後傾した姿勢不良は，大殿筋の

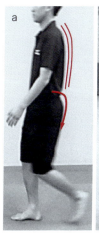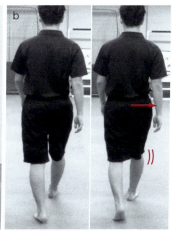

図10　姿勢の不良と骨盤下制・後傾
a：円背姿勢となり，骨盤が後傾している．
b：立脚期の支持性が低下し，骨盤の外方偏位が増大し，下腿が外傾している．

活動を低下させ，立脚期の支持性を低下させる．立脚期の支持性低下は"腰が落ちる"ことを誘発する（図10a）．

② 対側からの影響

　対側立脚後期の股関節伸展減少・足関節底屈に伴う，同側遊脚後期の上下動は，接地時の衝撃を

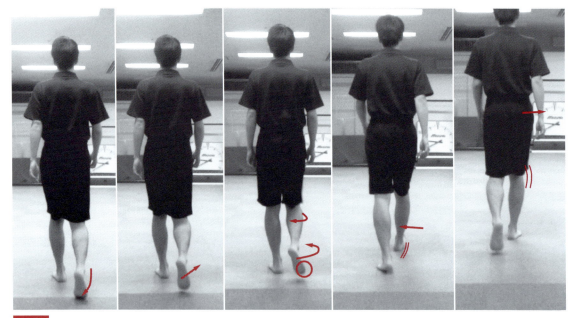

図11 分まわし歩行と下腿の外傾
立脚後期の足部回外により下肢が外側に振り上げられ,分まわし歩行となっている.内側接地することで骨盤が外方に偏位し,下腿が外傾している.また遊脚初期での足部外転により,下腿が外旋している.接地時に後足部が回外することで外側荷重となっていることも,下腿外傾の要因となっている.

増大させ,"腰が落ちる"動作となる.

(3) 下腿の外傾の原因

① 同側からの影響

体幹・股関節周囲機能低下による支持性低下がみられると,骨盤の過剰な外方偏位により,下腿外傾が起こる(図10b).

下腿外旋・後足部過回外による外側接地も,下腿を外傾させる.下腿外旋の多くは立脚後期から遊脚初期での足部外転により起こる.

また,接地位置が内側である場合も下腿の外傾は起こる.これは同側遊脚期の分まわしが原因となる.分まわしの原因の多くは,遊脚初期における下肢の振り上げ方向が外側に向くためであり,立脚後期における同側への骨盤回旋や足部回外がその原因となる(図11).

② 対側からの影響

対側立脚後期において下肢を蹴り出す方向が外側となると,骨盤が側方へ大きく移動した状態での同側接地となり,下腿外傾や骨盤外方偏位が起こりやすい(図12).外側方向への蹴り出しの多くは,立脚中期から後期にかけての骨盤回旋と足部外転に起因する.

(4) 下腿内傾の原因

立脚中期から後期にかけての下腿内傾の原因のほとんどは,同側立脚期の安定性低下に起因する.大殿筋の出力が低下による大腿骨内転・内旋や足部機能低下による足部内側縦アーチ低下により,膝が内側に入ることで,下腿が内傾する(図13).

4 原因に対する評価

問題となる動作の原因は,接地時の骨盤安定性,立脚中期の足部アーチ,立脚後期から遊脚初期の十分な股関節伸展と蹴り出しの方向に集約される.

歩容によるスクリーニングを行った後,問題の可能性がある場面や部位の詳細な評価を行う.

(1) 足踏み

遊脚後期や接地時を模した評価として,安静立位から下肢を前方に振り上げる動作を左右交互に行う.片脚立位になった際の骨盤の外方偏位や外

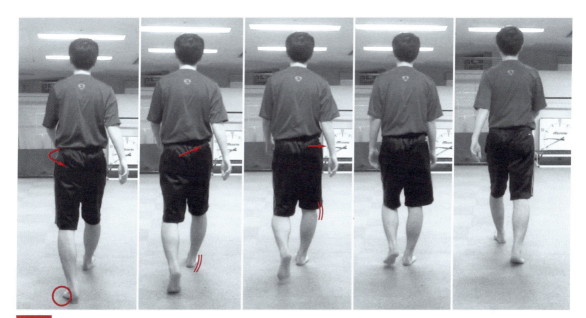

図12 分まわし歩行と下腿の外傾

立脚後期の骨盤回旋と足部外転により，外側へ蹴り出すことで骨盤が側方に移動し外側接地となっている．結果，骨盤が外方偏位し，下腿の外傾が起こる．

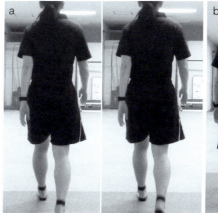
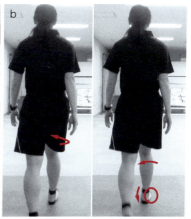

図13 姿勢の不良と骨盤下制・後傾

a：立脚期において下腿がニュートラルに保たれている．
b：接地時に大腿骨が内旋，足部が回内・外転し，下腿が内傾する．

側荷重の有無を確認する（図14a）．骨盤の外方偏位がみられる場合には，歩容でも骨盤の外方偏位が観察されやすい．

また矢状面上より動作を観察し，下肢を振り上げた際の骨盤後傾の有無を確認する（図14b）．骨盤が後傾した場合には，支持脚の立脚期に"腰が落ちる"可能性がある．

Point

足踏みや片脚スクワットの評価時，多裂筋や腹横筋，大殿筋の収縮を触知可能かを評価することで，より詳細に原因となる機能不全を特定できる．

（2）片脚スクワット

立脚期を模した動作として，片脚スクワットを評価する．片脚立位からスクワットを行った際の

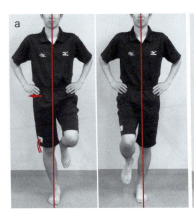
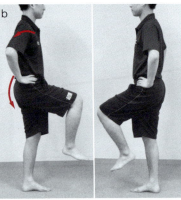

図14 足踏みの評価
a：前額面上において，骨盤が外方に偏位し，下腿が外傾している．
b：矢状面上において，骨盤が後傾し，体幹が伸展している．

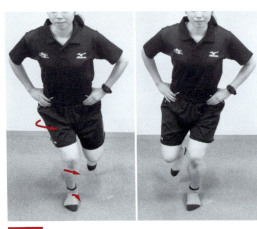

図15 片脚スクワットの評価
下腿の前傾に伴い，大腿骨が内旋し，足部の回内が増大している．

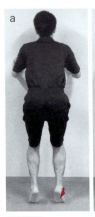
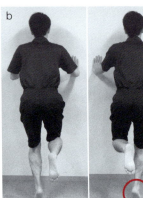

図16 カーフレイズの評価
a：反対側と比べ，足部の回外が増大し，小指に荷重したカーフレイズとなっている．
b：片脚でカーフレイズを行うと，足部の外転が増大している．

大腿骨内転・内旋，下腿の内傾・外旋，足部回内・外転の有無を確認する（図15）．図15のような大腿骨の内旋や足部過回内は，図13bのように立脚中期にかけて下腿の内傾を起こす原因となる．反対に，足部回内の不足は立脚期の下腿外旋を誘発することになる．加えて，足部の外転がみられる場合には，足部回内の有無にかかわらず，立脚後期から遊脚初期にかけての下腿外旋の誘因となる．

（3）カーフレイズ

立脚後期の蹴り出しの評価として，カーフレイズを行う．両側カーフレイズを行った際の足部回外の有無（図16a）や片脚カーフレイズを行った際の足部外転の有無を評価する（図16b）．足部の回外は図11にみられる分まわし歩行につながり，足部の外転は図11にみられる遊脚初期の下腿外旋につながる．

（4）股関節伸展

腹臥位で股関節を伸展させ，立脚後期における蹴り出しの評価を行う．股関節伸展可動性や骨盤による代償，外転を伴う伸展を行っていないかを確認する（図17）．股関節伸展制限に対し，骨盤の回旋や股関節の外転による代償がみられる場合には，図12のように，歩容においても外側に蹴り出す動作がみられることが多い．

問題となる動作に対する歩容の改善がみられたら，歩容には反映されにくい腕振りの際の肩甲

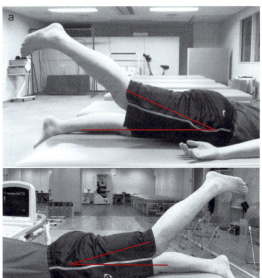
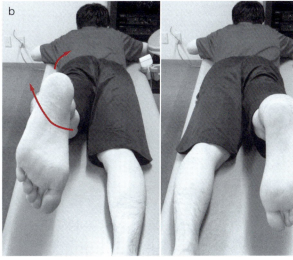

図17 股関節伸展の評価
a：股関節伸展可動性が低下している．
b：骨盤の回旋による代償と，股関節外転が伴う伸展となっている．

骨・胸郭の動きの評価や，より股関節の伸展や動的安定性が求められる前方へのホップ動作を評価し，走動作につなげるようにする．

文献

1) 坂田　淳ほか：少年野球選手における肘内側障害の危険因子に関する前向き研究．整スポ会誌 36：43-51, 2016
2) Takagi Y, et al：Increased horizontal shoulder abduction is associated with an increase in shoulder joint load in baseball pitching. J Shoulder Elbow Surg 23：1757-1762, 2014
3) Jobe CM：Posterior superior glenoid impingement：expanded spectrum. Arthroscopy 11：530-536, 1995
4) 坂田　淳ほか：内側型野球肘患者の疼痛出現相における投球フォームの違いと理学所見について．整スポ会誌 32：259-266, 2012
5) 坂田　淳ほか：投球フォームからみた上腕骨小頭離断性骨軟骨炎の危険因子の検討．整スポ会誌 34：173-178, 2014
6) Werner SL, et al：Biomechanics of the elbow during baseball pitching. J Orthop Sports Phys Ther 17：274-278, 1993
7) 坂田　淳ほか：投球時体幹回旋のタイミングに対する下肢バランス機能の重要性．整スポ会誌 35：56-62, 2015
8) 松井知之ほか：投手に対する新しい下肢・体幹機能評価の試み―投球障害選手の身体特性に着目して―．体力科学 64：463-468, 2014
9) Yeow CH：Hamstrings and quadriceps muscle contributions to energy generation and dissipation at the knee joint during stance, swing and flight phases of level running. Knee 20：100-105, 2013
10) Sun Y, et al：How joint torques affect hamstring injury risk in sprinting swing-stance transition. Med Sci Sports Exerc 47：373-380, 2015
11) Schache AG, et al：Biomechanical response to hamstring muscle strain injury. Gait Posture 29：332-338, 2009
12) Schache AG, et al：Effect of running speed on lower limb joint kinetics. Med Sci Sports Exerc 43：1260-1271, 2011
13) Creaby MW, et al：External frontal plane loads may be associated with tibial stress fracture. Med Sci Sports Exerc 40：1669-1674, 2008
14) Kawamoto R, et al：Primary factors affecting maximum torsional loading of the tibia in running. Sports Biomech 1：167-186, 2002
15) Noehren B, et al：ASB clinical biomechanics award winner 2006 prospective study of the biomechanical factors associated with iliotibial band syndrome. Clin Biomech (Bristol, Avon) 22：951-956, 2007
16) Willems TM, et al：A prospective study of gait related risk factors for exercise-related lower leg pain. Gait Posture 23：91-98, 2006
17) Mubarak SJ, et al：The medial tibial stress syndrome. A cause of shin splints. Am J Sports Med 10：201-205, 1982
18) Yates B, et al：The incidence and risk factors in the development of medial tibial stress syndrome among naval recruits. Am J Sports Med 32：772-780, 2004
19) Bouche RT, et al：Medial tibial stress syndrome (tibial fasciitis)：a proposed pathomechanical model involving fascial traction. J Am Podiatr Med Assoc 97：31-36, 2007

Ⅲ　検査評価総論

5 動作分析評価
2）フィールド，医療現場などで活用できる手法

| 高橋佐江子

Essence
- 静止画や動画の撮影時は，評価の目的に合ったデバイスを選択し，適切な方法で撮影することで正確な評価につながる．
- フリーのアプリケーション（アプリ）やソフトウエア（ソフト）でも，使いこなし方によっては，評価の一助となりうる．
- ヒトが得意なこと，カメラやセンサが得意なことを，見極める眼を持ち，選手のサポートに生かしていくことが重要である．

1　静止画・動画撮影時の工夫

 撮影デバイスの選択

　静止画や動画の撮影には，スマートフォン・タブレット・デジタルカメラ・デジタルビデオカメラなど，どのデバイスを用いてもよいが，撮影した映像をその場で確認することを考えると，iPadなどのタブレット端末が便利である．ズームを使うのであれば，デジタルカメラやデジタルビデオカメラを用いることが望ましい．

 撮影デバイスの設定

　近年は，解像度を高く設定することにより，スマートフォンやタブレット端末でも十分なクオリティで撮影できる．
　ジャンプやランニング走動作における接地時の足部の動きや，ボールを投げる瞬間などを捉えるには，シャッタースピードをできるだけ速くし，フレームレートを高くすることのできるデジタルビデオカメラを用いて撮影することが望ましい．最近では，240fps での撮影ができるスマートフォンもある．タブレットやスマートフォンで撮影する場合は，標準のカメラアプリで撮影してもよいが，後で述べるアプリを用いて撮影すると，その後の撮影映像の確認がスムーズに行える．
　一方で，高フレームレートで撮影すると，データ容量が大きくなるため扱いにくくなり，画質も落ちることが多い．また，動画の場合，実際の動きよりもスローで再生されるという面もある．評価する項目に合わせてデバイスや設定を決めることが大切である（図1）．

MEMO　fps
　frames per second の略．フレームレートを表す単位で，1秒当たりのコマ数を示す．

3 カメラの特性を考慮した撮影時の工夫

カメラのレンズは球体であるため，撮影した画像には歪みがあり，端になればなるほど歪みが大きくなる．歪みの程度はレンズの種類によって異なり，広角レンズで撮影すると歪みが強調されやすいため，撮影時は，最も注視したい箇所がレンズの中央にくるように撮影することが望ましい（図2）．

また，撮影した画像で重力方向に対する体幹の傾斜角度などを評価するには，カメラが地面に対して水平かどうか，三脚の水準器を見て撮影するか，背景に線を入れるなどの工夫をする必要がある．また，撮影後ではなく，撮影時にあらかじめ背景に線を入れておくことで，より正確な評価をすることができる．線の入れ方は，背景は被写体とかぶらない色にし，被写体の後方や地面にあらかじめ格子状の紙などを張っておくか，壁にテープなどで線を引いておく方法が考えられる（図3）．

4 撮影デバイスの位置

カメラの設置位置は，評価したい項目に合わせ設定する．前額面上の動きを見るには正面に，矢状面上の動きをみるには側方にカメラを設置する．図4a，bは，同じ被写体を，カメラの設置場所を10°ほど変えて撮影したものである．図を見てわかるように，カメラの位置が少しずれているだけで膝の見え方は異なる．膝外反などのわずかな動きを評価するには，顔と足部をカメラに向けて立ってもらう，下腿中央をカメラに向けるなどの選手の立ち方の工夫と，選手の立ち位置に対するカメラの位置にも注意する．

同じように，カメラの高さも，可能であれば最も注視したい関節部位の高さに合わせることで，より正確な評価をすることが可能となる（図4c）．

エクササイズ前後で動作を比較するには，カメラを三脚などで固定し，被写体が立つ位置や向きもあらかじめ決めておくと，わずかな変化も見逃さずに，変化を正確に捉えることができる．

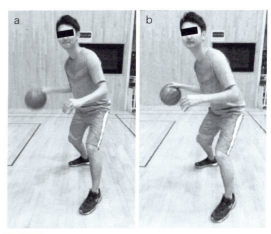

図1　30fpsで撮影した動画を切り取った画像（a）と240fpsで撮影した動画を切り取った画像（b）

a：画質は良いが，右手とボールがブレている．
b：画質は落ちるが，右手は映っている．

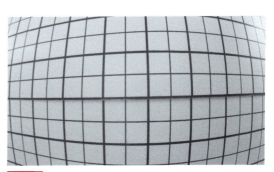

図2　広角レンズで撮影した動画を切り取った画像
顕著な歪みが見える．

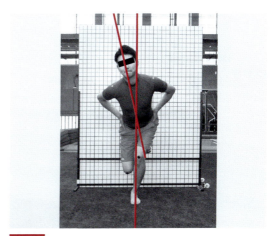

図3　背景に格子状の線を入れた片足スクワット
体幹の傾斜度合いは，格子状の線に対する傾斜角度で評価する．

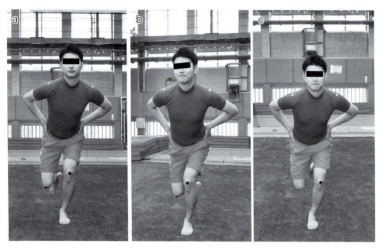

図4 片足スクワット
a：正面，骨盤の高さより撮影
b：約10°左脚寄り，骨盤の高さより撮影．aと比較して骨盤が傾斜し，膝の外反があるようにも見える．
c：正面，頭頂部の高さより撮影．aと比較して骨盤の傾斜が大きく見える．

撮影デバイスの固定や操作，電源の取り方など，検討すべき課題は多いが，例えばあらかじめwebカメラなどをPCからUSB接続して撮影したり（図5），手持ちのスマートフォンで録画などの機能をリモートコントロールするなどの方法が考えられる．

5) 被写体（選手）の工夫

撮影をするときの選手の服装は，身体のラインがわかるものが望ましい．骨盤や下肢の動きを詳細に見るには，選手に上前腸骨棘などのランドマークに手を当ててもらうか，シールなどのマーカーをつけて撮影する．

天井などに設置したカメラで水平面上の動きを評価するには，肩にマーカーをつけるだけでなく，骨盤部にも図6のような立体物をつけておくと評価しやすい（図7）．

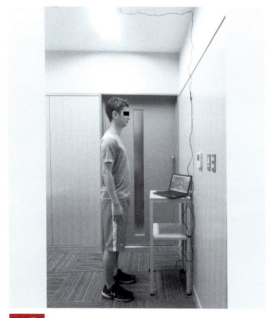

図5 USBカメラを用いた天井カメラ設置例
天井に小型のUSBメモリカメラを取り付け，PCに接続することで，リアルタイムで水平面上の動きを見ることができる．

膝内外反ストレスに関係していると考えられる骨盤や上半身の回旋，歩行，走行，投球などあらゆる動きにみられる水平面上の動きを捉えるためには，上方から撮影することも検討する．この際，

Point ▶

撮影した映像から，自らの動作をイメージするには，評価者の視点だけでなく，選手目線で撮影するとよい．例えば片足スクワットは，前方から撮影するだけでなく後方からも撮影することで，選手は動作を把握しやすくなることもある．

2 静止画・動画撮影後のデータ管理，活用

1 データの移動

　撮影したデバイスで表示，再生するだけでなく，タブレットやスマートフォンでは簡易的な分析をすることも可能である．ここでは，各種撮影デバイス間やPCへデータを移動させる方法について解説する．タブレットやスマートフォンで撮影したデータは，Wi-Fi環境があれば，「Dropbox」や「OneDrive」などのクラウドサービスを利用し，ケーブルで繋がなくとも複数デバイス間でデータのやり取りをすることができる．

　デジタルカメラやデジタルビデオカメラでの撮影後のデータ移動や共有方法は，「FlashAir」などのWi-Fi機能を有したSDカードを使用すると，SDカードをPCで読み込む手間が省けるだけでなく，タブレットやスマートフォンでも即時的に撮影した画像を確認することができる．これらのカードは，モードによってはWi-Fiのアクセスポイントがなくても，無線でカードのデータにアクセスすることも可能である．その反面，安定してデータのやり取りができないことや，データ量の大きい動画データの移動には時間がかかることもある．

　動画など，データ量の大きいやり取りには，「Transfer Jet（近接無線通信）」対応のSDカードやアダプタを使用する方法もある（図8）．Wi-Fi環境はいらず，デバイス同士を近づけることにより，撮影デバイスからPC・タブレット・スマートフォンへ高速でデータを転送することが可能である．この方法は，デジタルカメラで撮影した静止画をiOSデバイスで共有するのに便利である．一方で，Transfer Jetでデータを転送するには，機器同士の通信距離が数cmまでと，短い距離でしか行えないといった制限もある（図9）．

　データを取り扱う際はセキュリティに留意し，データ容量やその後の活用方法に応じて，適宜選

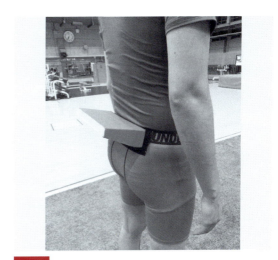

図6 骨盤部のマーカー例
発泡スチロールに色を付けたマーカーを骨盤部に貼り付けている．

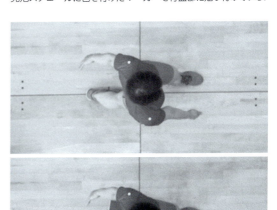

図7 水平面上の回旋の評価
骨盤部にマーカーがあることで，骨盤や上半身の回旋が評価しやすくなる．

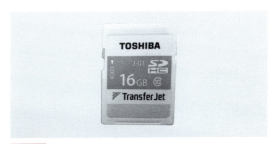

図8 SDカードの例
Transfer Jet対応カード

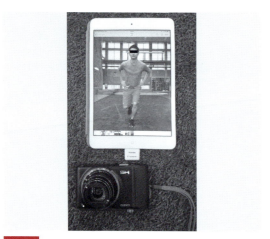

 Transfer Jet を利用したデータ転送

デジタルカメラで撮影後，iPad のアプリを使用することで，カメラの SD カード部分を iPad に近づけるだけで撮影画像が自動的に転送される．

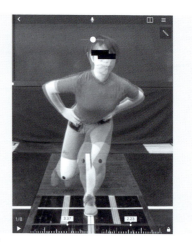

図10 アプリを利用した動作の確認

2つの動画を同期後，重ね合わせることで，動作の比較がしやすくなる．

択し使用する．

2 タブレット・スマートフォンを使用した分析方法

撮影したデバイスがタブレット端末の場合や，簡易的，即時的な確認やフィードバックをするならば，より画面の大きいタブレットが便利である．ここでは高価なアプリでなく，フリーのアプリやソフトを活用した方法を解説する．

(1) 静止画

静止画や動画の再生は，あらかじめプリインストールされているアプリで見るだけでなく，分析に適したアプリを用いて画像を確認するとよい．

静止画の確認は，「CMV（iOS）」を使い，カメラロールから撮影した画像を選択することにより，2つの静止画の比較や角度評価をすることが可能である．「Protractor（Android）」は撮影後の画像だけでなく，撮影中の画像の角度評価も可能である．

(2) 動画

動画の分析は，動画のスロー再生，線の描写，角度評価，2画面表示，動画の同期や重ね合わせができる「Hudl Technique」を利用すると，理学療法士だけでなく，選手も動作の確認を直感的に行うことが可能である（図10）．

選手が1人で動作を確認するには，前額面上の動きは鏡を使用すれば，選手自身がその場で動作を確認することができる．矢状面上の動きや方向転換を含む動作の確認は，選手1人では録画や再生の作業に手間がかかり，本来の動作に集中できないことがある．このような場合には，撮影した動画の自動遅延再生ができるアプリ「VideoDelay（iOS）」「VideoCoach（Android）」を使用する．デバイスは動画を撮影しつつ，画面上には任意の時間を遡った動画が常に表示されており，その都度動画の撮影，再生の操作をしなくとも自分の動作を確認することができるため，選手は自分の動きに集中できる（図11）．

以上のようなアプリを使いこなすことで，短時間で効果的に選手に還元することができる．しかし，アプリは日々進化しており，今後アプリに新しい機能が実装されるばかりでなく，フリーであったアプリが有料化したり，アプリそのものの配信が終わってしまうこともある．その時々に合ったアプリを各自で適宜選択し，使用する必要がある．

3 PC を用いた方法

詳細な分析をしたい場合や，紙ベースでデータを残したい場合は，PC を用いると作業しやすい．

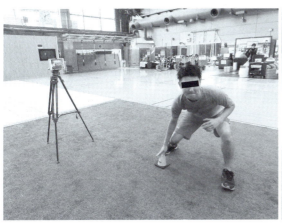
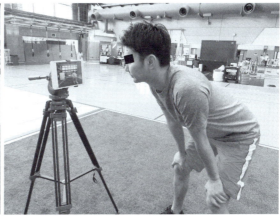

図11 iPadアプリを利用した動作の撮影と確認

iPadの動画撮影遅延再生アプリを利用し，切り返し動作を撮影．撮影中にもiPad上には数秒前の動作が再生され続けており，動作終了後iPadの操作なしで自分の動きを確認することができる．

（1）静止画

　線の描写やテキストの入力は，使い慣れている「Power Point」，「ペイント」などを用いてもよい．角度測定や距離の計測には「ImageJ」が有用である．距離の測定については，例えばドロップジャンプ時の両膝間の距離を，画像データ中の距離ではなく実際の距離（cm）で求めるには，あらかじめ測定部位に近い箇所の長さを測り，スケールがわかるようにしておく．そうすることにより，動画から静止画を切り取り，両膝間の距離とスケール調整用の画像から，両膝間の距離（cm）を算出することができる（図12）．

（2）動画

　動画の再生は，「QuickTime」を用いると，一度に複数の動画をディスプレイに表示できるので，エクササイズの前後比較や上級者との動きの比較がしやすいが，Windows版では，サポートが終了していることに注意したい．

　動画の分析は，「Kinovea（Windows）」が非常に有用である．2画面表示，重ね合わせ，コマ送り，マーカー追従機能，角度測定，任意の部位の拡大表示，静止画切り取り，簡易的な重心位置の算出など，数多くの機能をフリーで使用することができる．例えば，片足スクワット動作における膝の軌跡を見たいときに，マーカー位置の軌跡を表示

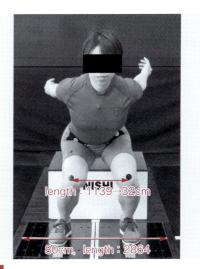

図12 両膝間の距離算出方法

撮影した映像で，測定可能な距離（cm）とImageJなどのソフトウエアで測定した画像中の距離から，両膝間の距離（cm）を算出することができる．この画像では，ボックスの幅も測定することは可能であるが奥行きを考慮し，膝とほぼ同じ前後位置にある床面の距離をベースにした方がより正確な距離を算出できる．

させることや（図13），マーカーの移動スピードなどを表示することも可能である．このソフトウエアはWindows版のみあり，macOS版にはないのが非常に残念である．

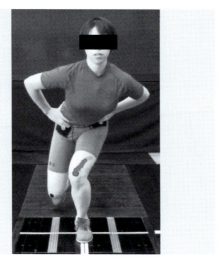

図13 kinovea 使用例
膝につけたマーカーの片足スクワット中の軌跡を示すことができる．

Point ▼
外傷や障害の原因となる動作は，エキセントリックな局面でみられることが多い．そのため，動作の評価でもこの局面におけるアライメントを評価することが重要だと考えられる．

4 データの管理，共有

　データの管理は PC を用いることが第一選択となる．PC にデータを移動後，ファイル名に選手名，撮影した動作，競技名などを入れ込むと検索しやすい．競技名や動作内容は入力するのに手間がかかるので，同じ言葉を何度も入力するケースではサッカーは SO，バスケットボールは BS，スクワットは 01，左片足スクワットは 02，右片足スクワットは 03 などと，コードを決めて管理する方法もある．日本語の入力は変換などにもひと手間かかるので，氏名はカルテの ID 番号などの数字にしてもよい．
　多くのデータを管理するには，「iTunes」「Windows Media Player（Windows）」などを利用し，出演者やサブタイトル，ジャンルなどの項目に，選手名，競技名，撮影した動作，疾患名，術式，受傷や術後の経過期間などの情報を入れておくと必要なデータの検索がしやすい（図14）．

3 スマートフォンのセンサを用いた動作分析例

1 角度の測定

　角度の測定には，角度計を用いることが一般的であるが，重力方向に対する角度を測定する場合には，「分度器」などのアプリを使用すると，簡単に測定することができる．例えば，立位で足関節背屈角度（下腿前傾角度）を測定する場合は，図15 のように下腿に沿うようにスマートフォンを傾けると，画面上に角度がほぼリアルタイムで表示される．ほかにも，臥位で肩関節内外旋角度，股関節内外旋角度などを測定する場合でも，この方法で測定することが可能である．
　スマートフォンによる角度測定で注意すべき点は，画面上に表示されているのは関節角度ではなく，あくまでも重力方向に対するスマートフォンの傾斜角度であるということである．また，スマートフォンの機種や使用するアプリによって角度の精度が変化することも考えられる．いわゆる実験としてスマートフォンを使用するには精度の検証などが必要であるが，現場で簡易的に角度を測定したい場合は，必要に応じて使用したい．

2 加速度センサ

　荷重動作では，膝外反やいわゆる膝の「ブレ」が問題になるケースが非常に多い．また，各種エクササイズ中の体幹の「ブレ」も問題になるケースがある．
　近年，小型の加速度センサを用いて評価する方法が研究されてきているが，スマートフォンに搭載されている加速度センサを用いることで，簡易的な評価が可能であり，「加速度計測」アプリで

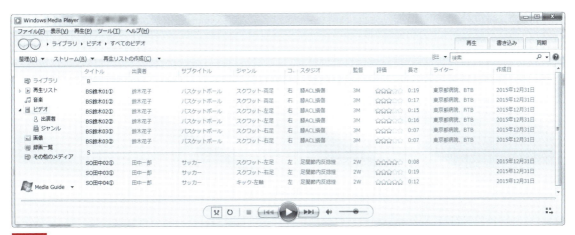

図14 Windows Media Player によるデータの管理例
選手名，競技名，撮影動作，疾患名などの情報を入力しておくと，データが多くなったときに管理しやすい．

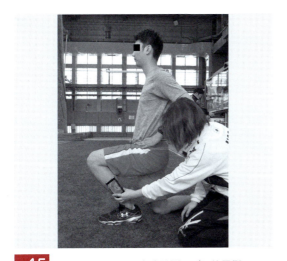

図15 スマートフォンの角度計測アプリ使用例
下腿の傾斜に合わせてスマートフォンを傾けて角度を計測．

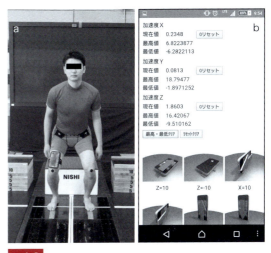

図16 スマートフォンの装着例（a）とスマートフォンアプリ表示例（b）
a：固定バンドを使用し，大腿遠位に装着．
b：この例では，X方向の加速度が横方向の加速度を示している．

XYZの3方向別に加速度を表示できるものもある．

ただし，これらのアプリで測定しているのは加速度であるため，速度変化の少ないゆっくりとした動作では，膝外反が生じていても加速度は大きくはならない．また，身体に対するスマートフォンの置き方によって，評価する加速度の向きも変わることや，方向転換を含む動作では，見たい部位の加速度を正確に捉えることは難しくなる．以上の点から，これらのアプリはドロップジャンプやドロップランディングなど，動作そのものの方向が決まっている，やや速い動きの測定に適している．

例えばドロップジャンプ時における膝内外反方向の加速度は，図16aのように大腿遠位にスマートフォンをバンドで固定し，試技を行う．この設定では，試技後スマートフォンに表示されている3方向別の加速度のうち，X方向の加速度が，試

技中の大腿遠位の横方向の加速度である（**図16b**）．この測定を行う際は，運動の邪魔にならない極力膝に近い位置で，なおかつ遊びを少なくスマートフォンを固定することに注意しなければならない．評価をする際は，スマートフォンに表示されているのは膝の加速度でなくスマートフォンの加速度であること，スマートフォンを身体に密着させたとしても軟部組織の動きが測定値に影響を及ぼしてしまうこと，スマートフォンのセンサやアプリの精度，サンプリング周波数なども考慮に入れる必要がある．

4 ヒトの眼と各種デバイスの使い分け

動作は，画像や動画の撮影やセンサを使用して簡易的に測定することで，可視化し客観的に捉えることが可能である．一方で，撮影した画像・動画は，動作の全体を捉えているのではなく，あくまでもカメラから見て何が写っていたかを見ているに過ぎない．各種センサを使用した動作の簡易的な分析では，身体を見ているのではなくデバイスそのものの動きを数値化しているだけである．

動作を一連の流れで，動きの全体像を捉えることのできるのは，われわれヒトである．ヒトが得意なこと，カメラやセンサが得意なことを，理学療法士が見極め，取捨選択できる眼を持ち，選手のサポートに生かしていくことが最も重要である．

本項では，2017年3月現在の情報を基に執筆している．

アプリやソフトウエア，各種デバイスは，参考としてあげたものである．仕様や価格などは，日々更新されている．セキュリティ上の問題も考慮しつつ，各自の判断と責任に基づいて使用して頂きたい．

文献
1) 伊藤浩志：DiTsワークショップテキストブック，独立行政法人日本スポーツ振興センター，東京，2014
2) 平野裕一：SPORTS×MOVIE 撮る・見る・知る，公益財団法人東京都スポーツ文化事業団，東京，2013

Ⅲ　検査評価総論

5 動作分析評価
3）機器を用いた最先端の手法

永野康治

Essence

- 動作分析評価において，三次元動作解析を行うことにより関節運動，関節モーメントの面から動作を評価することが可能である．
- 筋骨格モデルを用いることにより，筋・腱・靱帯への負荷などを検討することも可能となる．
- 解析の限界を理解したうえで，動作解析結果を評価に用いることが求められる．

1　三次元動作解析の概要

動作分析評価は連続写真や動画撮影により評価することが従来から行われているが，現在ではスポーツにおける動作を詳細に評価するために三次元動作解析が行われる場合が多い．三次元動作解析では三次元空間における動作の関節角度や関節モーメントを算出し動作を評価することが可能である．三次元動作解析は主に「動作計測」と「データ解析」からなる[1]．動作計測では光学式モーションキャプチャが用いられることが多い．身体各部位に貼付された反射マーカーを複数の赤外線カメラで計測することにより，その三次元座標値を得る（図1）．マーカー位置については，角度算出の手法により配置が異なる．代表的なマーカーセットとしては，Plug in gaitモデル，ヘレンヘイズモデル[2]などが存在し，通常身体各体節に複数貼付される．実際の計測ではまず静止姿勢でのマーカー位置を計測し，その後，評価対象動作の計測を行う．計測後，静止姿勢マーカー位置を基に欠損マーカーの補完作業を行い，三次元座標値を得る．

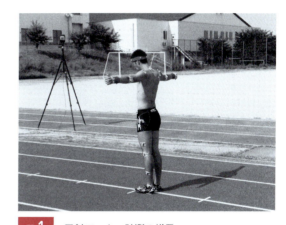

図1　反射マーカー計測の様子
身体各部位に貼付された反射マーカーを赤外線カメラで計測している．

データ解析では，得られたマーカーの三次元座標値から体節の位置を求め，さらに体節間の相対的な位置から各関節角度を算出する．角度算出方法にはさまざまな手法が考案されているが，国際バイオメカニクス学会では各関節における関節運動の定義[3~5]を定めている．算出は付属の解析ソフトを用いることが多いが，角度算出方法を理解しプログラミングの知識があれば自ら解析プログラムを作成することも可能である．また，逆動力

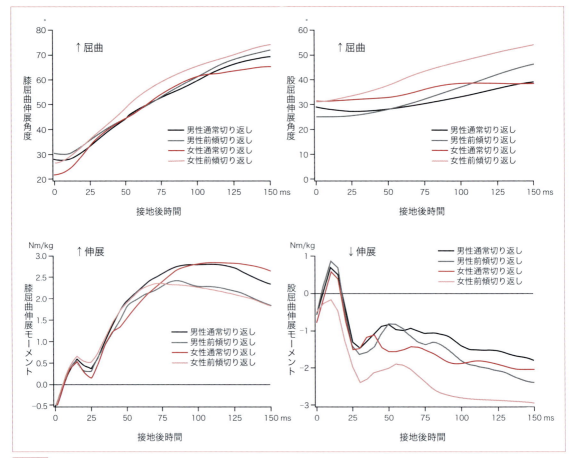

図2 切り返し動作時の膝関節，股関節の屈曲伸展運動および屈曲伸展モーメントの性差
（文献10より引用）

学計算により各関節に作用する関節モーメントを求めることが可能である．関節モーメントは，各関節の軸まわりに働く回転力を表す．こうして得られた関節運動や関節モーメントを基にして，スポーツ動作の詳細な評価を行うことが可能である．

近年の光学式モーションキャプチャでは，カメラの性能が向上したことにより，より高速度動作の計測が可能になってきている．また，以前は外光の入らない屋内での計測に限られていたが，屋外での計測が可能な機器も販売されている．また，データ解析について理論上は3自由度の関節角度を表すことができる（膝であれば屈曲/伸展，内転/外転，内旋/外旋）が，膝関節における回旋運動など微細運動については，その精度が問題となる

こともある．一方で，こうした膝関節の微細運動[6]や肩甲骨運動を三次元動作解析で算出する試み[7]も行われており，今後，より正確に身体動作を捉えるための手法が開発されると考えられる．

2 三次元動作解析を用いた解析例

切り返し動作における動作解析結果[8〜10]を例としてあげる．この研究では，対象者14人（男性7名，女性7名）に対して通常の切り返し動作と，体幹を前傾させた動作を計測し，比較した．算出項目としては膝関節の関節運動と関節モーメ

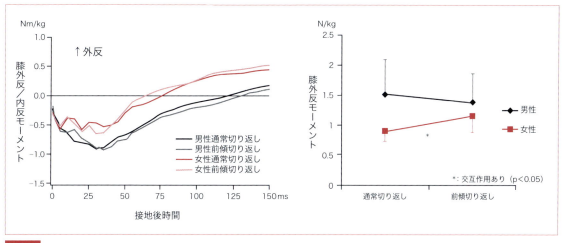

図3 切り返し動作時の膝内外転モーメントの性差とそのピーク比較

(文献10より引用)

ント，および股関節の関節運動と関節モーメントであった．結果として，体幹前傾指示により膝，股関節の屈曲角度が増加し，それに伴い膝伸展モーメントは減少，股関節伸展モーメントが増加した（図2）．女性において体幹前傾指示による股関節伸展モーメントの増加傾向が強く，体幹前傾を指示した切り返し時には，より殿筋群の筋発揮が必要であると考えられた．一方，女性では体幹前傾指示によりACL損傷リスクファクターである膝内転モーメントが増加する傾向を示し（図3），体幹前傾を与えるだけでは，ACL損傷リスクを減少させることができないと示唆された．このように，動作解析を行うことにより，その動作の詳細な関節運動および関節モーメントを把握することができ，また，動作の変化や外傷・障害の要因を検討することが可能である．

3 筋骨格モデルを用いた解析

従来の三次元動作解析では，関節運動や関節モーメントを算出していたが，近年では，筋骨格モデルを用いこの関節運動や関節モーメントからさらに筋・靱帯の長さや張力の算出が可能となっ

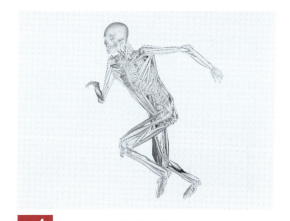

図4 スプリント動作時の筋骨格モデル

ている．本手法では，骨格筋をモデル化して筋骨格モデルを作成し，関節運動に伴う筋長変化や筋・腱・靱帯の張力を算出する．代表的な筋骨格モデル作成ソフトとしてはSIMMやフリーソフトであるOpen SIM[11]があげられる．筋骨格モデルを用いた解析では，通常の三次元動作解析では検討することのできない要素長や，要素の張力からの解析が可能であるが，その結果が筋骨格モデルに依存していることに注意すべきである．また，筋の羽状角や筋画，さらには皮膚や皮下組織などの軟部組織の影響は排除されているということも考慮して解析結果を考察する必要があるといえる．

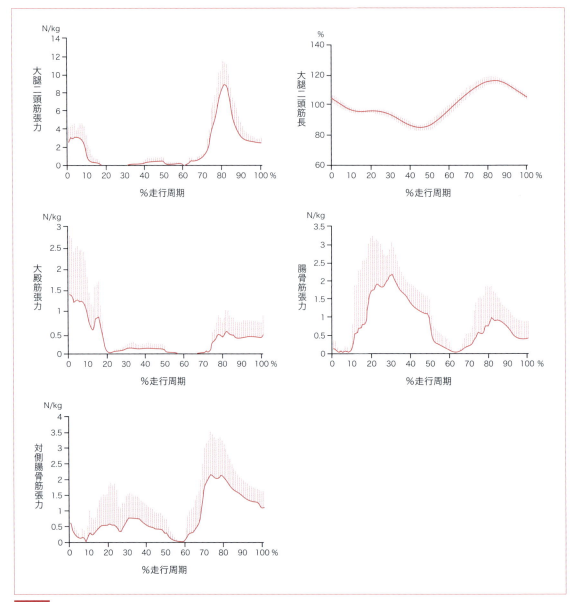

図5 スプリント動作時の筋長,筋張力
(文献12より引用)

4 筋骨格モデルを用いた解析例

スプリント動作における筋長や筋張力の変化を,筋骨格モデルを用いて算出した結果[12]を例としてあげる.この研究では陸上短距離選手に貼付したマーカーの座標値を赤外線カメラを用いて計測した後,筋骨格モデルを用いて股関節周囲筋の筋長,筋張力の変化を検討した.筋骨格モデルとしてはnMotion musculous(株式会社ナックイメージテクノロジー,東京)を用いた(図4).結果として,大腿二頭筋の筋張力ピークは接地から80.3％の遊脚後期であった.大腿二頭筋

張力ピークは，大腿二頭筋長ピーク(82.8％)，大殿筋(83.8％)，腸骨筋(81.1％)，対側腸骨筋(78.5％)の筋張力ピークと同時期であった(図5)．大腿二頭筋の筋張力ピークは大殿筋，腸骨筋，対側腸骨筋の筋張力ピークとタイミングが一致しており，これらの筋の筋力低下や柔軟性低下の影響を受けることが示唆された．このように筋骨格モデルを用いることで，関節だけでなく筋・腱に対する負荷を評価することが可能であり，関節運動，関節トルクにとどまらない評価が可能となる．

まとめ

本稿では機器を用いた動作分析評価として，三次元動作解析および筋骨格モデルを用いた解析を紹介した．機器および解析方法の発達により，高精度の計測や解析が可能となっている．その一方で，あるモデルを仮定して解析が行われている場合が多く，その限界を踏まえた上で結果を解釈することが理学療法士にも求められているといえる．

MEMO

光学式モーションキャプチャのほかにもビデオ画像からDLT法を用いて座標データを得る方法や，直接センサなどを身体部位に取り付けて関節運動を算出する方法も用いられることがある．

文献

1) 井田博史：皮膚表面マーカーを用いた動作解析の基礎．関節外科 27：1194-1201, 2008
2) Kadaba MP, et al：Measurement of lower extremity kinematics during level walking. J Orthop Res 8：383-392, 1990
3) Grood ES, et al：A joint coordinate system for the clinical description of three-dimensional motions：application to the knee. J Biomech Eng 105：136-144, 1983
4) Wu G, et al：ISB recommendation on definitions of joint coordinate system of various joints for the reporting of human joint motion — part I：ankle, hip, and spine. International Society of Biomechanics. J Biomech 35：543-548, 2002
5) Wu G, et al：ISB recommendation on definitions of joint coordinate systems of various joints for the reporting of human joint motion — Part II：shoulder, elbow, wrist and hand. J Biomech 38：981-992, 2005
6) Andriacchi TP, et al：A point cluster method for in vivo motion analysis：applied to a study of knee kinematics. J Biomech Eng 120：743-749, 1998
7) Mattson JM, et al：Identification of scapular kinematics using surface mapping：a validation study. J Biomech 45：2176-2179, 2012
8) 永野康治ほか：切り返し動作における体幹前傾指示が膝関節運動に与える影響について．臨床バイオメカニクス 32：421-427, 2011
9) 永野康治ほか：切り返し動作時の体幹前傾指示に伴う下肢運動変化の性差．体力科学 60：823, 2011
10) Nagano Y, et al：Biomechanical studies on ACL injury risk factor during cutting with point cluster technique. Sports Sciences for the Promotion of an Active Life Volume IV. Sport Injury Surveillance and Injury Prevention, Ogawa T, et al eds, Springer, 131-140, 2015
11) Delp SL, et al：OpenSim：open-source software to create and analyze dynamic simulations of movement. IEEE Trans Biomed Eng 54：1940-1950, 2007
12) Nagano Y, et al：Mechanics of the muscles crossing the hip joint during sprint running. J Sports Sci 32：1722-1728, 2014

(執筆協力者：井田博史　上武大学，東原綾子　日本学術振興会)

Ⅲ　検査評価総論

6 フィールドテスト
1) サッカー

堀田泰史

> **Essence**
> - 受傷から競技復帰までのトレーニングをスムーズに進めるために，フィールドで行う確認（テスト）項目は数多くある．
> - ここではボールがないときの動きとあるときの動き，相手との関係で仕掛けるときの動き（アクション）と仕掛けられるときの動き（リアクション）に分けて説明する．
> - またサッカーの現場で起こりやすい傷害を取り上げ，フィールドテストを行うにあたって競技復帰をより円滑に進めるためのポイントを説明する．

1 サッカーで行われる動き

サッカーで行われる動きの種類はたくさんあるが，スクワット（構え），基本のステップ，ジャンプなどはサッカーだけに限らず日常生活や他のスポーツでも行われる動き（基本の動き）である（表1）．

サッカーではゲーム中のボールがないときの動きをオフザボール（off the ball）の動き，ボールがあるときの動きをオンザボール（on the ball）の動きという．

またアクション（仕掛ける）側かリアクション（仕掛けられる）側かで動きの質が変わる（表2）．

フィールドで行われる動き（フィールドで確認すべき項目）は基本の動きとサッカーの動きの組み合わせで数多くある．またゴールキーパーはフィールドの選手と異なり手も使えるのでより多くの動きが要求される．

表1　基本の動き

スクワット（構え），片足立ち，歩行，ランニング，ダッシュ，サイドステップ，クロスステップ，バックステップ，ジャンプ，ストップ，ターン，カッティングなど

2 フィールドでの確認項目の負荷の上げ方

トレーニングでは基本の動きをベースにサッカーの動きの負荷を上げる．サッカーの動きはボールのありなしと，味方選手，敵選手（対人）の設定やゴール，ラインなど（対物）の設定を変化させて負荷を上げる．

ゲームでの動き（実践）を意識しながらまず土台部分（基礎）を，そしてより実践に近いところ（応用）の負荷を上げる．最初からサッカー（特に試合）のイメージを持たせておくことは高い動きの質やモチベーションを持たせるために重要である（図1）．

表2 サッカーの動き

フィールドプレイヤーの動き

	アクション（攻撃側）	リアクション（守備側）
ボールなし（off the ball の動き）	パスをもらいやすい場所への移動，ウェーブ，プルアウェイなどマークを外す動き	ボール保持していない選手のマーク，ラインコントロール
ボールあり（on the ball の動き）	キック各種，ヘディング，ドリブル，パス，スローイン	1対1のディフェンス，空中での競り合い，スライディングタックル，イーブンボールの奪い合い

ゴールキーパーの動き

	アクション	リアクション
ボールなし	パスをもらいやすい場所への移動，相手のカウンターに備えての移動	シュートをとめやすい場所への移動
ボールあり	スローイング，ゴールキック，パントキック，ドロップキック	セービング，パンチング，シュートストップ（体のいろいろな部位で），1対1の飛び出し

3 サッカーの動きの中で問題となる代表的なもの

1 ランニング

　サッカーの試合中は止まっているか歩いているかランニングしているかのいずれかである．スプリントは長時間継続できないのでそれほど多くない．よって単純なランニングの質を上げておくことは競技にとって非常に重要である．

MEMO

　2015年度のJ1リーグでは1チームの1試合90分での平均移動距離は111.934km，スプリント回数（時速24km/h以上）は152回であったと報告されている（Jリーグ.jp）．1人当たりに換算すると移動距離は約10km，スプリント回数は約14回となり，スプリントは約6.5分に1回行われていることになる．つまりそれ以外は速くないランニングや歩行が行われていることになる．

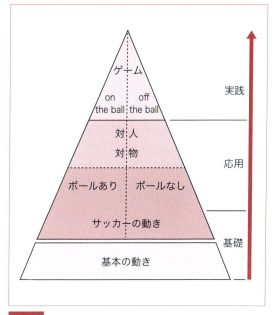

図1 フィールドでの負荷の上げ方
基本の動きを土台に実践をイメージさせながら負荷を上げていく．

（1）フィールドでの確認の方法とその対処法

　30m程度の直線のランニングを行う．検者はまず走っている姿を後方から確認する．明らかに痛みがあったり，疼痛回避のための代償動作が強かったりすれば中断する．数本繰り返し必要があれば側方からもフォームを確認する．
　フォームが崩れず安定していれば本数を増やす．繰り返す中で問題が出てくれば運動を中断し問題点を改善できるようなアドバイス，エクササイズ，ストレッチ，徒手治療を実施する．もちろん痛みが急に強くなるときや，修正しても痛みが継続するときは中止する．

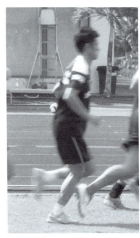
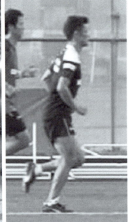

図2 腸腰筋の機能を向上させる前（左）と後（右）のランニングフォーム

前は腰が引けて腰部の伸展が強くなっている．

> **Point**
> 痛みの種類にもよるが，すぐに運動を中止するというよりは改善できるものはその場で改善させる．その改善に至ったものはその選手がその段階で必要なことである．しかもその場で変化を実感できると選手も納得してそのストレッチやエクササイズに取り組むようになる．それらは復帰後もセルフケアとして重要となる．

(2) 長い距離のランニング時に下腿後面の張りが増えてくる選手

サッカーの試合，練習にかかわらず下腿後面の張りを訴える選手は数多くいる．多くの場合は張りだけで終わるのであるが，それがそのまま痛みに変化し，画像をとってみると肉離れしていたということも時々経験する．

Komuraら[1]は歩行動作で腸腰筋張力を低下させると代償的に腓腹筋や大腿直筋などの張力増加を招くとしている．ランニング時に腸腰筋の機能を上げてから走ると下腿後面の張りが軽減することをよく経験する．下肢の引き上げを下腿三頭筋に頼りすぎず股関節屈筋である腸腰筋も利用した結果であると考える．また腸腰筋を利かすための体幹部のトレーニングが結果として立脚後期での前への推進力に大きく貢献する殿筋の動員を促したものと考える（図2）．

(3) スプリントでハムの肉離れを起こしやすい選手

スプリント時のハムストリングスの肉離れはサッカーでも多く経験する．スプリントでなくても1試合行った後にハムストリングスに次の試合が出場困難なほど痛みが出ていることもある．

ハムストリングスに肉離れを起こしやすい選手のランニングフォームの特徴の一つに遊脚期に過剰に脚が後ろに流れる現象がある（図3）．

このフォームは体を前傾させる選手に多くみられる現象である．体を立てると体より前方で足を接地しやすくなる．これは進行方向と逆の床反力の水平成分が生じブレーキがかかる．体を前傾し体の下で接地し水平成分のブレーキを減少させるのは悪くない．しかし股関節の伸展時に腰部の伸展が起きすぎないようにすること，また股関節伸展後に屈筋を使って前に引きつけ前脚と後脚を素早く入れ替えることが重要である．

方向転換

進む方向を変える動きで，前から後ろ，横から前，斜め前から斜め後ろなど組み合わせはその角度やステップの踏み方で無数にある．サッカーではボールをドリブルしながら，相手選手の動きに対応してなどより複雑になる．

(1) 90°方向転換の外側の足で距腿関節の前内側痛が出る選手

距腿関節の前内側のインピンジメントはサッカーの現場でよく見かける傷害である．離断性骨軟骨炎，衝突性外骨腫，外傷による軟骨損傷などが代表的である．

図4のように右カーブでの外脚になる左足は前内側のインピンジメントを生じやすい．

図4③の左足接地後の沈み込みから蹴り出すところで前内側のインピンジメントが強くなる．

もちろん正常な可動域を獲得し適切なアライメントで行うのが一番であるが，現場ではそれが可能でない場合を経験する．

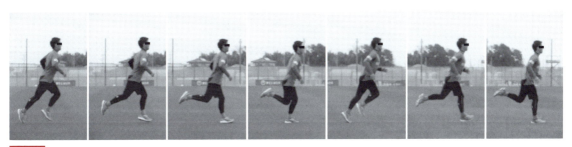

図3 足が後ろに流れたランニングフォーム
股関節伸展とともに起こる腰部の伸展が強い．下部体幹が固定できないので殿筋を動員しにくくなる．ハムストリングスの過用につながる．

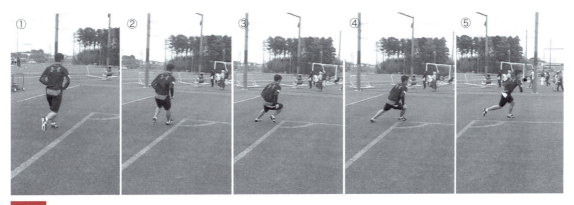

図4 左脚を外側に置いての90°の方向転換

その場合の工夫として十分に減速してカーブの外方向への遠心力を小さくして体の内側への傾きを小さくする方法（図5），一番内側への傾きが大きいところは内側の健側の右脚でステップを踏む方法，踵を浮かせて踵骨を地面とロックさせない方法，患側の外側脚の左股関節を外旋させることにより距腿関節の内側の開きを導き内側の衝突を軽減させる方法などがある．

Point
股関節外旋位の接地は進行方向に力を出しにくくなるため元のパフォーマンスと比較すると低下するかもしれない．しかし毎回，圧迫ストレスで痛みを出すよりは良いと考えることもできる．選手自身が納得しているか，また他のメディカルスタッフともよく相談し落としどころを見つけなければならないこともある．

MEMO
Youngら[2]は方向転換速の脚筋力，スプリント速度以外の要素としてテクニックをあげ，「足の位置」「加速（減速）時のストライド調整」「体の傾きと姿勢」が重要であると述べている．

(2) プルアウェイの動作で膝蓋靱帯や膝蓋大腿関節（PF）に痛みがある選手

プルアウェイの動きとはディフェンスの視野から巧みに消えマークを外してボールを受けるときの動きである．ステップの踏み方が通常のターンより複雑になりコントロールするのが難しい．通常の90°（90°とは限らないが）の方向転換では痛みが出ないがこのステップでは痛みが出ることを現場ではしばしば経験する．回転しながら次のところに向かわなければならないので体が浮き上がりやすかったり，スピードを落とし切れずに一歩

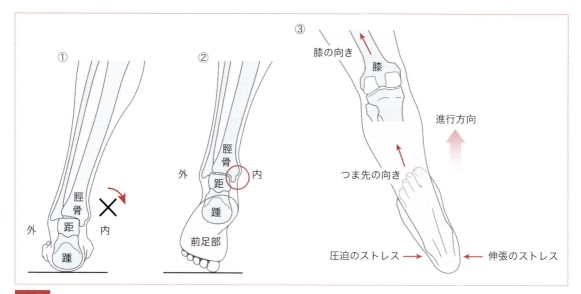

図5 インピンジメントを軽減させる工夫
① 脛骨の内側への傾きが強いほど距骨内側への衝突が強くなる．減速すると遠心力が小さくなるので内側へ傾斜を軽減させカーブを曲がることができる．
② 踵を浮かせてカーブに入ることで踵骨が地面とロックされず内側のインピンジメントを軽減させることができる．また背屈角度も小さくなるので前方インピンジメントを軽減できる．しかし踵が浮くと下肢が不安定になる．カーブで流れない股関節，膝関節，足関節の固定が重要となってくる．
③ 左股関節外旋位の接地で距腿関節の内側には伸張のストレスが生じる．

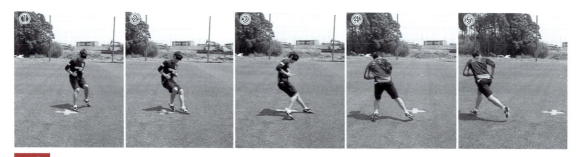

図6 痛みが出たプルアウェイの動き
④と⑤の間でPFに痛みが出現．体はよく倒れているが左足の接地の場所が右足から離れている．

が大きくなったりする（図6）．
　痛みを出さない工夫としては方向転換時の一番強く踏ん張る局面でステップを細かく踏む方法がある．しかしそのタイミングで体が回転しているので体が浮きやすい．その対策として体を遠心力に負けないようにカーブの内側へ傾ける方法がある．そうすれば細かくステップを踏むのが容易になる．体の前傾が維持できて体の下に足を接地しやすくなる．PF障害の選手が嫌がる四頭筋メインの方向転換でなく殿筋も動員しやすくなり，痛みは軽減される（図7）．

Point
床反力が膝関節の後方を通るほど膝の外部屈曲モーメントが大きくなる．その分強く大腿四頭筋を使用してしまいPFの痛みにつながる．床反力が膝近くを通るようにする工夫が大切である．これはいずれのステップや方向転換などにも当てはまる．

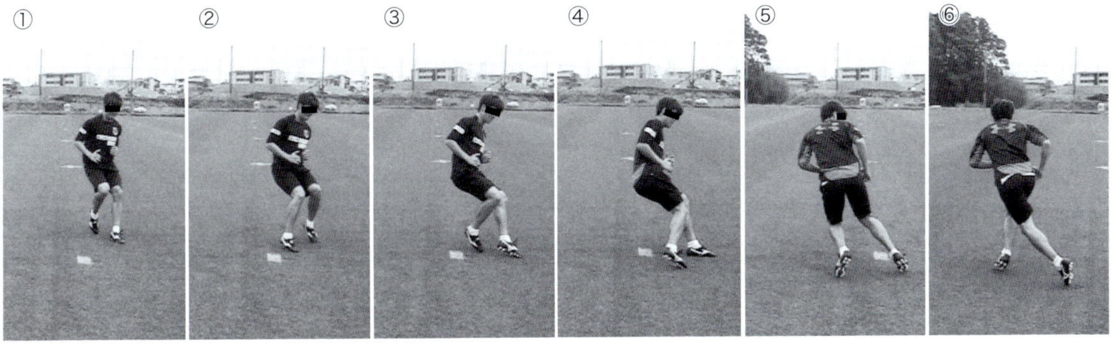

図7 痛みが出なかったプルアウェイの動き

⑤では左脚が図6④に比べると右脚近くに接地し，しかも体の下にある．左右の脚が離れているより床反力の水平成分のブレーキが小さくなり次の右足がスムーズに出やすい．

> **MEMO**
>
> 遠心力は回転半径が同じ場合，速度が速いほど大きくなる．つまり回転半径を大きくすると速度は落とさなくても回ることができる．また速度を落とすことによって小さな回転半径で回ることも可能である．試合では周りの状況により使い分ける必要がある．

3 キック

インサイドキック，インステップキック，アウトサイドキック，インフロントキック，ヒールキックなど種類は数多くある．それぞれのキックでストレスがかかる場所が変わってくる．それらの特徴をおさえてトレーニングの負荷を上げる．

（1）インサイドキックで膝内側側副靭帯損傷部に痛みが出る選手

膝内側側副靭帯損傷からの競技復帰ではインサイドキック，インフロントキックなど足部内側面でボールを扱うことによる膝外反ストレスが問題になることが多い．フィールドでのキック動作の確認は，まず片脚立位で外反ストレスへの抵抗テストで確認し，問題なければ軽いボールのボレイから開始する（図8）．徐々にボールを重たくして最終的にサッカーボールで確認する．

サッカーボールでのインサイドボレイ（浮いたボール）を確認できた後に，置いたボールを蹴る．地面に置いたボールは地面との摩擦により膝外反ストレスがかかりやすい．可能になれば徐々に距離やボールスピードを上げる．次の段階として距離やボールスピード上げながら動きの中でインサイドキックを使い負荷を上げる．

（2）インステップキックで足関節後方に痛みが出る選手

サッカー選手が足関節後方の痛みを訴えることはよく現場で経験する．画像で確認すると三角骨が確認されなくても後方の圧迫ストレスによる痛みを訴える選手は多い．後方痛は捻挫後に足関節の機能回復が不十分で底屈時の距骨の前方への滑りが不足していると出現しやすい．

フィールドでインステップキックを確認する方法はまずインサイドキックと同様に軽いボールのボレイから確認するとよい．

置いて蹴る段階ではインサイドキックとは異なり足関節を底屈するため地面がつま先にひっかかりやすいので注意する必要がある（図9）．体を軸足側に倒しそれに伴い足も倒して地面とつま先の距離を離して蹴ると恐怖感が少なく蹴れる．その後に足を立てたインステップキックを確認する．

途中で後方に痛みが出現した際は，痛みの程度にもよるが炎症の悪化傾向がなければ距骨の前方移動をスムーズにさせた後にその硬さが本当に原

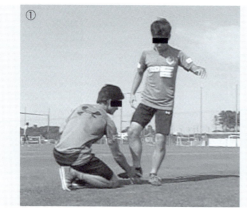 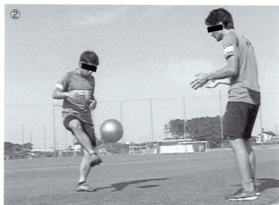
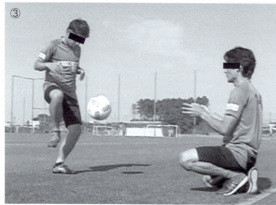 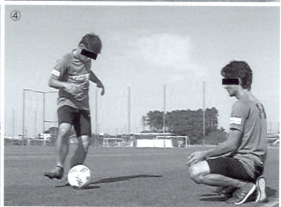

図8 インサイドキックの確認
①立位での膝外反に対する抵抗，②軽いボールでのミートの練習，③サッカーボールでの確認，④転がしたボールのインサイドキック
転がしたボールは地面との摩擦で抵抗が大きくなりボールを押し出すために強い力が必要となる．

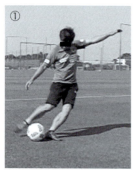 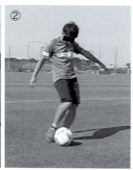

図9 インステップキックの確認
①体を軸足側に倒したインステップキック，②足を立てたインステップキック
倒して蹴る方がつま先と地面との距離がある．

因かどうか再度確認すると良い．次からのトレーニングを組み立てるのに役立つ．

文献
1) Komura T, et al：Evaluation of the influence of muscle deactivation on other muscles and joints during gait motion. J Biomech 37：425-436, 2004
2) Young WB, et al：Is muscle power to running speed with change of direction? Sports Med Physical Fitness 42：282-288, 2002

Ⅲ　検査評価総論

6 フィールドテスト
2) ラグビー

伊藤　渉

Essence
- フィールドテストは選手個人およびチームの状態を把握する評価視標となり，リハビリテーション・リコンディショニングでは選手個人の全身的な状態の把握に役立つ．
- ラグビーに必要な身体機能は多様であり，チームに求められる身体機能や選手個人の状態の評価に必要なフィールドテストを選択することが大切である．
- 外傷・障害の予防のために外傷・障害の発生リスクを評価するフィールドテストとしてスクリーニングテストやベースラインテストを用いた評価も重要となる．

1 スポーツにおけるフィールドテスト

1 トレーニングにおけるフィールドテスト

　実際のスポーツ現場においてフィールドテストは選手の状態や能力，チームの状態を把握することを目的として行われることが多い．個別に選手の状態を表すフィールドテストの結果を用いて競技特性やポジション特性，プレーの長所や短所，トレーニングの基準や効果を把握する．個別の選手の情報を統合したチーム全体のフィールドテストの結果は，チームの特徴（長所や短所），選手の起用や戦術，トレーニングの方針を把握する材料となる．トレーニングにおけるフィールドテストの結果は監督やコーチなどの指導者が用いることが多いと考えられる．故障のない選手が測定した結果となるため，リハビリテーションやリコンディショニング中の選手の復帰の目安として用いることができる．

2 リハビリテーション・リコンディショニングにおけるフィールドテスト

　リハビリテーションやリコンディショニングの最中の選手に対するフィールドテストは，選手の状態を把握することが目的となることが多い．フィールドテストはリハビリテーションやリコンディショニングにおいて比較的後半の復帰に近い段階で実施されることが多いと考えられる．患部や患部に近い部位の状態，基本動作などについての問題は解決された上で，フィールドテストにより選手の全身的な状態を把握し，復帰に向けての課題，外傷・障害の再発や現病歴，既往歴に関連する外傷・障害の予防のための課題を見つけ出すことになる．

Point

病院で行う理学療法においても,選手がスポーツ現場に戻ってから必要となる身体機能を考えリハビリテーションを実施する必要がある.競技に必要な身体機能のほか,実際にトレーニングにおいて実施されているフィールドテストを把握し,必要となる機能を改善させることが大切である.

表1 ラグビーに必要な身体機能

コンタクトプレー	無酸素性能力,筋力,体重(筋量),スピード,パワー,アジリティ
ランニング	有酸素性能力
スプリント	無酸素性能力,スピード,パワー,アジリティ
方向転換	スピード,パワー,アジリティ
その他	スキル,状況判断

2 ラグビーに必要な身体機能

ラグビーというスポーツは,高強度のコンタクトプレー(タックル,スクラム,モール,ラックなど)を繰り返しながらランニングやスプリントが行われ,相手陣のインゴールまでボールを運び得点するボールゲームである.フィールド競技特有の状況に応じた瞬発的なショートスプリントや方向転換が繰り返し行われる.また,コンタクトプレー,ランニングおよびスプリントによる疲労が蓄積した中で正しい状況判断ができる能力が必要となる.有酸素性能力,無酸素性能力,筋力,体重(筋量),スピード,パワー,アジリティなどさまざまな身体機能が必要となるため,ラグビーの特異性を理解し,適切なフィールドテストにより選手やチームの能力を評価しなければならない[1,2](表1).

3 ラグビーにおけるフィールドテスト

実際にラグビーで用いられるフィールドテストの方法を紹介する.ラグビーにおいて求められる機能(スピード,パワー,アジリティ,有酸素性持久力,無酸素性持久力,間欠性持久力)に分類した.しかしながら,必要な身体機能を厳密に分類して評価することが可能なフィールドテストは少なく,いくつかの身体機能を組み合わせた総合的な評価視標としてとらえる必要がある.以下に紹介するフィールドテストについても身体機能のうちの代表的なものの評価として用いることができると考えてもらいたい.

Point

フィールドテストの実施内容は監督やコーチなどの指導者,ストレングス&コンディショニングコーチ,アスレティックトレーナーなどさまざまな立場からチームにかかわる者が決めるため,どのような目的で行われるフィールドテストなのかを把握した上でリハビリテーションやリコンディショニングの計画を立案することが重要である.

1 スピードの評価

(1)50m走

50mの疾走にかかった時間を計測する.ラグビーでは50mよりも短い距離のスピードが重要と考えられるため30mや20mといった短い距離の計測が行われることもある.計測にはストップウォッチを用いた手動計測,光電管を用いた計測方法などがある.光電管を用いる場合は,走り始めて1台目の光電管を通過した時点がスタートとなるため助走を考慮する必要がある.スタートの方法もスタンディングかクラウチングか,コースは土,芝,コンクリート,陸上用の全天候型トラックなどさまざまな条件がある.

パワーの評価

パワーの評価には垂直跳び，立ち幅跳び，立ち5段跳びなどがあるが1回の運動による評価か複数回の連続した運動による評価かに分かれる．パワーの評価に用いるフィールドテストは筋腱にかかる負担の大きい種目なので注意して実施する必要がある．

（1）垂直跳び

壁掛け式スケールやヤードスティックを用いた手の最高到達点を計測する方法，床反力計や専用のマットを用いて滞空時間から算出する方法，腰ひもを用いてジャンプ高を計測する方法などがある．各方法によって計測結果に違いが出ることもあるため，チーム内で統一した方法で計測する必要がある．

（2）立ち幅跳び

特別な機器を必要としないため，パワーの評価では最も簡便に実施できるフィールドテストである．つま先が踏み切り線の前端に揃うように立ち，両脚で同時に踏み切って前方へ跳ぶ．踏み切り線はグラウンドに引かれたラインを使用することも多い．着地した足のうち踏み切り線に近い方の踵までの距離を測る．

（3）立ち5段跳び

複数回の連続した運動によりパワーを評価するフィールドテストである．チームによって立ち3段跳びとして評価する場合がある．立ち幅跳びと同様に計測するが，踏み切りから連続で5回立ち幅跳びを行って着地した足のうち踏み切り線に近い方の踵までの距離を測る．

 アジリティの評価

ラグビーで用いられることの多いアジリティという身体機能には敏捷性，クイックネス，協調性，巧緻性，バランス，コーディネーションなど幅広い身体機能が含まれていると考えられる[3]．さまざまなテストがあるが，各テストに含まれる減速や方向転換などの方法が，対象とするラグビー選

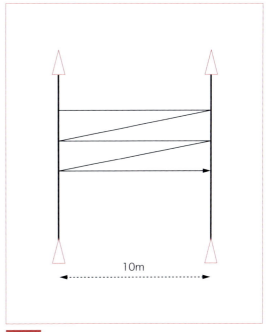

図1 10m×5シャトルラン

手において評価したい動作に近いか考慮しながらテストを選定する必要がある．

（1）10m×5シャトルラン（図1[3]）

（2）プロアジリティテスト（図2[4]）

10m×5シャトルラン，プロアジリティテストともに1直線上での減速，加速，方向転換能力を評価する．

（3）Tテスト（図3[3]）

2方向への運動が含まれる．横方向の運動はサイドステップとなり，方向の切り換えに加え運動の切り換えが必要となる．

（4）ステップ50（図4[3]）

縦，横の2方向に加えて斜方向へのステップが加えられる．

4 有酸素性持久力の評価

有酸素性持久力の評価では，設定された距離を往復することで，所要時間や決められた時間での往復回数を計測するものが多い．ラグビーではプレー中に地面に倒れることが多く発生することか

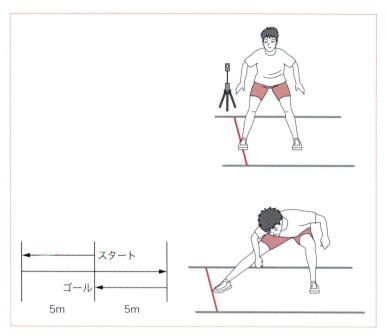

図2 プロアジリティテスト
（文献3より引用）

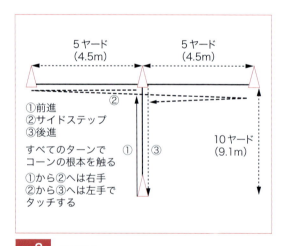

図3 Tテスト

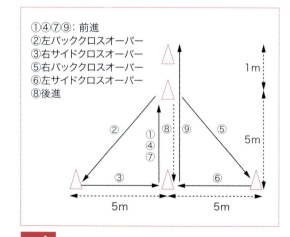

図4 ステップ50

ら，その要素を取り入れたフィールドテストが実施されることもある．

（1）マルチステージテスト

テスト用の音源を用いて20m間隔の2本の線間の往復を繰り返す．音声に合わせて線上に到達できる回数を計測し，2回連続で到達できなくなったときに終了となる．

（2）1k

縦100mのグラウンドのゴールライン間を5往復する合計1kmの時間を計測する．

（3）ダウン走

縦100mのグラウンドのゴールライン，20mライン，10mライン，センターラインの各線上で地面に胸をつけるようにうつ伏せになりすぐ立ち上がり，ゴールライン間を往復する時間を計測する．往復の回数やうつ伏せになるラインは任意に設定できる．

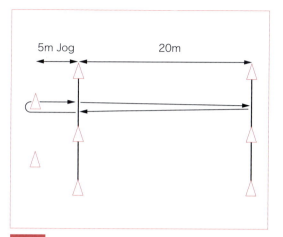

図5 Yo-Yo 間欠性持久力テスト

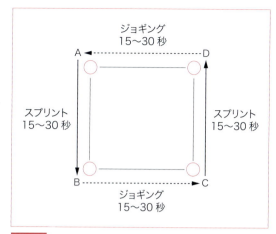

図6 $\dot{V}O_2$ grid

5 無酸素性持久力の評価

(1) 300 m シャトルラン[4)]

25 m 間隔の2本の線間を6往復する時間を計測する．5分間の休息を挟み，2回計測を行い，平均値を結果とする．

6 間欠性持久力の評価

(1) Yo-Yo 間欠性持久力テスト (図5[4)])

テスト用の音源を用い 20 m 間隔の2本の線間の往復と5 m 間隔の2本線間のジョギングを繰り返す．音声に合わせて線上に到達できる回数を計測し，2回連続で到達できなくなったときに終了となる．

(2) $\dot{V}O_2$ grid (図6)

設定された距離と時間に合わせてスプリントとジョギングを交互に繰り返す．AからBまで，最大速度で 15〜30 秒間，スプリントする（100% maximal aerobic speed：MAS）．BからCまで，ジョギングで 15〜30 秒間，ランニングする（70% MAS）．同様に C→D，D→A と繰り返す．グリッドの大きさを変えることで異なる間欠性持久力の選手を同時に実施することができる．

Point

多様な身体機能が必要となるラグビーでは各チーム共通のフィールドテストが決まっているわけではなく，コーチング方法やチーム方針によってさまざまなフィールドテストが行われている．理学療法士は選手の所属チームが実施しているフィールドテストの目的を理解し，必要な身体機能の回復を目的としてリハビリテーションやリコンディショニングを実施することが求められる．

4 ラグビーにおけるフィールドテストの実際

リハビリテーションでは競技休止期間に衰えた身体機能を評価し，復帰に向けたプログラム作成に用いることが多い．チームがトレーニングにおいて実施しているフィールドテストの結果と比較して，同じ強度のトレーニングに対応が可能な体力に戻すことが重要となる．また，障害発生のメカニズムや選手の問題点がはっきりしている場合には，それらに関連するフィールドテストの数値をリハビリテーションの中で改善する必要がある．

トレーニングにおいて実施されるフィールドテストでは，特定の身体機能に負荷をかけることが

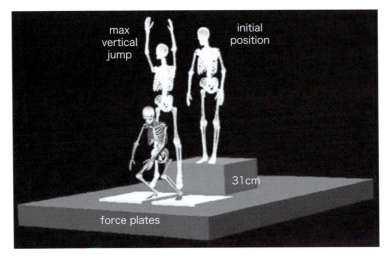

図7 drop vertical jump
（文献5より引用）

できるため，トレーニング中に意図的に特定の身体機能への負荷を調整するために用いられることもある．

ラグビーでは実際の競技中のパフォーマンスの評価にGPSを用いるチームが増えている．ラグビーではさまざまな身体機能が複合的に用いられ競技が行われるため，コンタクトフィットネスといった競技中の走行距離やスピードなどの情報をGPSを用いて評価しているチームも多い．フィールドテストでは個別の身体機能を評価することができるが，GPSを用いることで，フィットネストレーニングやストレングストレーニング，アジリティトレーニングが競技中のパフォーマンス向上に効果があったのかを確認することができる．

Point
競技やポジションの特性に合わせてどの身体機能改善に向けたフィールドテストを選択するかが重要となる．

5 特別なフィールドテスト

選手の能力やチームの特性を評価する以外にもフィールドテストとして用いられるテストがある．外傷・障害予防のためのメディカルチェックやリハビリテーションにおいても活用される機会が多い．

（1）スクリーニングテスト

外傷・障害の発生リスクと考えられる身体機能をフィールドテストによって抽出することを目的として行われる．成長期の女子の非接触型ACL損傷のリスクに対するスクリーニングテストとしてHewettらが考案したdrop vertical jump（DVJ）（図7）を用いた方法がある．30 cm台上から飛び降り，着地後に垂直跳びを行うものであり，着地時の膝の外反変位量と屈曲角度などからACL損傷の発生率を示したものである[5,6]．

ラグビーにおいてもACL損傷は多く発生する外傷であり[7]，非接触型ACL損傷はカッティング動作において受傷することが多いことがわかっている[8,9]．筆者はカッティング動作を評価する方法としてホップアンドサイドステップテスト（図8）を考案した．ホップアンドサイドステップテストでは下腿の内方傾斜角度，股関節の内転角度と体幹の外方傾斜角度から膝外反モーメントを予測できることがわかった[10]．

（2）ベースラインテスト

ベースラインテストは選手の外傷や障害のない正常な状態の基準を計るテストである．ベースラインテストで得た結果をもとに復帰の目安や基準を決めることに用いられる．ラグビーでは，脳振

盪の評価に用いられる SCAT 5 [11] においてベースラインテストを用いることが多い．シーズンの開始前に測定したベースラインをもとにシーズン中に生じた脳振盪からの復帰の判断材料のひとつとして評価に用いる．机上で行われる認知機能のテストのほか，バランス機能の評価が行われる．このバランスの評価はフィールドテストととらえてもよいかと考えられる．

文献

1) Worsfold P, et al：The Science of Rugby, Routledge, London, 2014
2) 若井正樹：Strength & conditioning for Rugby～フィールドで戦うために～．NSCA JAPAN 14(8)：47-53, 2007
3) 公益財団法人日本体育協会：公認アスレティックトレーナー専門科目テキスト 第6巻 予防とコンディショニング, 2007
4) 公益財団法人日本体育協会：公認アスレティックトレーナー専門科目テキスト 第5巻 検査・測定と評価, 2007
5) Hewett TE, et al：Biomechanical measures of neuromuscular control and valgus loading of the knee predict anterior cruciate ligament injury risk in female athletes：a prospective study. Am J Sports Med 33：492-501, 2005
6) Myer GD, et al：New method to identify athletes at high risk of ACL injury using clinic-based measurements and freeware computer analysis. Br J Sports Med 45：238-244, 2011
7) 奥脇 透：全国的なスポーツ外傷統計 学校管理下（中高生の部活動）におけるスポーツ外傷発生調査 平成23年度統計報告. 日本体育協会スポーツ医・科学研究報告集, 2012年度, 3-9, 2013
8) 伊藤 渉ほか：男子高校生ラグビー選手における膝前十字靱帯損傷の受傷機転に関する大規模調査. 日臨スポーツ医会誌 23：467-471, 2015
9) Montgomery C, et al：Mechanisms of ACL injury in professional rugby union：a systematic video analysis of 36 cases. Br J Sports Med, 2016
10) Wataru I：Prediction of knee valgus moment during a hop-and-sidestep test simulated sidestep cutting in rugby players. Book of abstracts of 21st Annual Congress of the European College of Sport Science, 306, 2016
11) Echemendia RJ, et al：The Sport Concussion Assessment Tool 5th Edition(SCAT5). Br J Sports Med, 2017

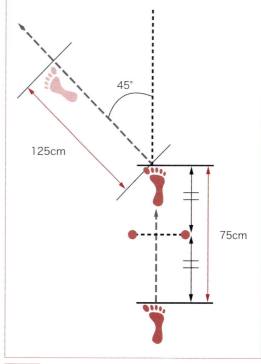

図8　ホップアンドサイドステップテスト

Ⅲ 検査評価総論

7 体調管理のためのモニタリング

1）コンディショニングチェック

田中彩乃

Essence

- コンディショニングチェックの目的は，効果的なトレーニング結果を得ること，大切な試合に向けての調整，傷害予防などがある．また，コンディションチェックを行うことによるセルフモニタリングは，選手自身の自己管理能力を高める．
- チェック項目としては，体温，心拍数，体重，睡眠，食事，尿と便の色や性状，身体症状など比較的簡易に行えるもの，また心理面の評価や唾液摂取による疲労の評価，非侵襲的な簡易機器を使用して評価するヘモグロビン値，経皮的動脈血酸素飽和度などを挙げた．
- これに臨床検査やパフォーマンステストを併せることで多角的にみたコンディショニング評価が行えると考える．

1 コンディショニングチェックの目的

日本体育協会では，アスレティックトレーナーからみたコンディショニングを「ピークパフォーマンスの発揮に必要なすべての要因」とし，コンディショニングを「ピークパフォーマンスの発揮に必要なすべての要因を，ある目的に向かって望ましい状況に整えること．競技スポーツにおいて設定した目標を達成するためのすべての準備プロセス」と定義づけている[1]．

現場の活動では，効果的なトレーニング結果を得るためや大切な試合に向けての調整のため，また傷害予防を目的として，選手自身，トレーナーやコーチはさまざまな指標を用いてコンディション把握に努めている．さらに，コンディショニングチェックを行うことによるセルフモニタリングは，選手自身の自己管理能力を高めることにもなる．

実際には身体的・心理的な側面に加え，選手の技術・環境因子などを加えて総合的に選手のコンディションを把握することになる．今回は簡便に測定が可能で，現場で活用しやすい身体的および心理的チェック項目とその利用方法について述べていく．

2 コンディショニングチェックの方法

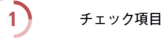

1 チェック項目

現場で使われることの多い測定項目についてあげていく．

（1）体温

起床時に測定することが多い．発熱は感冒やその他の内科疾患や，創部感染によるものなどもあり，さまざまな原因が考えられる．女性選手には

基礎体温のチェックも薦められる．

（2）起床時心拍数

起床時心拍数は疲労状態と関連し，オーバートレーニング症候群の早期発見の目安にもなるとされている[2]．

（3）体重（起床時・トレーニング後・就寝前），体脂肪率

練習前後の短期的な体重変動を知ることで，脱水の程度を把握する．トレーニングや試合による体重の減少は，2％前後にとどめることを目標とする．また，長期的な体重減少は，オーバートレーニング症候群の症状の一つにあげられている．

定期的な体脂肪率の測定は，除脂肪体重量などの身体組成を把握することによって目的とする減量もしくは体重増加が適切に行われているかどうかの指標になる．

（4）睡眠

就寝時間や睡眠時間のほか，睡眠の質についても5件法などの段階づけで自己評価する．仮眠が有効に行えているかどうかも確認する．合宿や試合期間中の観察のみならず，通常の生活での睡眠状況との差を確認することで，疲労やストレスなどとの関連もみることができる．また，不眠などの問題点も把握すべきである．

（5）食事

水分摂取および食事の量，食欲などしっかり食べられているかどうかの自己評価を段階づけで行う．体重や体脂肪率と併せて評価することで，食事摂取量が足りているかもしくは過多になっていないかなどの判断の目安とする．合宿や試合期間など運動強度が高くなっても食事量が保たれ，体重が維持できているかどうかもコンディショニングの目安になる．

（6）尿（量・色），便

尿量を正確に採取・測定することは日々のなかでは現実的ではないが，尿を目視することから得られる量や色といった情報で脱水の有無などを予想することはできる（図1）．尿比重は簡便に行える検査で，参考基準値は1.010～1.030といわれている．高比重を示すと脱水を示す．

また，下痢や便秘といった腹部症状についても

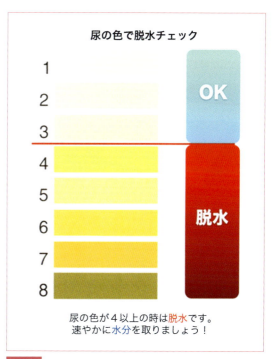

図1 尿のチェック

情報を得る．合宿や遠征などの集団生活においては，下痢や嘔吐などの感染症疑いのある症状を早期に把握することで感染拡大防止に努める必要がある．

（7）身体症状

四肢・体幹について，筋肉などの痛みや張り・疲労の場所を具体的にあげてもらい，その程度については段階づけにて示す．また，頭痛・咽頭痛・嘔気などといった内科的症状についても，フリーコメント欄に具体的に記載してもらうなどの手段もある．

（8）心理状態

日々の精神的疲労を主観的コンディションとして段階づけで記載していくほかに，心理テストを定期的に行うことでも評価できる．心理的プロフィールテスト（profile of mood states：POMS）は，質問用紙を用いて，過去1週間の気分の状態について測定するものである．「緊張―不安」「抑うつ―落ち込み」「怒り―敵意」「活気」「疲労」「混乱」の6つの気分がある．オーバートレーニング

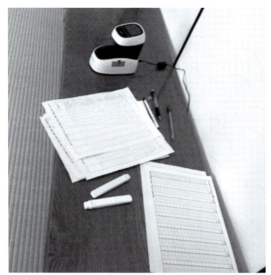

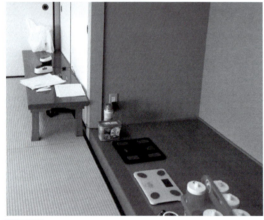

図2 ヘモグロビン測定機器，体温計，体重計など
起床後と夜にトレーナールームまで選手たちが測定・記入に来ることになっている．

症候群では「緊張―不安」「抑うつ―落ち込み」のスコアが高くなるとされている．心理コンディション診断尺度（psychological condition inventory：PCI）は，猪俣らによって開発され[3]，「一般的活気」「技術効力感」「闘志」「期待認知」「情緒的安定感」「競技失敗不安」「疲労感」の7つの尺度からなる競技者の心理コンディションを把握するための検査である．

いずれもそのパターンには個人差があり経時的に評価することが必要である．

(9) 唾液

唾液は非侵襲的に採取でき，かつ数値でデータを得られる機器の開発により選手自身への負担が軽減したこともあり，近年活用されてきている．山口らは身体的および精神的なストレスにより唾液中のαアミラーゼ活性が上昇することを報告している[4]．

また，唾液中分泌型免疫グロブリンA（secretory immunoglobulin A：SIgA）の分泌は，高強度運動の継続的な実施により慢性的な低下状態となることから，清水らはトレーニングによる疲労の蓄積を反映する可能性があるとしている[5]．さらにSIgA分泌が低下すると上気道感染への罹患率が高まると考えられており，唾液SIgAをモニタリングすることによって選手の気道感染症の発症を予測できる可能性があるとも述べている．

(10) ヘモグロビン値

鉄は末梢組織への酸素運搬，酸素貯蔵にかかわり，筋収縮のエネルギーとなるATPを作る酵素成分でもある．コラーゲン合成にも必要であり，骨や靱帯の強度を保つうえでも重要である．また，「スポーツ貧血」は運動実施の物理的衝撃や体温の上昇，血液の酸化により血球成分が溶血することによってもたらされるとされている[6]．貧血の既往がある場合，そうでない場合にかかわらず，ヘモグロビン値を把握することは有用と考える．

採血による測定のほか，非侵襲的に測定できる簡易な機器もあり，現場での即時的なヘモグロビン値の測定も可能となり，利用しやすい指標となってきている．

(11) 経皮的動脈血酸素飽和度

動脈血酸素飽和度（SaO_2）は動脈中の赤血球に含まれるヘモグロビンの何％が酸素を運搬しているかを示す値で，正常値は96〜99％である．パルスオキシメーターにより簡易的に測定することができ，現場でのチェック項目として利用しやすい指標となっている．高地順化の把握などに有用である．

記載方法

これらのデータを紙媒体で記載するほか，スマートフォンなどでのアプリを利用してスタッフ

コンディショションチェックシート

名前:

遠征・合　　　　5良い>1悪い

	Date	17, May	18, May	19, May	20, May	21, May	22, May	23, May
朝	起床時心拍数		54	54	60		60	60
	体温		36.2	36.4	36.6		36.2	36.2
	体重		61.2	61.2	61.4		60.8	59.9
	月経(日目)		×	×	×		×	×
	就寝時間		10:20	10:30	11:00		23:00	22:30
	起床時間		5:20	5:20	6:40		6:30	7:00
	睡眠時間(h)		9h	6h 50m	7h 40		7h30m	8h 30
	睡眠の質		3	4	3		4	4
	体調		3	3	3		4	4
	疲労回復		3	3	3		3	4
	身体症状※		×	×	×		×	×
夜	体重	61.4	62.0	61.8	61.2		60.8	61.0
	ヘモグロビン	11.4	12.0	10.6	ー		ー	ー
	朝食時の食欲	3	4	4	4		3	3
	昼食時の食欲	2	5	4	4		4	3
	夕食時の食欲	5	3	4	5		5	5
	一日の体調	4	4	4	4		4	4
	水分補給	4	4	5	4		5	4
	パフォーマンス	4	4	3	4		4	4
	集中力	5	5	5	5		5	5
	モチベーション	5	5	5	5		5	5
	便通	5	5	5	5		5	5
	精神的な疲労	3	3	3	2		3	4
	肉体的な疲労	3	3	3	4		3	4
	身体症状 フリーコメント	今日から よろしくお願いします	テーピング ありがとうございます!	あと4日! VS	ケア ありがとうございます!		いよいよ明日!! 絶対勝つ!	Nice GAME! Thank you HK!!

※身体症状:1.頭痛、2.喉痛、3.腹痛、4.熱感、5.悪寒、6.鼻水、7.下痢、8.嘔吐感、9.咳、10.その他

図3　コンディショニングチェックの1例

が即時にデータを把握することが可能なシステムもある．選手・スタッフ間での情報共有がしやすい形をとっていく．また経時的変化を追いやすい形が望ましい．

3 コンディショニングチェックの実際

筆者が帯同したラグビー女子15人制日本代表チームでのコンディショニングチェックについて

紹介する．

　トレーナールームの一角にコンディショニングチェックのスペースを作り，時間を決めて選手に自主的にコンディショニングチェックを行ってもらっている（図2）．朝と夜でチェック項目が異なり，1日に2回記載をしてもらう．記入例を示す（図3）．朝は体温，体重，睡眠時間，起床時の身体症状や疲労回復などについての項目であり，夜は体重，ヘモグロビン値の測定と，1日の食事・食欲，便通，その日についてのパフォーマンスや集中力・モチベーション・疲労度などといった主観的コンディションの振り返りが主な項目である．これらをもとに，選手個人とコミュニケーションをとったり，スタッフミーティングでのコンディションに関する報告を行う際に活用している．また，練習前後に体重測定を行い，練習中の水分量の変化が体重の何％であったかを把握し，選手へのその後の食事や練習時の水分補給の意識づけを行った．

　女子特有のものとして，月経とその日数についても記載をお願いしている．それをもとにして，月経痛などの月経痛コントロールの必要性などについて選手と相談している．内服に関しても選手任せにならず，ドーピングコントロールへの対処としても重要と考えている．

　ラグビー15人制の合宿では，参加選手が30〜40人と大所帯になることも多く，連日続く負荷の大きな練習や，ハードな試合日程のなかでいかにチームのコンディションを保つかが大きな課題である．帯同するトレーナーも少ないなか，個々の選手に対するこのようなチェックシートは重要なコミュニケーションツールとなっている．さらに，感冒や感染力の強いインフルエンザやノロウイルスなどの感染拡大を予防し，チーム全体の健康を維持することが重要である．

　また合宿・遠征時のこういったコンディショニングチェックは，代表チーム解散後の各個人での競技生活でどういった点に着目してコンディション管理をしていけばよいのか，また自分にはどのような傾向があるのかといった示唆を選手に与えることができる．若い選手や代表経験も少ない選手が多いなか教育的な側面も非常に大きい．

まとめ

　現場で簡便に行えるコンディショニングチェックを中心に述べた．実際にはこのほかにも競技特性に合わせたチェック項目が追加されるものと思われる．これらに臨床検査やパフォーマンステストを加えることで，多角的にみたコンディショニング評価が行えると考える．定期的なメディカルチェックと併せて選手の状況を把握していくべきである．

文献

1) 日本体育協会：アスレティックトレーナー専門科目テキスト6　予防とコンディショニング，文光堂，東京，2-5, 2007
2) Dressendorfer RH, et al：Increased morning heart rate in runners：a valid sign of overtraining? Phys Sportsmed 13：77-86, 1985
3) 猪俣公宏編著：選手とコーチのためのメンタルマネジメント・マニュアル，大修館書店，1997
4) 山口昌樹：唾液マーカーでストレスを測る．日本薬理学雑誌 129：80-84, 2007
5) 清水和弘：免疫系指標と自律神経系指標によるコンディション評価．臨スポーツ医 28：855-859, 2011
6) Chatard JC, et al：Anemia and iron deficiency in athletes. Practical recommendations for treatment. Sports Med 27：229-240, 1999

Ⅲ　検査評価総論

7 体調管理のためのモニタリング

2）ITを活用したコンディショニング

中條智志・島田真梨子・広瀬統一

> **Essence**
> - コンディションは内的要因（フィジカル，メディカル，スキル，メンタル），外的要因（環境，用具，トレーニング）が複合的に影響する．
> - コンディショニングでは，目標とする時期にピークパフォーマンスを発揮できるようにトレーニングプログラムを処方する．
> - 選手のコンディションはひとつの指標で評価できるものではないため，IT技術を活用して多面的に評価し，そして適切に選手のパフォーマンス向上，傷害予防，傷害からの競技復帰がなされる必要がある．

1 スポーツ現場で用いられるIT

現在スポーツ現場のコンディショニングとして用いられているITには，大きく情報収集・分析型と情報提示型がある．近年では情報収集型の機器で得られるデータを読み込むソフトウェアが，自動的にさまざまな指標を算出し分析することが多いため，両者は一体になっていることが多い．

情報収集・分析型の機器として幅広く用いられているものにglobal positioning system（GPS），加速度センサー，ジャイロセンサー，マグネットメーター[1]，心拍計がある．またハイスピードカメラをテニスやサッカーの試合（練習）会場に設置して，得られた映像からボールの弾道や選手の動き情報を得るものも用いられている．これらの機器に加え，主観的疲労度（rated perceived exertion：RPE）や身体各部位の痛み，傷害状況を把握するためのアプリケーションソフトウェアもコンディショニングでは活用されている．

GPS，加速度センサーでは主に移動量，移動速度，加速/減速度，衝突時の衝撃やインパクトが測定される[1, 2]．これらのデータを練習中および試合中に測定することで，得られたデータから目的としたトレーニング負荷の達成度評価，選手の身体に負荷されるストレスの推定，選手のパフォーマンス評価を行う．またGPSを用いることで時間帯ごとのプレーエリアも測定できるため，試合中の選手のパフォーマンス評価にも活用できる．実際に国際サッカー連盟（FIFA）では2015年からこれらの機器を試合中に使用することを認めている．また心拍計では運動時や安静時の心拍数を測定することはもとより，心拍変動（heart rate variability：HRV）による自律神経系機能評価もなされている[3]．

一方，情報提示型のITとして，選手へ傷害予防のトレーニングプログラムを提示したり，運動時の心拍数や運動量からある時点でのトレーニング負荷を分析し，今後のトレーニングプログラムを提示するものもある．前者は教育・啓蒙のために国際オリンピック委員会（get set）などの公的

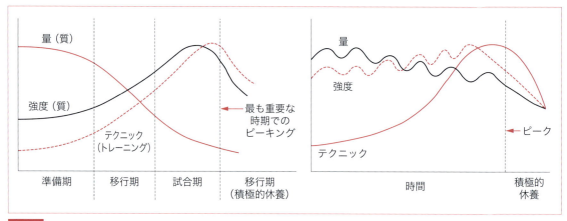

図1 線形（左），非線形（右）のピリオダイゼーションの概念図
どちらも強度と量は反比例の関係にあり，2つをコントロールしながらテクニック要因も徐々に高めていく．
（文献4より引用）

機関が展開しているものもある．このようなITを活用した傷害予防や適切なトレーニングプログラムの提示は，スマートフォンをはじめとした各種ガジェットの急速な普及に伴い，一般にも広く用いられている．

MEMO

情報技術（Information technology：IT）とはコンピュータやネットワークのような情報処理関連技術の総称である．近年，コンディショニング分野におけるITの貢献度は非常に高く，各種ソフトウェアや機器を用いた評価・分析，ビッグデータを用いたコンディショニング指針作成，そしてアプリケーションを用いた選手・スタッフ間の情報共有など，幅広く活用されている．

2 コンディショニングでITを使う意義

1 PDCAサイクルにおける評価の必要性

コンディショニングでは計画（plan），実行（do），評価（check），分析（action）の4つの過程，すなわちPDCAサイクルを適切に回していくことが必要不可欠である．これらすべての過程でITはコンディショニングに貢献するが，現時点では特に評価・分析での貢献度が非常に高い．

2 ピリオダイゼーションにおける強度と量の管理

コンディショニングでは，目標とする時期にピークパフォーマンスを発揮できるようにトレーニングプログラムを処方する．そのために，まずピリオダイゼーション，すなわちトレーニングの期分けを行い，各期を通じてトレーニングの手法・強度・量を計画的に変化させていく．ピリオダイゼーションには，ピーク時期に向けて直線的にコンディショニングを行う線形ピリオダイゼーションと，量と強度の強弱を継続的につけながらピーキングを行う非線形的ピリオダイゼーションがある（図1）[4]．どちらの考え方を用いるか，また両者を混合させながらピーキングを行うかは競技特性にも依存するが，いずれの場合でも量と強度は反比例の関係を保ちながらトレーニング負荷を増減させる．そのため各トレーニングセッションの運動強度と運動量を把握しながら適切にコンディショニングを行う必要があり，それらを定量化できるという点で心拍計やGPSなどが活用されている．

3 疲労－パフォーマンス関係における選手の準備状態のモニタリング

トレーニングをすると，その負荷（強度 × 量）によって一時的な疲労状態がもたらされる（図2）．トレーニングで得たポジティブな影響から疲労によるネガティブな影響を引いたものが選手の準備状態であり，実際に選手が発揮できるパフォーマンスである[5]．そのためトレーニング負荷を定量化して適切に調整するだけでなく，トレーニングによってもたらされた選手への身体的，心理的準備状態を定量的に把握する必要がある．

HRVは心拍の拍動と拍動間（R-R間隔）の変動を低周波成分（LF；0.05～0.15 Hz）と高周波成分（HF；0.15～0.40 Hz）に分類し，両者の比から交感神経／副交感神経の活性度を評価する．このような自律神経系機能評価値が持久系トレーニングの適応状態や，オーバーリーチング状態を反映するという報告もあり[3]，選手の準備状態を客観的に把握する情報の一つとして用いられている．一方，測定方法や性別，測定体位，環境など多くの要素が測定値に影響するため，実際の活用には測定条件の統一や継続的な測定による個人内変動の観察が必須である．また，選手の心理的な準備状態としてRPE（あるいはvisual analogue scale）を用いた評価も行われる．この情報をアプリケーションソフトウェアを用いて事前にトレーニング前に収集・分析することで，選手の現在のコンディションに適したトレーニング処方が可能となる．

3 スポーツ現場での心拍計の活用例

1 現場で心拍計を用いる意義

Jリーグの1試合中の移動距離は，ゴールキーパーを除いたフィールドプレーヤーの平均はおよそ10～12 kmであり，最大で14 km以上走る選手もいる．このように，サッカーの競技特性上高い有酸素能力を要求される．一方，20日間の安静臥床では最大酸素摂取量が28％低下，3日間の安静臥床では最大酸素摂取量が17％低下するとの報告がある[6]．また，サッカー選手を対象とした前十字靱帯の再建術のリハビリテーションにおいて，古典的なリハビリテーションを行った対照群と，健側下肢での有酸素トレーニングを組み合わせた実験群を比較した結果，実験群では最大酸素摂取量の維持が認められたが，対照群では最大酸素摂取量が最大10％低下したとの報告もある[7]．現場では20日間の安静臥床する症例はほぼみられないが，手術症例に関しては3日間程度の安静臥床はしばしばみられる．また，安静臥床とまではいかないが怪我によっては長期離脱を強いられ，心肺機能が低下することは容易に想像できる．そして，その心肺機能の低下が競技復帰に影響する場合があるため，心肺機能をいかに効率良く向上させる，もしくは機能低下を最低限に抑えることができるかが，早期復帰に必要な要素の一つとなる．

その心肺機能を効率的に向上させるためのツールとして，スポーツの現場では心拍計（図3）が広く使用されている．

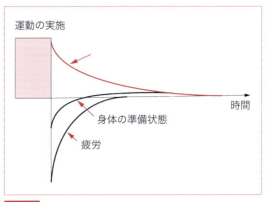

図2 フィットネス－疲労理論の概念

トレーニングをすると一過性の疲労状態になります．トレーニングで得たポジティブな影響から疲労によるネガティブな影響を引いたものが実際に生み出されるパフォーマンスである．
（文献5より引用）

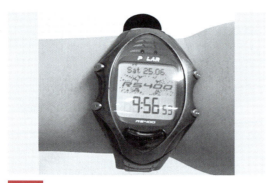

図3 心拍計（ポラール・エレクトロ・ジャパン社製 RS400）

表1 Karvonen法と％最大心拍数法による目標心拍数の算出方法

Karvonen法	％最大心拍数法
推定最大心拍数＝208－0.7×年齢 予備心拍数＝推定最大心拍数－安静時心拍数 目標心拍数＝（予備心拍数×運動強度）＋安静時心拍数	推定最大心拍数＝208－0.7×年齢 目標心拍数＝推定最大心拍数×目標運動強度
例）安静時心拍数が60拍/分の15歳の選手の80％の運動強度 推定最大心拍数：208－0.7×15＝197.5拍/分 予備心拍数：197.5－60＝137.5 目標心拍数：(137.5×0.8)＋60＝170拍/分	例）15歳の選手の80％の運動強度 推定最大心拍数：208－0.7×15＝197.5拍/分 目標心拍数：197.5×0.8＝158拍/分

（文献9より引用改変）

汎用性のある運動強度の指標の条件は，
① 測定機器が廉価（安価）で操作が簡単である（簡便性）．
② 測定の信頼性，再現性，有効性に優れている．
③ 運動中の強度の尺度だけでなく，運動を処方する際の指標としても有効である（汎用性）．
④ 研究者や指導者だけでなく大衆が利用できる（大衆性）．
⑤ 利用者の性・年齢・体力などの特性に応じて使うことができる（個別性）．
⑥ そのためには絶対値よりも相対値が，さらに，相対値として用いる場合には最大値の測定が容易であること．理想としては推定が可能であること（利便性）．
⑦ 科学的に裏付けができる（客観性）．
とされており[8]，心拍計はこの運動処方の条件をほぼ満たすものであると考える．

2 心拍数を用いた運動強度設定

最大心拍数は年齢によって異なるものの推定式を用いることによって，年齢に応じた最大心拍数を推定することができる．実際に心拍数を運動強度に用いる際にはカルボーネン法や％最大心拍数法を用いて推定最大心拍数（拍/分）を算出し，目標心拍数を算出しトレーニングに使用する（**表1**）[9]．

Point ▶

推定最大心拍数を208－0.7×年齢で算出しているが，実際に持久力テスト時に心拍計を装着しオールアウトした時（ラボテストのオールアウトとは異なる）の最大心拍数は推定値の±8程度と若干のズレがある．また，Karvonen法と％最大心拍数法を用いて運動強度を算出すると，％最大心拍数法の方が10％程度低くなってしまうため注意が必要である．

MEMO

一般的に推定最大心拍数は，
　　推定最大心拍数＝220－年齢
で表されることが多いが，加齢に伴い最大心拍数も減少することから，今日最も信頼度の高い最大心拍数の推定式は
　　推定最大心拍数＝208－0.7×年齢
とされている[8]．

育成年代では成長過程が個人によって大きく異なるため，走行距離および時間によるスピードのコントロールでは，ある選手には高負荷となり，ある選手には低負荷となってしまう．また，リハビリテーションにおいても，安静臥床およびトレーニング休止期間の長短によって，個人の持久力レベルは異なる．さらに，心拍数の範囲によって向上する能力が違うため，トレーニングの目的および，リハビリテーションの段階によって，そ

の心拍数の範囲を使い分けてトレーニングを行う必要がある（表2）[10]．実際リハビリテーションの現場では，選手の状態に合わせ，上肢エルゴメーター，エアロバイク，トレッドミルなどトレーニング機器の使用時や，グラウンドでのジョギング，ランニング時に心拍計を装着し，ゾーン2～4のトレーニングを行うことが多い．

最後に，注意しなければならないのが，オーバートレーニング症候群である．オーバートレーニング症候群の判定は明確にはわかっていないが，安静時および平常時心拍数がいつもより高い場合には，選手は疲労状態にあることが予想され，その状態でトレーニングを続けるとオーバートレーニング症候群を発症する可能性がある．そのモニタリングにも心拍計は非常に有効なツールである．

MEMO

オーバートレーニング症候群は疲労の継続や感情の不調を伴った，スポーツ特有のパフォーマンス低下が特徴である．その原因として，高強度トレーニングによる身体的負荷だけでなく，生理学的要因，神経内分泌要因，心理的要因などさまざまな要因が考えられ，それらが複雑に組み合わさり発症する．

3 GPS機能付き心拍計を使用したトレーニング負荷の把握

サッカー文化先進国ではウェアラブル端末を使用してトレーニング負荷などを把握し，傷害予防に繋げる取り組みがすでに行われているが，日本ではこのような取り組みが行われていない．

GPS機能付き心拍計（図4）からはトレーニング負荷と強度が確認できるため，これまでコーチの主観で判断されていた負荷と強度が客観的データとなる．また，スプリント回数，スピードなどパフォーマンス指標の客観的データを得ることができることから，それらを選手にフィードバックすることで選手のパフォーマンスアップにもつながる．また，トレーニング負荷と回復時間も把握できるためそれらの情報は傷害予防にもつながる．

表2 心拍数の範囲と主な効果

ゾーン	％最大心拍数	主な効果
1	50～60％	運動不足解消，体力の回復
2	60～70％	持久力向上と脂肪燃焼
3	70～80％	有酸素運動能力の向上
4	80～90％	運動能力の向上
5	90～100％	瞬発力向上

（文献10より引用）

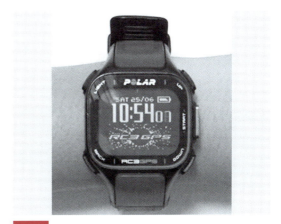

図4 GPS機能付き心拍計（ポラール・エレクトロ・ジャパン社製 RC3 GPS）

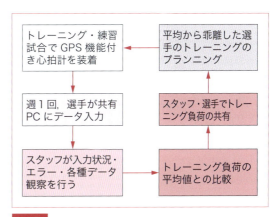

図5 GPS機能付き心拍計使用手順

そのため，育成年代の女子サッカーチームで開始した，GPS機能付き心拍計から得られる心拍数データおよびスポーツゾーン（選手の最大心拍数から算出される5段階の％最大心拍数）を利用し，傷害予防の取り組みを紹介する（図5）．

スポーツゾーンの非常に高い強度および高い強

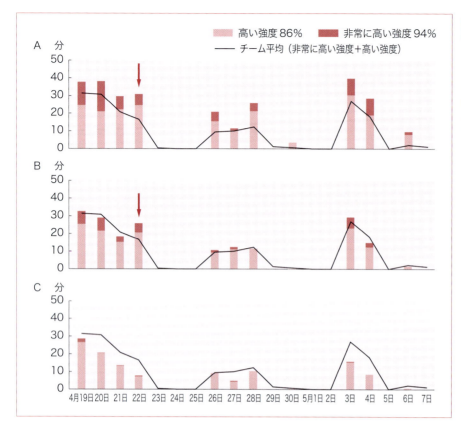

図6 心拍数データおよびスポーツゾーンの継時的変化

Cの選手はチーム平均と同じ推移を示しているが，A，Bの選手はチーム平均とは違った推移を示している（矢印部分）．

度をグラフ化すると，前の日と比較して次の日のチーム平均が下がっているにもかかわらず，ある選手の合計時間（非常に高い強度および高い強度）は増加していることがある（図6）．この点に注目し，チーム平均から乖離した選手は疲労状態にあると判断し，トレーニング負荷を減らす取り組みを行った結果，傷害件数は減少した．この方法は，選手のスケジュール上，週に1回データ入力を行っているため，前週のトレーニング負荷を確認することになっており，リアルタイムに選手の状態を把握できていないなど，まだまだ改善する余地があるが，傷害予防において有用な方法の一つであると考える．

文献

1) Chambers R, et al：The use of wearable microsensors to quantify sport-specific movements. Sports Med 45：1065-1081, 2015
2) Hausler J, et al：Application of global positioning system and microsensor technology in competitive rugby league match-play：A systematic review and meta-analysis. Sports Med 46：559-588, 2016
3) Plews D, et al：Training adaptation and heart rate variability in elite endurance athletes：opening the door to effective monitoring. Sports Med 43：773-781, 2013
4) NACAジャパン：ピリオダイゼーション．ストレングス&コンディショニングI理論編, NSCAジャパン, 大修館書店, 東京, 143-155, 2013
5) Zatsiorsky VM, et al：筋力トレーニングの理論と実践, 高松 薫監訳, 大修館書店, 東京, 3-16, 2009
6) 小泉龍一ほか：体力低下と低活動. J Clin Rehabil 17(2)：123-128, 2008
7) Oliver N, et al：The effect of a one-leg cycling aerobic training program during the rehabilitation period in soccer players with anterior cruciate ligament reconstruction. Clin J Sport Med 20：28-33, 2010
8) 山地啓司：第2章 心拍数（脈拍数）を測る．こころとからだを知る心拍数, 杏林書院, 東京, 11-33, 2013
9) 広瀬統一：スポーツ障害のリハビリテーション―持久力トレーニングについて―. MB Med Reha 137：127-133, 2011
10) 川崎深雪：トレーニング計画のマネジメント．いまから始める心拍トレーニングBOOK, 山と渓谷社, 東京, 20-25, 2013

IV

病態経過に伴う検査評価

Ⅳ 病態経過に伴う検査評価

1 急性期評価

1）頭部・頸部外傷

小山貴之

Essence

- 頭頸部外傷には生命予後に影響するような重症例もあり，フィールド上評価は一次性損傷の悪化の予防と二次性損傷の抑制を目的として行う．
- 頭頸部外傷には次のような特徴がある．① 高エネルギー外傷となりやすい，② 重症度の判断が困難である，③ スポーツ現場での対応には限界がある．
- 緊急時対応計画の策定と実施にあたっては，重症例であるという前提のもとに，迅速な初期対応が求められる．医師がフィールドにいる場合には，その確認，評価に基づいて対応する．
- 頭部外傷の評価として，脳振盪や急性硬膜下血腫を疑う症状を見逃さない．神経認知テストやバランステストなどについて，個人ごとのベースライン評価を事前に実施する．
- 定期的な評価を行い容態の変化を注意深く経過観察する．
- 頸部外傷では頸髄損傷などの重症外傷を疑い，用手的頭頸部固定を行いながら神経障害などの評価を行う．頸部外傷と頭部外傷の併発も考慮する．

1 頭頸部外傷に対するフィールド上評価の目的

　頭頸部外傷には生命予後に大きく影響を与える重症例もみられる．スポーツ現場の急性期ではリスク管理に基づいた迅速な評価が求められる．外傷発生直後にはその重症度を判断することが困難な場合が多く，フィールド上評価は重症例であることを前提として行う．その対応は，① 一次性損傷の悪化を予防すること，② 二次性損傷を抑制すること，を目的とする．フィールド上で頭頸部外傷が疑われた場合には，対象者のもとに速やかに駆け付け，選手の保護と評価，搬送を迅速に行う．

2 頭頸部外傷の特徴と初期対応

頭頸部外傷の特徴

（1）高エネルギー外傷
　衝突や転落など高速度で頭頸部に負荷が加わることで重症頭頸部外傷が発生する可能性が高い．スポーツ現場においては，特に表1に示すような受傷機転で重症頭頸部外傷を疑う．

（2）重症度の判別が困難
　発生直後の重症度は不明である．さらに病態によっては症状が徐々に発現することもあり，重症度を瞬時に判別できない．そのため，重症例を前提として対応し，定期的な経過観察と評価を行う．

表1	重症頭頸部外傷を疑う状況

- タックルなどによる頭頂部からの衝突
- タックルなどによる過伸展あるいは過屈曲
- 頭頂部からの転倒・転落
- 転倒・転落による過伸展あるいは過屈曲
- 不意な衝突による頭部への外力付加
- 意識障害を伴う外傷
- 飛び込み後の溺水
- 頭頸部外傷の既往を有する選手の外傷時
- その他,高エネルギー外傷と推測される状況

表2	受傷直後の対応

1. 審判に知らせ,プレーを中止させる*
2. 選手に速やかに接近する
3. 用手的頭頸部固定を行う
4. 意識の確認を行う
5. 呼吸・脈拍の確認を行う
6. 四肢の随意運動の確認を行う
7. 状況から固定・搬送方法を決定し実施する

*競技によりルールが異なるため事前に確認が必要.

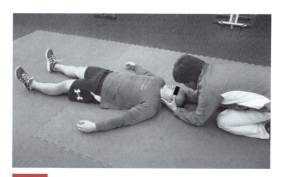

図1 用手的頭頸部固定

(3) スポーツ現場での対応に限界

フィールドでは競技ルール上の制約や処置に必要な資器材の不足,人的資源の不足など,不十分な環境のなかで対応しなければならない.そのなかでも適切で迅速なフィールド上対応を行うため,練習や試合会場の環境把握と改善,必要な資器材の入手を可能な限り事前に実施する.

2 初期対応

(1) 発生直後の対応

当該選手のプレーを中止させて安全な環境を確保し,情報収集や評価,固定・搬送を行う.受傷直後の対応(表2)は,用手的頭頸部固定(図1)の後に一次救命処置を行い,初期の緊急性判断を行う.受傷現場へは選手の足側から頭側へ向かって接近し,顔の表情が見える位置につくことで,視診観察による情報収集を得る.

MEMO 用手的頭頸部固定

用手的頭頸部固定は,受傷した選手が重症頭頸部外傷の可能性があることを前提に全例で実施する.manual in-line stabilization(MILS)と呼ばれ,頸椎の列に沿って頭部と頸部を用手的に固定することで,体動や不作為の操作による二次性損傷を予防する.この用手的頭頸部固定は,重症外傷の可能性が完全に否定されるか,スパインボードと固定具による全脊柱固定が完了するまで継続して行う.

(2) 緊急時対応計画(emergency action plan:EAP)の実施

あらかじめ重症外傷などの緊急時にどのように対応するかを関係者と協議しEAPを作成する.EAPはチームの責任者やスタッフの緊急時における役割を明確にできる.内容は各種連絡先,緊急時搬送の動線,自動体外式除細動器(AED)の設置場所などを含み,一目でわかるようにしてその情報を共有する.EAPを実際に外傷発生時に実施し,重症例であるという前提のもとにチームワークとして初期対応にあたる.特に医師がスポーツ現場に所在している場合,必ず医師の確認,評価に基づいて対応する.

> **Point**
> 緊急時対応計画に加えて,救急要請に必要となるのが選手情報である.特に意識障害を伴っている場合には,選手自身からの情報収集は困難となる.選手の氏名,生年月日,アレルギーの有無,服用状況,保護者連絡先の情報などをあらかじめ入手しておく.これらの情報や怪我の既往なども含めて選手ごとにファイリングして管理し,緊急時にすぐに取り出せるようにするとよい.

表3　頭蓋内損傷の分類

A. 局所性損傷（focal injury）
- 硬膜外血腫
- 硬膜下血腫
- 脳内血腫
- 脳挫傷

B. びまん性損傷（diffuse injury）
- 軽症脳振盪（mild concussion）
- 脳振盪（classic concussion）
- びまん性軸索損傷（diffuse axonal injury）
  軽症（mild），中等度（moderate），重度（severe）

（文献1より引用）

表4　スポーツによる脳損傷を予防するための提言（日本脳神経外科学会）

1-a. スポーツによる脳振盪は，意識障害や健忘がなく，頭痛や気分不良などだけのこともある
1-b. スポーツによる脳振盪の症状は，短時間で消失することが多いが，数週間以上継続することもある
2-a. スポーツによる脳振盪は，そのまま競技・練習を続けると，これを何度も繰り返し，急激な脳腫脹や急性硬膜下血腫など，致命的な脳損傷を起こすことがある
2-b. そのため，スポーツによる脳振盪を起こしたら，原則として，ただちに競技・練習への参加を停止する．競技・練習への復帰は，脳振盪の症状が完全に消失してから徐々に行う
3. 脳損傷や硬膜下血腫を生じたときには，原則として，競技・練習に復帰するべきではない

表5　脳振盪リスクの特徴

年齢／競技レベル	年齢や競技レベルが脳振盪のリスクに影響を及ぼすかについて，十分なエビデンスはない
性別	全体では男性のほうが圧倒的に受傷者が多いが，脳振盪のリスクと性別の関係性は競技によってさまざまである．特に女子のサッカーとバスケットボールは脳振盪のリスクが高い
競技	アメリカンフットボールとオーストラリアンラグビーは脳振盪のリスクが高いのに対し，野球とソフトボール，バレーボール，器械体操ではリスクが低い．女子ではサッカーは最も脳振盪のリスクが高い
防具	ラグビーにおけるヘッドギアの使用は脳振盪の予防効果がある．マウスガードには明確な予防効果がない．サッカーにおけるヘッドギア使用による予防効果はまだデータが不十分である．アメリカンフットボールにおいて脳振盪の予防にどのヘルメットが効果的かは，まだデータが不十分である
ポジション	多くの競技では，ポジションによる脳振盪のリスクを明らかにするだけのデータがない．アメリカンフットボールでは，レシーバーよりもラインバッカーとオフェンスライン，ディフェンスバックに脳振盪のリスクが高い
競技者自身	体格指数（BMI）が$27 kg/m^2$以上の者，練習時間が週3時間以内の者は脳振盪のリスクが高い

（文献3より引用）

3 頭頸部外傷の病態と急性期評価

1　頭部外傷（脳振盪・急性硬膜下血腫）の病態と急性期評価

　頭部外傷によって生じる頭蓋内の損傷は，挫傷や血腫を伴う局所性損傷とびまん性損傷に大別される（表3）．本項ではこのうちスポーツ活動中に受傷しやすい頭部外傷として脳振盪と急性硬膜下血腫について解説する．頭部外傷を疑う場合，表4の日本脳神経外科学会の提言を念頭に対応する．

（1）脳振盪

① 病態

　脳振盪は「生体力学的な力によって引き起こされる，脳に影響を及ぼす複雑な病態生理学的過程」[2]と定義される．衝突や転倒・転落によって頭部に直接的あるいは間接的に衝撃が加わることで，頭部が揺さぶられて生じる．脳振盪は脳の器質的損傷よりも一時的な脳機能障害が主体である．通常のCTやMRIなどの画像検査では異常所見は認められない．80〜90％の脳振盪は短期間（7〜10日）で軽快するが，青少年では回復期間が長引きやすい[2]．脳振盪歴があると，新たな脳振盪により症状や認知障害がさらに重症となり回復が遅くなる可能性がある．神経認知的な問題やプレー復帰の遅延のリスク要因には，受傷後早期の頭痛や健忘症，疲労やもうろう感，精神状態の変化，見当識障害がある．脳振盪再発の強いリスク要因は脳振盪歴であり，受傷から10日以内は特にリスクが高い[3]．そのほか，表5のような脳振盪リスクの特徴がある．

② 急性期評価

　高エネルギー外傷の受傷機転（表1）となっていないか，脳振盪リスクの特徴（表5）を有する選手か，重症化の要因となる脳振盪歴を有する選手かなどの情報収集を行う．脳振盪の症状や徴候（表6）は多様であり，1つ以上が該当すれば脳振盪疑いとして対応する．

表6 脳振盪が疑われる症状・徴候

1. 症状	体性（例：頭痛），認知（例：混乱），情動症状（例：情緒不安定）
2. 身体的徴候	例：意識消失，健忘症状
3. 行動変容	例：怒りやすい性格
4. 認知機能障害	例：反応時間の遅延
5. 睡眠障害	例：不眠症

（文献2より引用）

表7 脳振盪症状の発生率*

頭痛	92.2％	視覚障害	29.3％
めまい	68.9％	不眠	22.5％
集中力低下	58.3％	怒りやすい	15.2％
光過敏	49.1％	外傷後の健忘	13.9％
バランス障害	36.7％	逆行性健忘	9.8％
見当識障害	32.3％	耳鳴り	8.8％
嘔吐	31.1％	意識消失	5.6％
音過敏	30.9％	過度の興奮	4.1％
過度の眠気	30.1％	平均の症状数	5.3±2.9

*2009-2010から2013-2014年シーズンまでのNCAAにおける統計（n=1,670） （文献4より引用改変）

表8 脳振盪の評価法

評価法	内容	感度	特異度
Post-Cocussion Symptom Scale（PCSS）とGraded Symptom Checklist（GSC）	関連症状について，0（症状なし）から6（重度の症状）で点数を付ける	64～89％	91～100％
Standardized Assessment of Concussion（SAC）	4つの神経認知テスト（見当識，短期記憶，集中力，遅延想起）を行い点数化する	80～94％	76～91％
神経心理学的テスト	筆記形式またはコンピューターによるテストで，記憶能力や反応時間，認知処理速度などを評価する	71～88％	―
Balance Error Scoring System（BESS）	両足・片足・つぎ足での閉眼立位保持をそれぞれ20秒間行い，エラーの回数を積算する	34～64％	91％
Sensory Organization Test（SOT）	床反力計上で体性感覚や視覚の入力を変化させ，その間の平衡機能を測定する	48～64％	85～90％

（文献3より引用）

　全米大学体育協会（NCAA）による5シーズンの脳振盪の統計（表7）[4]では，頭痛の発生率が圧倒的に多く，めまい，集中力低下，光過敏と続く．選手は平均で5つ以上の症状を報告している．このため，問診や検査から複数の症状を見逃さないことが重要である．標準的な評価法（表8）は，大きく自覚症状の有無と神経認知障害，バランス障害の評価に分けられる．脳振盪の症状は多様なため，これらを単独で実施するのではなく複数の評価法を用いることが推奨されている[3]．SCAT 3（Sport Concussion Assessment Tool, 2013年よりversion 3）は国際オリンピック委員会や国際サッカー連盟，ワールドラグビーなどが推奨する国際標準の評価ツールである．SCAT 3には意識レベル（Glasgow Coma Scale）と22項目の自覚症状，Standardized Assessment of Concussion（SAC），Balance Error Scoring System（BESS）などが含まれ，スコア化することで脳震盪所見を包括的に評価することができる．SCAT 3を使用する際は，事前にベースライン評価を行い，選手の受傷前の状態を把握する必要がある．ベースライン時の評価スコアと受傷後の評価スコアを比較し，回復の判断やプレー復帰の指標として用いる．SCATの簡易版であるポケット脳振盪認識ツールはスポーツ現場で受傷直後に脳振盪疑いの有無を判断するための評価ツールである．そのほか頸部外傷の併発も少なくないため，頸椎の可動域と疼痛の有無，上肢筋力と感覚に異常がないかを確認する．

③ 経過観察

　評価によって脳振盪が疑われた場合，同日のプレー復帰は絶対的禁忌としてその日のスポーツ活

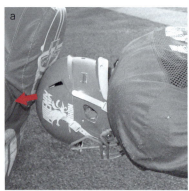
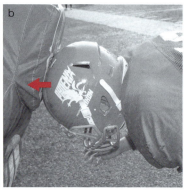

図2 スピアリングタックル
a：頸部屈曲位でのコンタクト
b：頭頂部でのコンタクト

動を中止させ，経過観察を行う．症状は徐々に軽快してくるが，後述する急性硬膜下血腫を発症すると急激な症状増悪がある．スポーツ現場ではこれらの疾患を鑑別することが困難なため，定期的に評価を行い，経過中の容態を注意深く観察する．また，受傷直後からの症状とその変化を時系列に記録する．

（2）急性硬膜下血腫

① 病態

脳表の動静脈や架橋静脈の損傷によって，硬膜と脳の間で出血し血腫が貯留する．スポーツ活動では脳振盪の受傷機転と同様の状況下で発症する．頭蓋骨骨折を伴わないことが多く，脳自体の損傷よりも血管の損傷に起因するところが大きい．脳血腫や浮腫により脳が圧排されると頭蓋内圧が異常亢進し脳ヘルニアを引き起こす．予後は不良で死亡率は30～50％に及ぶ．特に脳振盪の発生率が高いスポーツで発生しやすく，下級生や初心者，暑熱環境下では注意を要する．

② 急性期評価

急性硬膜下血腫を受傷直後に判断することはできない．そのため，脳振盪の急性期に準じて評価を行う．加えて，意識障害（急激あるいは徐々に低下），頭痛の悪化や嘔吐の繰り返し（頭蓋内圧亢進症状），瞳孔不同や半身麻痺などの症状について注意深く評価する．

③ 経過観察

急性硬膜下血腫はきわめて緊急性の高い外傷である．そのため，症状の発現を経過観察し，わずかでも徴候を発見した場合には直ちに救急要請する．経過観察中，容態に変化があれば必ず初期対応の手順に戻り，一次救命処置を行う．

2　頸部外傷の病態と急性期評価

① 病態

頸部外傷の多くは頭部に加わる外力により間接的に頸部組織が損傷される．頸椎捻挫は過伸展や過屈曲が強制されて発症し，頭部外傷の併発も少なくない．バーナー（Stinger）症候群は，過度な側屈など外力による腕神経叢の伸展や神経根の絞扼により，一過性に片側上肢のしびれや電撃様の放散痛が起こる．多くは数分から数時間で軽快するが，長期間持続することもある．頸髄損傷は，頸部屈曲位で頸椎の前弯が失われた状態で，頭頂部から軸圧が加わった場合に起こりやすい．水泳の飛び込みや器械体操などの転落だけでなく，フルコンタクトスポーツでは頭部からのスピアリングタックル（）による受傷の危険性が非常に高い．その多くが不注意や未熟な技術，誤った指導，故意の反則などに起因して起こる．

MEMO　一過性四肢麻痺

頸髄損傷と一見して同様の症状を呈し，スポーツ現場でも遭遇する可能性があるのが一過性四肢麻痺（transient quadriplesia）である．一過性四肢麻痺は過伸展や過屈曲，軸圧負荷によって受傷し，直後に四肢麻痺症状を発症する．麻痺は一過性であり早期に回復するが，外傷のなかでも重症度が高く，慎重な対応が必要となる．Cantuら[5]の報告では，一過性四肢麻痺は脊柱管の狭窄を有している選手に受傷のリスクが高い．競技復帰の条件および禁忌として

以下を提唱している．
- 競技復帰可：一過性四肢麻痺の既往が1回で頸部の可動域が完全，神経学的検査が正常，機能的な脊柱管狭窄がない，X線学的な動揺性がないこと．
- 相対的禁忌：24時間以上続く一過性四肢麻痺．一過性四肢麻痺の既往が2回以上の場合．頸部可動域が完全，筋力が正常かつ不快感がない状態に回復していなければならない．
- 絶対的禁忌：一過性四肢麻痺の既往あるいは頸髄症の神経学的所見や頸部不快感の持続，頸部可動域の減少，受傷後の神経学的不全がある場合．

② 急性期評価

軽度の頸部外傷では受傷後プレーを再開することも少なくない．そのため，誤った判断が重度の損傷を招きかねない．頸部外傷は重症であることを前提に評価を行う．まず頸椎の保護を行い，固定の必要性，プレー可否の判断，救急要請の判断を迅速に行う．頸部外傷全般において頸部可動域と運動時痛・安静時痛，神経障害の有無（筋力低下，感覚障害，反射異常）を評価する．

評価の手順は疼痛や神経障害の評価を最初に行う．頸部可動域の評価は頸椎に動揺を与えるため，重症外傷の場合には禁忌となる．神経障害がない場合にのみ必要に応じて自動運動のみを注意して行う．受傷後のプレー復帰は**表9**の条件を確認した後に判断する．頸髄損傷が疑われる場合，用手的頭頸部固定を続けながら，一次救命処置に従って意識レベル，呼吸・循環などのバイタルサインを観察する．第4頸髄節より高位の損傷では呼吸運動が障害され，第5頸髄節より下位では肋間筋麻痺による奇異呼吸を呈することがある．四肢の運動障害や感覚障害は頸髄損傷の重要な徴候である．胸髄以下の損傷時も頸髄損傷と同様の手順で評価を行い，各損傷レベルによる運動機能（**表10**）から損傷高位を推定する．

③ 経過観察

頭部外傷の併発も考慮して症状の変化を観察する．頸髄損傷の場合，受傷後24〜48時間続く脊髄ショックにより自律神経機能が停止する．そのため，血圧低下や徐脈，体温調節障害などに注意し，保温に努める．

表9 頸部外傷におけるプレー復帰の条件

- 頸部の安静時痛がない
- 頸部の運動時痛がない（上肢への放散痛を含む）
- 上下肢の筋力低下がない
- 上下肢の感覚障害がない
- 競技の基本ドリルで症状が誘発されない
- 脳振盪の症状がない
- 頸椎骨折の疑いがない

表10 脊髄損傷レベルによる運動機能判定

上肢	C_4以上の損傷：完全四肢麻痺＋横隔膜機能の麻痺（横隔神経支配：C_3-C_5） C_5損傷：完全四肢麻痺，肩すくめ（C_4）は可能 C_6損傷：上肩すくめ，肩外転可能，肘屈曲も弱いが可能 C_7損傷：上記に加えて，肘屈曲，手関節背屈可能 C_8損傷：上記に加えて，指屈曲可能 T_1損傷：上記に加えて，指の開排，対立運動可能
下肢	T_1以下の損傷：弛緩性対麻痺 T_1-T_5損傷：胸郭運動の障害 T_6-T_{12}損傷：腹筋運動の障害 L_2損傷：股関節屈曲が弱い L_3損傷：股関節屈曲可能 L_4損傷：上記に加えて，膝関節伸展可能 L_5損傷：上記に加えて，足関節背屈可能 S_1損傷：上記に加えて，膝関節屈曲，趾背屈可能 S_2損傷：上記に加えて，足関節底屈可能 （膀胱，直腸，性機能支配：S_2-S_5）

（文献6より引用）

文献

1) 堤　晴彦：Ⅱ-7 外因性救急の診療指針A(1) 頭部外傷．救急診療指針，第2版，日本救急医学会監修，へるす出版，東京，245-256，2003
2) McCrory P, et al：Consensus statement on concussion in sport：The 4th International Conference on Concussion in Sport held in Zurich, November 2012. Br J Sports Med 47：250-258, 2013
3) Giza CC, et al：Summary of evidence-based guideline update：Evaluation and management of concussion in sports. Neurology 80：2250-2257, 2013
4) Wasserman EB, et al：Epidemiology of sports-related concussions in National Collegiate Athletic Association athletes from 2009-2010 to 2013-2014. Am J Sports Med 44：226-233, 2016
5) Cantu RC, et al：Return to play after cervical spine injury in sports. Curr Sports Med Rep 12：14-17, 2013
6) 新藤正輝：Ⅱ-7 外因性救急の診療指針A(2) 脊椎・脊髄損傷．救急診療指針，第2版，日本救急医学会監修，へるす出版，東京，257-261，2003

Ⅳ 病態経過に伴う検査評価

1 急性期評価

2）靱帯損傷

金村朋直・小林寛和

Essence

- 靱帯損傷後の急性期では，患部周囲の熱感や痛み，腫脹などの徴候・症状だけでなく，関節動揺性を呈することが多い．関節動揺性の残存は，スポーツ活動時の不安感や痛みの原因となることに加え，変形の原因や再発，外傷発生のリスク要因にもなる．後遺症としての関節動揺性の残存を防ぐためにも，評価を含めた的確な対応が求められる．
- スポーツ現場における急性期評価では，医療機関を受診するまでの処置を的確に行うための情報収集が主要な目的となる．強制された関節運動の情報や痛みが発生する運動方向，関節動揺性テストなどの結果をもとに損傷された組織を推測し，急性期処置における固定肢位や制動すべき運動方向などを決定する．
- 可及的早期のスポーツ活動再開に向けたプログラムの進行には，ヒーリングプロセスに応じた段階的なエクササイズ導入が必須である．低下した機能の改善程度は，エクササイズ開始の指標となることから，受傷後早期からの詳細かつ正確な評価が重要となる．
- いずれの場面においても，急性期評価は，関節動揺性に対する最大限の配慮のもと行われなければならない．

1 靱帯損傷と急性期の理学療法

　靱帯損傷は，主に急性外傷として靱帯の制動範囲を超えた関節運動が強制されることで発生する．急性期では，熱感や痛み，腫脹など他の外傷と同様の徴候・症状に加えて，関節動揺性を呈し，動作時の不安感（不安定感）を訴えることもある．

　急性期での対応が的確でないと，後遺症として関節動揺性が残存してしまうこともある．その残存は，スポーツ活動時の不安感や痛みの原因となるだけでなく，変形の原因や再発，外傷発生のリスク要因にもなる．例えば，膝内側側副靱帯損傷に伴う膝関節外反動揺性が，膝前十字靱帯に対する応力を増加させることが報告されている[1]．靱帯損傷後の理学療法においては，関節動揺性の残存に注意して炎症徴候の軽減や機能の改善，維持に努めることが重要となる．

　靱帯損傷後の理学療法について，早期からの運動療法の有効性を検討した報告が散見される[2〜4]．加えて，スポーツ理学療法においては，対象者を取り巻く背景から医学的観点を逸脱しない範囲での可及的早期のスポーツ活動再開が求められることも多い．後遺症の予防を念頭に，低下した機能を可能な限り早く改善しながら，スポーツ活動に求められる動作の習得を図っていく．

2 靱帯損傷後における急性期評価

靱帯損傷後の急性期評価で実施する検査，測定，テストによる主な確認事項について表1に示す．スポーツ現場における受傷直後と医療機関の受診後では，評価の目的が異なる．それぞれの場面で必要な項目を選択し，実施する．

スポーツ現場における受傷直後と，医療機関受診後のそれぞれの場面における急性期評価について，説明していく．

スポーツ現場における受傷直後の評価

（1）実施目的

スポーツ現場における外傷発生時の対応を図1[5]に示す．まず，一次救命処置の必要性，重篤な後遺症が残存し得る重症外傷の可能性を確認し，プレイ継続の可否を検討できる場合は評価を実施する．継続が困難な場合，医療機関への搬送や早急な受診を検討する．

靱帯損傷が疑われる際は，固定肢位や制動すべき運動方向など，的確な処置に必要な情報を評価によって収集する．

（2）実施上の注意点

損傷が疑われる靱帯や軟部組織を明確にするための情報を集約する．対象者の記憶に基づく受傷時に強制された関節運動の情報や痛みが発生する運動方向，関節動揺性テストなどの結果をもとに総合的に考察する．

痛みに関する情報は，損傷部位の特定や合併損傷の有無を把握するうえで大変重要であるが，受傷直後は痛みが強く，評価がむずかしいこともある．

靱帯損傷においては，受傷後早期より損傷部位に伸張ストレスが加わることで症状の増悪や関節動揺性の増大を招く．各種の検査・測定・テストを実施する際には，損傷部位に対して無理なストレスを加えないように注意する．

表1 靱帯損傷後の急性期評価で実施する主な検査，測定，テスト

視診，触診	炎症徴候（発赤，腫脹，熱感）や皮下出血の有無や程度
痛みの確認	圧痛 伸張時痛 他動運動時痛 自動運動時痛 抵抗運動時痛 荷重時痛 損傷が予測される靱帯だけでなく，合併損傷の可能性があり，周囲の筋腱や軟部組織の痛みも確認 （例：膝内側側副靱帯損傷における内側ハムストリングスなど）
関節動揺性テスト	靱帯損傷によって生じる関節動揺性
筋機能 （筋収縮，筋力）	患部周囲の筋収縮の可否 どの程度の筋力発揮の可否
関節可動域	自動運動，他動運動による関節可動域

（3）評価の実際

① 問診

受傷直後は痛みも強く，痛みの部位については返答ができても，その他の詳細については答えられないこともある．損傷が疑われる部位を指差すなどして，簡単に答えられる質問をする．

② 視診，触診

変形や創傷の有無を確認し，骨折などがないことをまず確認する．患部周囲の炎症徴候（発赤，熱感，腫脹）を把握する．腫脹は，受傷直後に見られなくても，時間経過とともに増悪していくことも多い．経時的変化も確認しておく．

③ 痛みの確認

重度の損傷の場合，炎症徴候が強く，患部の広い範囲に痛みを訴えることが多い．そのような例では，RICE処置などにより，痛みが軽減した段階で詳細な確認を行う．

受傷後早期については，損傷部位へのストレスを考慮し，圧痛と愛護的な伸張時痛，他動運動時痛，自動運動時痛の確認にとどめる．

④ 関節動揺性テスト

靱帯損傷は，制動する運動方向の過可動性を引き起こす．関節動揺性テストの結果は，損傷した靱帯を考察するうえでヒントとなる．

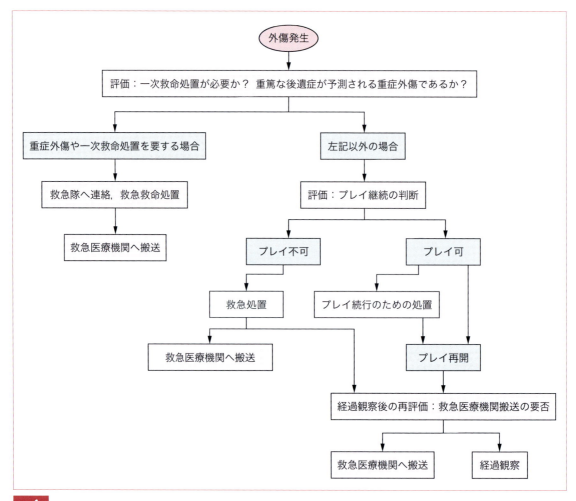

図1 外傷発生から評価,救急処置,医療機関への搬送の流れ
(文献5より引用)

急性期におけるテストの実施は,損傷靱帯への伸張ストレスを加えることになる.実施に際しては,ストレスの強さなどに細心の注意を払う.

受傷直後では,テスト時に痛みや,痛みに対する防御的な筋収縮によって関節を固める(guarding)ために,結果が不鮮明になることもある.

⑤ 筋機能(筋収縮,筋力)

患部周囲の筋収縮が,痛みなく可能かどうか,またどの程度可能かについて確認する.

⑥ 関節可動域

損傷部位へのストレスや症状増悪のリスクを考慮し,確認は最小限にとどめる.愛護的な他動運動と可能であれば自動運動での運動範囲(可動域)を確認する.痛みなく運動が可能な例でも,関節動揺性を有している場合は,その増大を防ぐために積極的な関節運動は行わせないように注意する.

 医療機関受診後の評価

(1) 実施目的

関節動揺性に対する最大限の配慮のもと,早期のスポーツ活動再開に向けたプログラムを進行するための評価を行う.機能改善の程度を把握するとともに,エクササイズ導入の指標となる情報を得る.機能低下と,その原因についても明確な根拠を得るよう努める.

（2）実施上の注意点

医師の診断の基に評価を実施する．X線や超音波画像診断装置，MRIなどの画像所見があれば，それらの情報を把握しておく．理学療法を適切に進行するためにも，患部周囲の基本的な情報を高い精度で得ておく．

運動療法に際し，エクササイズの開始時期や運動範囲，負荷強度などの判断は，医師との綿密なコミュニケーションのもとで実施する．

患部の問題に加えて，スポーツ活動再開後のプレイを考えたときに必要となる機能的要因について，受傷後早期における制約が多い時期でも客観的に捉えていく．

（3）評価の実際

① 問診

受傷時の状況について，聴取する．健側で再現させるとわかりやすい．試合で受傷した際などは，ビデオ画像が記録されていることもあるため，あわせて確認することで，より正確な把握ができる．

② 視診，触診

患部周囲の炎症徴候，皮下出血斑の有無や程度を確認する．

③ 痛みの確認

圧痛，伸張時痛，運動時痛を経時的に確認していく．超音波画像やMRIなどの画像所見がある場合は，それらの所見と併せて損傷部位を特定しておく．

伸張時痛は，関節動揺性とともに，開大感の程度と痛みの強さとの関連もあわせて確認しておく．

運動時痛は，他動運動時痛，自動運動時痛，抵抗運動時痛と段階的に確認する．

④ 関節動揺性テスト

関節の開大感やend feelを経時的に確認することで，固定や理学療法プログラムの効果を確認する．実施の時期については，関節動揺性への影響を考慮する．

⑤ 筋機能（筋収縮，筋力）

損傷した靱帯への影響を考慮し，等尺性収縮より確認する．痛みを訴える場合は，その軽減を優先する．

⑥ その他

歩容を観察しておく．痛みを回避するために，患部周囲の関節運動を制限している例や，toe-outなどの動的アライメントを呈することも多い．これらの習慣化はスポーツ動作に影響してしまうため，早期より対処が必要となる．

荷重制限などにより，足部機能が低下することもある．足底腱膜の緊張低下や足指屈曲筋力の低下などは，足部アーチの機能にも影響する．

3 急性期評価の例

代表的な下肢外傷である足関節外側靱帯損傷（足関節捻挫）を例に，急性期評価の一例を示す．

（1）スポーツ現場における受傷直後の評価

転倒を伴うような明らかな場合を除いて，足関節捻挫の受傷機転は，不明瞭なことが多い．しかし，発生後はプレイを突然中断したり，歩容などに明らかな変化がみられることが多く，そのような場合はプレイを中止させて，評価を行う．

① 問診

発生機転としては，側方へのステップや切り返し時にtoe-inを呈し，外側荷重が強まることで足内がえしが強制される，他者の足の上に着地し，足関節底屈が強制される，などがある．

発生機転と足関節肢位について，実際に足内がえしや足関節過底屈などを示しながら聴取しておく．

② 視診

骨折などを疑い，変形や創傷の有無を確認する．

発生直後は，前距腓靱帯（ATFL），踵腓靱帯（CFL）などの靱帯周囲に限局した腫脹を呈することが多い．

損傷が重度な例では，時間の経過とともに腫脹が増悪する．

③ 痛みの確認

図2に痛みを訴える部位と損傷が疑われる組織を示す．ATFLやCFL，腓骨筋腱などの足関節外側部（腓骨外果周囲）に痛みを訴える．外果などに強い圧痛や叩打痛などを訴える場合は，骨折の可能性も考えられる．

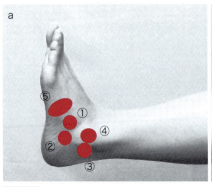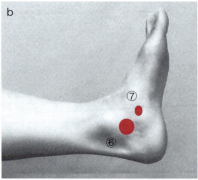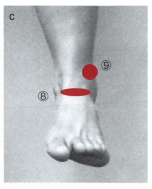

図2 足関節内反捻挫後における痛みの発生部位と損傷が疑われる組織
a：外側，b：内側，c：前面
① 前距腓靱帯，② 踵腓靱帯，③ 腓骨筋腱，④ 腓骨，⑤ リスフラン関節，⑥ 三角靱帯，⑦ 外脛骨，⑧ 距骨，⑨ 遠位脛腓靱帯

部位と再現される痛みの種類（圧痛，伸張時痛，収縮時痛など）をもとに損傷が疑われる組織を考察する．

また，頻回に受傷し，著明な足関節内反動揺性を呈している例では，内がえしの強制によって内側への圧縮ストレスに伴う症状を呈することも多い．足関節内側部（脛骨内果周囲）の痛みについても確認しておく．

④ 関節動揺性テスト

痛みや不安感に注意しながら，足関節内反動揺性と前方動揺性を愛護的に確認する．

（2）医療機関受診後の評価

保存療法では，1～2週間の固定期間を設けることもあれば，受傷直後より運動療法を開始することもある．固定の有無にかかわらず，理学療法は，患部の状態に応じて段階的に進行していく．早期からの運動療法開始がその後の足関節機能に好影響を与えたとの報告もみられる[2]が，各種運動療法の導入時期については慎重を要し，正確な評価に基づいたものでなければならない．

① 問診

足関節捻挫の既往について，確認しておく．重症度（腫脹の有無など），医療機関受診の経験，受傷からスポーツ活動再開までの期間などは，受傷以前の関節動揺性を推測するヒントとなる．

② 視診

損傷が重度な例では，時間経過とともに腫脹が増悪する．患部の腫脹と浮腫，皮下出血が混在した状態を呈することもある．

③ 痛みの確認

受傷後早期に比べて，痛みを訴える部位が明確になる．

圧痛とあわせて，収縮時痛や伸張時痛，荷重時痛などにより損傷が疑われる組織を推測する．急性期のMRIから足関節捻挫に遠位脛腓靱帯損傷や距骨の軟骨損傷，三角靱帯損傷を合併することが報告されている[6]．

腓骨筋（腱）や関節包，屈筋支帯などの軟部組織の損傷も多い．これらの損傷が，その後の関節可動域の制限因子にもなることを想定しておく．

④ 関節動揺性テスト

内反動揺性，前方動揺性を確認する．受傷直後との比較を行うほか，健側との比較や既往の有無などの情報を参考にする．

また，三角靱帯損傷や二分靱帯など他の靱帯損傷の合併を考慮し，外反動揺性や足部の動揺性についてもみておく．

⑤ 筋機能（筋収縮，筋力）

炎症のみならず，固定や免荷，安静の影響により足関節周囲筋の筋力低下をきたす．その予防のために，早期からの対応を要するが，損傷した靱帯にストレスが加わらないように配慮し，特に早期からの底屈域や内がえし位の運動は避ける．

足関節背屈筋である前脛骨筋の筋力低下は，背屈可動域や足部アーチの状態にも関係する．背屈方向の運動では，ATFLに伸張ストレスが加わる

リスクは小さいため,早期より確認しておく.
　長・短腓骨筋は,荷重位での足内がえしの制動,後脛骨筋は,足部アーチの保持にそれぞれ作用するほか,足関節底屈補助筋としても重要な役割を果たす.痛みや不安感に注意して確認する.

⑥ 関節可動域

　関節可動域制限は,受傷後に残存する問題のひとつである.

　背屈可動域制限の残存は,下腿前傾時のtoe-outを誘発し,膝関節前十字靱帯損傷などの膝関節急性外傷やシンスプリントなどのほか外傷発生につながる.

　背屈可動域の制限因子として,先述の前脛骨筋の筋力低下や固定などによる腓腹筋,ヒラメ筋の伸張性低下に加え,関節包などの軟部組織の問題,距骨下関節の可動域制限(可動性低下)に伴う運動軸の偏位などがある.距骨下関節回内の可動域(可動性)低下は,腓骨筋群の筋力にも影響する.腹臥位で確認するとともに,立位や下腿前傾時との違いをみておく.

⑦ その他

　歩容を観察し,mid-stanceにおける下腿前傾の減少やtoe-outがみられないかを確認する.それらが,痛みを回避するためのものなのか,痛みはなく機能低下の残存により呈するものなのか,で求められる対応が異なる.他の検査・測定の結果とあわせて必要な事項に対応していく.

　足部アーチについて,健側と比較して低下していないかを確認する.足底腱膜の緊張低下は,動作時の指かみにもつながるため,足底腱膜の緊張や足指屈曲筋力も確認しておく.

文献

1) Battaglia MJ II, et al：Medial collateral ligament injuries and subsequent load on the anterior cruciate ligament：a biomechanical evaluation in a cadaveric model. Am J Sports Med 37：305-311, 2009
2) Bleakley CM, et al：Effect of accelerated rehabilitation on function after ankle sprain：randomised controlled trial. BMJ 340：c1964. doi：10.1136/bmj.c1964, 2010
3) Eiff MP, et al：Early mobilization versus immobilization in the treatment of lateral ankle sprains. Am J Sports Med 22：83-88, 1994
4) Reider B：Treatment of isolated medial collateral ligament injuries in athletes with early functional rehabilitation. A five-year follow-up study. Am J Sports Med 22：470-477, 1994
5) 小林寛和ほか：アスレティックトレーナーのスポーツ外傷に対する現場での評価と対応.臨スポーツ医 33：816-822, 2016
6) Roemer FW, et al：Ligamentous injuries and the risk of associated tissue damage in acute ankle sprains in athletes：A cross-sectional MRI study. Am J Sports Med 42：1549-1557, 2014

IV 病態経過に伴う検査評価

1 急性期評価

3) 打撲,肉ばなれ

野村真嗣・小林寛和

Essence

- 急性期における評価の目的は,① 病態の把握および予後の予測,② 治療・リハビリテーション進行上のリスクの抽出,把握,③ 治療・リハビリテーションプログラムの作成が主となる.
- 急性期における下肢の打撲と肉ばなれの理学療法評価の考え方について概説する.

1 打撲および肉ばなれの病態

1 打撲

打撲は,他者の膝などで身体の一部を強打するなど直接的な外力によって生じる.大腿部前面を打撲して起こる大腿四頭筋の筋挫傷はチャーリーホースとも呼ばれ,ラグビーなどのコンタクトを伴うスポーツでの発生が多い[1].

強い外力による重症例では,筋断裂を伴い血腫が形成されることもある.大腿骨に近い深層に血腫が形成されると,自発痛や圧痛が強く,膝関節の屈曲可動域制限が著明になる.受傷直後の痛みが軽度であっても,時間経過とともに腫脹が増大し可動域制限をきたす例もある.血腫が残存した状態で患部に過負荷を加えてしまうと,骨化性筋炎の発生にも至ってしまう.特に急性期を過ぎても膝屈曲可動域が90°に満たないような重症例では注意が必要である.

2 肉ばなれ

肉ばなれは,筋の過度な収縮や伸張によって生じる,筋や筋腱移行部の損傷である.ハムストリングス,腓腹筋,大腿四頭筋の順に好発し[2],ランニングやステップなどの素早い動作を必要とするスポーツで多く発生する.

自家筋力による損傷では,軽度から中等度の損傷であることが多い[3].外力により関節運動が強制され,筋が急激に過伸張された場合には,付着部での断裂や部分断裂を生じることもある.肉ばなれは再損傷しやすい外傷であり[4],そのことを念頭に詳細かつ計画的な評価に基づいたリハビリテーションの進行が重要になる.

2 急性期における評価の目的

急性の炎症徴候の消失には,一般的に受傷後10日から2週間程度を要するとされる[5].ここでは,この期間を急性期として,理学療法評価の目的について説明する.

1 フィールドにおける評価

受傷直後にフィールドで実施する評価は，症状と病態の概要を把握し，処置を行うために実施される．検査や測定は，症状を増強させないように配慮したうえで，速やかに行う．経験的に，受傷から数時間が経過すると，患部周囲の皮膚感覚が障害され圧痛の範囲が不明瞭になることや，二次的に患部周囲の筋のタイトネスが生じて，しばらくの間，受傷部位の特定や重症度の推測が困難となってしまう例も少なくはない．

Point
軽度の損傷では，選手は患部に違和感や筋の張りをおぼえながらも，プレイを継続している場合もある．プレイ中に患部を気にするしぐさや代償動作などがないか，プレイ中の選手をよく観察しておく．症状の増強や他の外傷・障害を惹起しないよう，日常的に初期評価や初期治療の重要性を選手に指導しておく．

2 医療機関における評価

医療機関における評価は，患部の機能的な問題を抽出し，リハビリテーションプログラムを作成するために実施される．受傷から数日後に受診する場合が多いが，時間経過による症状や理学所見の変化は，予後の予測に重要な情報となる．リハビリテーション進行上のリスクとなりうる要因についても分析しておく．

3 急性期における評価の実際

表1に，筋損傷に対する評価項目を示す．各項目のポイントについて概説する．

表1 急性期における筋損傷の評価項目

1. 情報収集
   1) 受傷機転
      ・受傷時のプレイ，動作の位相，受傷時の異音など
   2) 医学的情報
      ・医師の診断，治療方針，競技復帰に要する期間，画像所見など
2. 検査・測定・テスト
   1) 視診
      ・皮膚の発赤，皮下出血斑，皮膚の光沢など
   2) 触診
      ・筋緊張の程度，筋の陥凹など
   3) 痛みの確認
      ・伸張時痛，収縮時痛など
   4) 関節可動域測定
      ・筋タイトネス確認
   5) 筋力測定
      ・筋出力確認
   6) 動作観察・分析

1 情報収集

（1）受傷機転

受傷機転となったプレイや動作，および受傷時の状況を聴取する．

フィールドにおいて医師の診察前に評価を実施する際は，受傷機転から発生が疑われる外傷を可能な限り推測し，病態把握のために必要となる評価項目を整理する．明らかな打撲のエピソードがあれば，肉ばなれや筋痙攣との鑑別ができる．肉ばなれの場合には，受傷時に「プチッ」，「ピリッ」などの異音や「筋が動いた感覚」を訴える選手が多い．

受傷機転となった動作については，その位相を含めて詳細に聴取しておく．ランニング動作では，ミッドサポート後半やフットディセントで，ハムストリングス肉ばなれを受傷しやすい[4]（図1）．

（2）医学的情報

医師から，診断や治療方針，および競技復帰までに要する期間を確認しておく．MRIや超音波検査などの画像所見は，損傷部位の特定や，重症度判定の情報となる[3]．

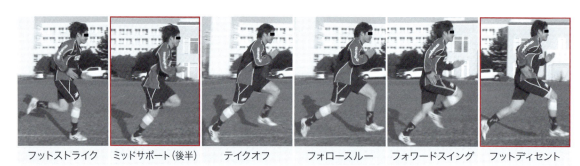

図1 ハムストリングス肉ばなれの発生に関係するランニング動作の位相（右下肢）

ミッドサポート後半：ハムストリングスは，遠位では膝関節の伸展運動により伸張され，近位では股関節の伸展運動に強い収縮が要求される．
フットディセント：ハムストリングスは，フォワードスイングで伸展している膝関節を減速させる遠心性収縮から，フットストライクにかけての求心性収縮に急速に切り替わる．

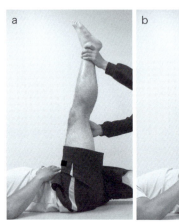
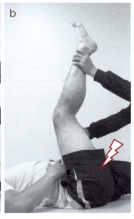

図2 ハムストリングス肉ばなれ後の伸張時痛の確認

二関節筋であるハムストリングスは，膝関節肢位の違いにより伸張される部位が変化する．
a：SLRでは筋が全長にわたって伸張される．
b：膝関節を軽度屈曲位として股関節屈曲を強めると，近位部への伸張ストレスは増大し，近位部の損傷では痛みの増強をみる．

2　検査・測定・テスト

（1）視診

皮膚の発赤や皮下出血斑などの炎症所見を確認する．皮下出血斑は，浅層の損傷では受傷後数時間で表出してくるものもあるが，深層の損傷では，数日後に現れたり，実際の損傷部位より遠位に確認されることもあり，対象者や部位によっても異なる．

筋内の出血や腫脹が著しい場合には，皮膚への張力が強まり光沢を認めることがある．

（2）触診

圧痛や筋緊張の程度，筋の陥凹を触診する．圧痛の確認により，損傷部位を特定する際は，広い範囲から確認して，徐々に範囲を狭くしていく．圧迫する強さを変化させることで，浅層の損傷であるか，深層であるかを推測する．損傷部位では，「チクチクする」痛みや「鋭い」痛みを訴えることが多く，痛みの種類は損傷部位と周囲の筋のタイトネスとを鑑別する指標の一つとなる．

重度の損傷では，筋腹に陥凹が触知されることや，著明な筋緊張の低下を認めることがある．再損傷の場合には，陳旧性の陥凹が残存していることもあり，既往歴を聴取する．

（3）痛みの確認

筋の伸張時痛，収縮時痛を中心に痛みを確認し，損傷部位や損傷程度を推測する．

伸張時痛や収縮時痛の確認では，解剖学的な特徴を考慮し，隣接関節の角度設定を変化させることで意図した部位にストレスを加えて，痛みの変化を捉えておく．

ハムストリングス肉ばなれを例に説明する．図2は，伸張時痛の確認の例である．ハムストリングスは股関節と膝関節をまたぐ二関節筋であり，膝関節伸展位における他動的な股関節屈曲（SLR）

図3 ハムストリングス肉ばなれ後の収縮時痛の確認

a, b：足関節の肢位との関係
背屈位（a）では，腓腹筋が補助動筋として作用する．
底屈位（b）では，背屈位と比較して痛みや筋力低下が明らかとなる．
c, d：下腿の肢位との関係
内旋位（c）では，内側ハムストリングスの収縮が優位となり，内側ハムストリングスの痛みが誘発される．
外旋位（d）では，外側ハムストリングスの収縮が優位となり，外側ハムストリングスの痛みが誘発される．

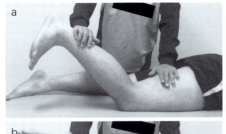
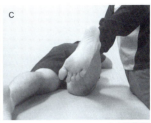
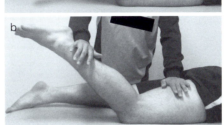
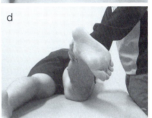

では，筋が全長にわたり伸張される．この際，膝関節を軽度屈曲位にして股関節の屈曲を強めると，ハムストリングス近位部には，より大きな伸張ストレスが加わるため，近位部の損傷では，伸張時痛が増強されることがある．

図3にハムストリングスの収縮時痛の確認と，その際の足関節，および下腿の肢位による痛みの変化を示す．足関節背屈位では，膝関節屈曲運動の補助動筋として，腓腹筋が作用する．底屈位では，その作用が弱まるため，ハムストリングスの収縮時痛や筋力低下が明らかになる．下腿内旋位では内側ハムストリングスが外側ハムストリングスと比べて優位に，下腿外旋位では外側ハムストリングスが優位に収縮する．下腿の肢位と収縮時痛の部位との関係から損傷部位の判別に有用である．

（4）関節可動域測定

損傷筋を伸張する関節の可動域を測定し，最終域での伸張感や関節周囲のつまり感などから，制限因子を明らかにする．

関節可動域は，隣接する関節の状態に影響される．SLRはハムストリングスの伸張性の指標としてよく用いられる方法であるが，殿筋群の短縮などにより大腿骨頭のすべり運動が制限されると，股関節屈曲運動の運動軸が前方に偏位し，角度に影響することもある．この際，近位抵抗での股関節屈曲運動（図4）や殿筋群のストレッチにより，好ましい運動軸で股関節屈曲運動が行われることで，SLR角度の増大がみられる．

関節可動域の評価においては，隣接する関節の可動域を含めて，制限因子を詳細に把握しておく．筋損傷後では，血腫や腫脹により筋区画内圧が上昇することで，可動域制限をきたすこともあるため注意を要する．

（5）筋力測定

損傷した筋の筋力や収縮の状態を確認する．

筋損傷後の修復過程においては，痛みや筋スパズムなどの炎症反応や，安静期間に生じた筋萎縮により筋力が低下する．その他，患部以外の筋機能の低下により，正常な関節運動が阻害されることも筋力低下の一因となる．例として，大腿四頭筋の打撲後では，患部の安静期間に生じた内側広筋の機能低下により，膝蓋骨外方偏位のアライメント異常を呈すると，膝関節伸展運動における正常な膝蓋大腿関節の運動が阻害され，筋出力の低下を招くこともある．ハムストリングス肉ばなれ後では，補助筋でもある膝窩筋に機能低下がみられると，膝関節屈曲運動において下腿を内旋位に保持できず，内側ハムストリングスの筋力発揮が不十分となることがある．

評価は等尺性収縮，求心性収縮の順が基本となり，荷重位での評価も含めて実施する．負荷を加えての遠心性収縮による検査は，急性期に患部を対象として実施することは避ける．等尺性収縮で

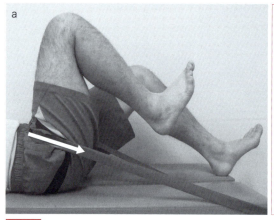
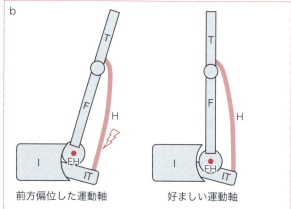

図4 近位抵抗での股関節屈曲運動がSLRに及ぼす影響

近位抵抗(白矢印)での股関節屈曲運動(a)により,好ましい運動軸で股関節屈曲運動が行われるようになり,SLR角度が増大する(b).
I:腸骨, IT:坐骨結節, FH:大腿骨頭, F:大腿骨, T:脛骨, H:ハムストリング

は,収縮の程度を健側と比較する.求心性収縮は,関節運動の速度を段階的に速めていくとともに,全可動域において筋力発揮が可能であるかを確認しておく.

スクワットや片側下肢の踏み込み動作は,荷重位での下肢筋力評価でよく用いられる方法である.筋力とともに,大腿四頭筋では膝蓋骨のアライメントや運動に問題がないか,ハムストリングスでは,内側と外側の筋収縮の程度などを確認しておく.

(6)動作観察・分析

動作観察・分析により,再損傷や他外傷の発生に関係する要因について推測しておく.1例として,toe-outの逃避性跛行では,外側ハムストリングス優位の蹴り出しとなる.このような動作が習慣化されると,ランニングにおいても,下腿外旋を強めたテイクオフにつながり,外側ハムストリングス肉ばなれの発生要因にもなってしまう(図5).

急性期において,逃避性跛行がみられる場合には,松葉杖などを使用し,跛行が習慣化しないように対応しておく.

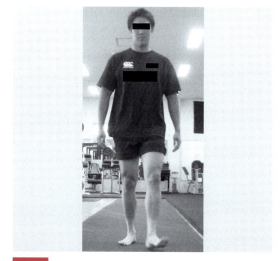

図5 toe-outの逃避性歩行

受傷後に,toe-out歩行が習慣化されてしまうことで,ランニング開始後も下腿外旋を強めたテイクオフを呈しやすい.

文献
1) 中嶋耕平:肉離れと筋打撲.MB Orthop 28:153-161, 2015
2) 武田 寧:スポーツ現場における肉離れの疫学的調査:スポーツ特性と問題点.臨スポーツ医 21:1109-1116, 2004
3) 奥脇 透:トップアスリートにおける肉離れの実態.日臨スポーツ医会誌 17:497-505, 2007
4) Opar DA:Hamstring strain injuries factors:That lead to injury and re-injury. Sports Med 42:209-226, 2012
5) Delfoge G:軟部結合組織の修復.エビデンスに基づくインジャリーケア,鳥居 俊ほか監訳,ナップ,東京,29-51, 2005

Ⅳ　病態経過に伴う検査評価

2 慢性期評価

板倉尚子

> **Essence**
> - スポーツ障害は炎症のはじまりが緩やかで局所症状が軽微なため軽視されやすく，症状が重症化しやすい．重症化を防ぐためにはスポーツ障害の誘因となるストレスを明らかにして機能評価項目を設定し，選手自身もセルフチェックができる工夫が大切である．
> - 本項では下肢の代表的なスポーツ外傷である膝蓋腱炎を取り上げて機能評価の方法を紹介する．
> - またスポーツ外傷（急性外傷）が発生したのち組織修復が理想的に進行せず慢性炎症へ移行するケースがある．慢性炎症へ移行すると組織修復が不完全となり後遺症に至る．長期に及ぶ炎症は関節可動域制限や筋力低下などの機能低下も引き起こす．
> - 本項では慢性炎症に移行した足関節外側靱帯損傷の機能評価について紹介する．
> - 慢性炎症に移行させず後遺症をつくらない最善策は炎症期の処置を適切に行い，理想的な組織修復を進行させるための環境を整えることである．

1 スポーツ外傷（慢性外傷）の特徴

　スポーツ障害（慢性外傷）は低強度の外力が身体に繰り返し加わることにより発生する外傷である．スポーツ障害の症状は違和感や練習後の痛み，あるいは「練習を開始したときには痛みがあるが身体が温まると楽になる」などの訴えが特徴的であり，スポーツ活動を中断しなければならないような炎症所見がないため軽視されやすい．主症状は運動時痛であり，通常はスポーツ活動での運動量を調整することにより痛みが軽減するが，スポーツ活動の再開により痛みが再発する．ときには練習環境や内容，ポジション変更が誘因となり症状が増悪することもある（図1）．重症化すると歩行や階段昇降などの日常生活動作でも痛みが生じる．慢性炎症ははっきりした急性炎症がなく，数

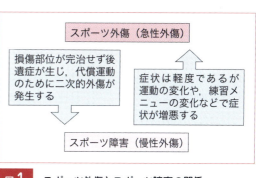

図1　スポーツ外傷とスポーツ障害の関係

週間あるいは数ヵ月して慢性炎症として認められる．慢性炎症の特徴は炎症のはじまりが緩やかで，局所症状は軽微である．そのため適切な機能評価を受ける機会が少なく放置された結果，症状が重症化しやすい．発症早期からスポーツ理学療法を開始するには選手自身が日常的にセルフチェックできる方法を身につけることが大切である．理学

療法士は競技に好発するスポーツ障害を調査し，その誘因となる身体機能を分析し，簡便なセルフチェック方法を作成して，競技者に指導し，定期的にフィードバックを受けることが大切である．このような取り組みを継続することにより軽症のうちにスポーツ理学療法を開始することができるとともに，スポーツ障害の予防へとつながる．本項では下肢の代表的なスポーツ外傷である膝蓋腱炎（ジャンパー膝）に対して筆者が行っている機能評価の方法を紹介する．

2 理想的な組織修復が進行せずに慢性炎症へ移行したもの

急性炎症が一定の期間を経ても鎮静化せず慢性炎症へと移行していくものもある．スポーツ外傷（急性外傷）が発生したのち組織修復が理想的に進行せず慢性炎症へ移行するケースである．慢性炎症へ移行すると軽度な症状が長期間残存するが，症状を抱えながらもスポーツ活動への参加は再開できるため放置され，その結果，不安定性や痛みなどの後遺症に至る．炎症とは細胞傷害を伴う刺激に対する生体反応であり，個体を守るための生理的なものであるが，組織修復の悪循環や長期間に及ぶ炎症は組織の傷害が持続しながら進行するため組織修復不全や瘢痕化が生じ後遺症となる．さらに長期に及ぶ炎症所見の残存は運動機能障害も生じさせ，機能改善には時間を要する．本項では足関節外側靱帯損傷受傷後に慢性炎症へと移行したケースに対する機能評価を紹介する．

3 下肢の代表的なスポーツ障害（膝蓋腱炎／ジャンパー膝）

下肢の代表的なスポーツ障害に膝蓋腱炎がある．膝蓋腱炎はジャンパー膝ともいわれ，ジャンプ動作を繰り返す競技に起こりやすい．発生初期の訴えは練習開始時あるいは練習後の違和感や痛みであるが，本練習では症状が軽度である．選手は「身体が温まると痛くない」と答えることが多く，違和感を持ちながらもスポーツ活動を継続している．しかし，慢性炎症が長期間に及ぶと練習中の痛みが増悪し整形外科を受診する．単純X線所見で膝蓋骨近位部や遠位部に石灰化像が認められることがある．難治性のケースでは手術治療が選択される場合もある．慢性炎症への移行を防ぐには発生初期に機能評価を行い，適切な理学療法を施行する必要がある．

4 膝蓋腱炎の機能評価

膝蓋靱帯炎で最も傷害が起こりやすいのは膝蓋腱の膝蓋骨起始部の後内側部とされている．東山らは病因の検索を目的として膝蓋腱付着部における骨梁構造と組織学的所見を調べ，膝蓋骨遠位において内側，中間で骨量が外側より大きく，膝蓋骨に加わる力は外側よりも内側，中間が大きく，ジャンパー膝で同部位が傷害されやすいことを裏づける結果を得ている[1]．膝蓋骨-膝蓋腱複合体はQ-angleにより膝蓋骨が外方へ牽引されるのに対してバランスを保つ力を必要とするため膝蓋骨の内側と中間により力がかかっていると考察している．これらのことから膝蓋腱炎に対する機能評価では膝蓋腱の膝蓋骨付着部の後内側部に過度に加わる伸張ストレスとなる誘因に着目して機能評価項目を設定する．

1) 炎症所見の有無の確認

膝蓋腱炎は慢性的に進行するため初期には明らかな炎症所見がみられないことが多いが，症状が増悪すると炎症所見が生じるため，腫脹や痛みの有無を確認する．圧痛は膝蓋腱起始部内側および膝蓋腱内側部に認められることが多い（図2）．

2) Q-angleの計測

上前腸骨棘と膝蓋骨中心を結んだ線が膝蓋骨中

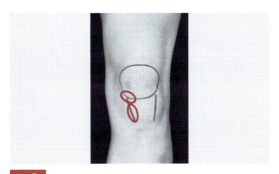

図2 圧痛部位の確認（左膝）

膝蓋腱炎では膝蓋骨起始部の後内側部と膝蓋腱内側部に認められることが多い．膝蓋骨起始部を確認するときは，膝蓋骨を上方から軽く押さえて安定させて行うと確認しやすい．

心と脛骨結節を結んだ線とのなす角度を計測する（図3a）．Q-angleは立位姿勢での計測が原則であるが，上行性あるいは下行性の運動連鎖が影響するため，筆者は非荷重位での計測を行っている．仰臥位にて膝窩部にクッションを入れ膝関節軽度屈曲位・股関節中間位にて計測している（図3b）．Q-angleは大腿四頭筋の作用軸をあらわし，Q-angleが増大すると大腿四頭筋の収縮による膝蓋骨の外方への牽引力は大きくなる（図3c）．宮本は膝蓋大腿関節における大腿四頭筋の配分を筋の生理的断面積とEMGによる分析で評価し，Q-angleを10°増加させるとlateral forceと膝蓋骨遠位を外側へ回旋させるモーメントが増加したと報告している[2]．

 膝蓋骨の可動性の確認

膝蓋骨は大腿四頭筋腱内にある三角形の形状をした身体中で最大の種子骨である．後関節面は4〜5mm厚の関節軟骨で覆われ，大腿骨の顆間溝と接触して膝蓋大腿関節を形成する．膝蓋腱は膝蓋骨尖（下端）から起始し脛骨粗面部に付着し大腿四頭筋筋力を，膝蓋骨を介して脛骨へ伝える．膝蓋骨は膝関節伸展位で大腿四頭筋を弛緩させると顆間溝内での自由度が高いが，屈曲20〜30°で顆間溝に収まり，大腿四頭筋の伸張と周囲の軟部組織の緊張により安定する．顆間溝での膝蓋骨の安定は内側方向へは内側広筋（斜頭線維）の牽

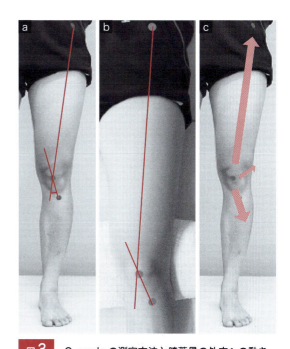

図3 Q-angleの測定方法と膝蓋骨の外方への動き

計測に必要なランドマークは上前腸骨棘と膝蓋骨中心，脛骨結節である．ランドマークを確認したらあらかじめ目印をつけると計測がしやすい．この3点を結び交点がなす角度がQ-angleである（a）．筆者は荷重時のアライメント変化を避けるため臥位にて計測している（b）．Q-angleは大腿四頭筋の作用軸とされ，この角度が大きくなると膝蓋骨の外方への牽引力が大きくなる（c）．

引力や内側膝蓋支帯の緊張，外側方向へは腸脛靱帯の緊張や外側膝蓋支帯の緊張があり，これらの相反する力が拮抗して最適状態で動く．しかしこのバランスが崩れると膝蓋骨の動きは制限され，過度な外側通路（tracking）が生じる[3]．膝蓋大腿関節での膝蓋骨の動きを確認するには，軟部組織の緊張を確認するとわかりやすい．競技者は長座位の膝関節伸展とする．理学療法士は母指と示指の二指で膝蓋骨内側部と外側部を把持し中央部から外側および中央部から内側への可動性を確認する（図4a）．内側膝蓋支帯の緩みがあると外側への可動性が増し，外側膝蓋支帯や腸脛靱帯の緊張が高いと内側への可動性が低くなる．次に膝蓋骨上部と下部を把持して中央部から上方および中央部から下方への可動性を確認する（図4b）．膝蓋骨可動性は個人差が大きいため健側と患側を同時に操作して確認するとわかりやすい．

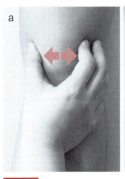
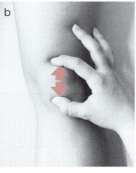

図4 膝蓋骨可動性の確認

母指と示指の2指で膝蓋骨を把持して膝蓋骨の内外側方向（a）および上下方向（b）への可動性を確認する．小指球を下腿部に当て手を安定させて行うと膝蓋骨の微妙な可動性を確認しやすい．

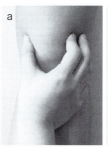
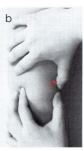
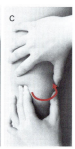

図5 膝蓋骨の外側傾斜の確認

膝蓋大腿関節の内外側の関節の溝に母指と示指の指腹を当て溝の広さを確認する（a）．外側傾斜があると内側の溝が広く，外側は狭い．次に膝蓋骨外縁から約1横指外方を母指の指腹で押さえ，他方の母指と示指で膝蓋骨を把持して外側を浮かせるように滑らせるように操作する（b, c）．膝外側支帯や腸脛靱帯の緊張が高いとスムーズに滑らない．

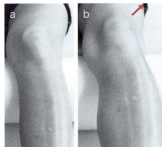
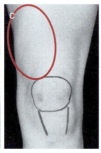

図6 大腿四頭筋収縮による膝蓋骨の動きと内側広筋の収縮状態の確認

膝関節軽度屈曲位から伸展運動をさせる（a）．大腿骨顆間溝での膝蓋骨の動きは内側広筋と外側広筋により内外側でバランスをとりながら最適化されているが，内側広筋の機能低下や萎縮，外側広筋の筋活動が高まると膝蓋骨の過度な外上方への動きが観察される（b）．次に大腿四頭筋を等尺性収縮させ内側広筋のボリュームを左右で比較する（c）．筋腹を手掌で押して筋の固さも確認する．

膝蓋骨の外側傾斜の確認

外側膝蓋支帯や腸脛靱帯の緊張が高くなると膝蓋骨が外側傾斜する．外側傾斜により膝蓋骨内側縁は顆間溝から浮き，膝蓋腱内側付着部へ過度な伸張力がかかりやすくなる．外側傾斜の確認は視診・触診で行う．対象者は仰臥位とし膝関節伸展位にて観察する．膝蓋骨外側傾斜がある場合には内側部にくぼみが観察される．次に母指と示指の二指で膝蓋骨内側部と外側部を把持し膝蓋骨の外側傾斜を確認し，同時に膝蓋大腿関節裂隙に指腹を当て隙間の広さを確認する（図5a）．外側傾斜があると内側部が広く，外側部が狭い．次に膝蓋骨外側縁から1横指外側に母指を当て，他方の母指と示指にて膝蓋骨を把持し外側傾斜を修正するように操作しながら可動性を確認する（図5b, c）．外側傾斜があると外側膝蓋支帯や腸脛靱帯の緊張を感じ，可動性が低い．

大腿四頭筋の作用による膝蓋骨の動きの確認

大腿四頭筋は膝蓋骨の動きを制御し主に大腿直筋の方向に牽引されるが，内側広筋は内上方，外側広筋は外上方に膝蓋骨を牽引している．大腿四頭筋収縮による膝蓋骨の動きを観察する．膝窩部にクッションを入れ膝関節軽度屈曲位から大腿四頭筋を収縮させて膝伸展運動を行わせ両側の膝蓋骨の動きを観察する（図6a）．内側広筋（斜頭線維）の機能低下や萎縮，あるいは外側広筋に過度な筋収縮があると外上方への顕著な動きが観察される（図6b）．

内側広筋の収縮状態の確認

内側広筋の収縮状態は長座位とし膝関節伸展位で大腿四頭筋を等尺性収縮させて観察すると確認しやすい．健患側を同時に等尺性収縮させ内側広

| 図7 | 膝蓋骨高位の有無と大腿直筋のタイトネスの有無の確認 |

膝蓋骨の位置は，まず膝蓋骨底（上縁）で左右の高さを比較し，左右差があれば関節裂隙と膝蓋骨尖（下端）の位置を確認し，関節裂隙よりも近位にあれば高位となる（a）．高位があれば大腿直筋にタイトネスがあるかどうかも併せてチェックする．腹臥位になり踵部が殿部につくように操作する（b）．

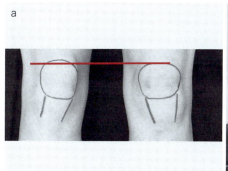
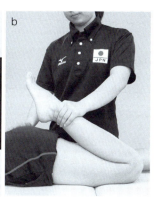

筋のボリュームを視診にて比較する（図6c）．次に膝窩部にクッションを入れ膝関節軽度屈曲位とし下腿近位部に徒手抵抗をかけ伸展運動をさせて筋力差を確認する．

MEMO

Standring は，外側広筋は膝蓋骨に直接付着するよりも外側の retinaculum に移行しているが，内側広筋は主に膝蓋骨の内側に付着していると報告している[4]．また宮本は内側広筋による力の寄与を40％減少させた時に膝蓋骨を外側傾斜させるモーメントが増加したと報告している[2]．このことから内側広筋は膝蓋骨の外方への移動を制動する作用がある．

7 膝蓋骨高位の有無の確認

膝蓋骨高位も過度な外側通路の誘因となるため確認する．左右の膝蓋骨底（上縁）の位置をめやすにして膝蓋骨の位置を確認する（図7a）．膝蓋骨の高さに違いがある場合は，膝関節伸展位とし脛骨大腿関節裂隙の位置と膝蓋骨尖（下端）の位置が一致しているか確認する．膝蓋骨高位がある場合は関節裂隙より膝蓋骨下端の位置が上方となる．

8 大腿直筋タイトネスの有無の確認

競技者を腹臥位とし踵部が殿部につくように他動的に膝関節を屈曲させる（図7b）．大腿直筋のタイトネスがあると踵部が殿部につかないか，または股関節の屈曲がみられる．大腿直筋のタイトネスは前述の膝蓋骨高位の原因となることがあり，膝関節屈曲運動に伴う膝蓋腱への伸張力が増す原因となる．

9 ダイナミックアライメントの確認

ダイナミックアライメントの観察で knee-in & toe-out がある競技者は膝関節内側部への伸張ストレスが加わりやすく，膝蓋腱内側部への伸張ストレスが加わりやすい（ダイナミックアライメントの観察の詳細は他項を参照）．

5 膝蓋腱炎への対応（セルフチェックおよびセルフケアの指導）

膝蓋腱炎は膝蓋腱の膝蓋骨付着部の後内側部に過度に加わる伸張ストレスが誘因となり発症する．膝蓋腱炎を重度化せず発症初期に症状を改善させるためには，競技者自身がセルフチェックを行い過度なストレスが加わる誘因をみつけることである．そして，明らかな炎症所見や機能障害が認められたときには，早期にスポーツ理学療法を開始するのが望ましい．本項で紹介した機能評価は理学療法士の指導により競技者自身がチェックできる方法であるので，評価を行う際に競技者へ説明し，セルフチェックが行えるように指導するのが望ましい．

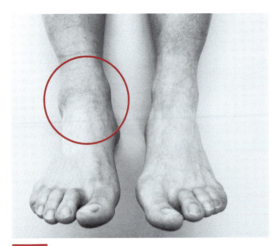

図8 足関節外側靭帯Ⅱ度損傷受傷後2ヵ月の足関節
受傷2週間後にスポーツ活動を再開したため慢性炎症へ移行した競技者の足関節．足関節全体に腫脹が残存している．前距腓靭帯部に痛みが残存し，徒手的不安定性テストで陽性が認められた．

6 足関節靭帯損傷の慢性期対応

　足関節外側靭帯損傷は発生率が非常に高く代表的なスポーツ外傷である．足関節に内返しの外力が加わることで発症し，前距腓靭帯と踵腓靭帯を損傷する．重症度はⅠ度からⅢ度に分類され，Ⅰ度は靭帯が伸張された状態，Ⅱ度は靭帯の部分断裂，Ⅲ度は靭帯の完全断裂である．重症度がⅡ度以上の損傷では受傷直後から速やかにスポーツ理学療法を開始し理想的な組織修復を進行させるための医療的管理が必要である．しかし，受傷直後に安静をとることができずにスポーツ活動を続行したケースや応急処置を行わず放置したケースでは，過度な炎症症状が出現し，理想的な組織修復過程の進行を妨げ慢性炎症へ移行していく．受傷直後から炎症期に適切な医療的管理が受けられなかったケースでは，一般的な組織修復プロセスから逸脱し，長期に及ぶ炎症所見の残存，不完全な組織修復，二次的機能障害の発生により最終的に後遺症に至る．
　急性期に適切な医療的管理を施されたケースでも，炎症期を経て腫脹や痛みが軽減すると，荷重位での下腿前傾がしやすくなるため，1週間から10日程度で歩行がしやすくなる．この時期に医療的管理を中断して，損傷部位の組織修復が不十分な状態でスポーツ活動を再開してしまうケースがある．このようなケースでも軽度な炎症症状が長期間残存し後遺症に至る．また足部・足関節機能を回復させるスポーツ理学療法を受けていないため，軽いステップやジャンプで再受傷するケースもある．

7 慢性期へ移行した足関節靭帯損傷の機能評価

1 問診および視診

　一般的な組織修復プロセスでは炎症期は7日から10日で完了する．競技者の初期評価の時期が炎症期を経過したあとで，視診で腫脹が残存を認めるケースでは，問診で受傷直後からの患部の状態や応急処置（RICE：Rest, Icing, Compression, Elevation）の有無，スポーツ活動の再開時期など慢性炎症へ移行する要因がないか情報収集する．慢性期に移行していると腫脹は外果周辺だけではなく足関節前面部や内果周辺にも腫脹が生じていることが多い（図8）．腫脹部位を軽く圧迫すると凹む感触を感じ形状が戻らない状態（浮腫）になっているケースがある．皮膚の発赤や熱感は軽度である．

2 圧痛部位の確認

　第一に損傷部位の前距腓靭帯部および踵腓靭帯部の圧痛の有無を確認する．次に足関節周囲の軟部組織などに圧痛がないか確認する．慢性期に至った足関節で圧痛を訴えることが多い部位は外側では腓骨筋腱部（外果後方），遠位脛腓関節部，前方では伸筋支帯部（図9a），後方では後脛骨筋腱部（内果後方），長母趾屈筋腱部（内果後方），距腿関節内側部であり（図9b），これらの部位の圧痛の有無を確認する．なお筋腱部に圧痛がある

場合は適度な圧を加えながら腱部の状態(柔らかさ,固さ,太さなど)を健側と比較して確認する.

 3 徒手的関節不安定性の確認

前方引き出しテスト(図10a)および内反ストレステスト(図10b)にて徒手的関節不安定性を確認する.患部に過度な伸張ストレスが加わらないよう安全および慎重に行う.長期にわたり腫脹が残存している足関節では自然な関節運動が損なわれており,足関節に徒手的操作を行うと抵抗感を感じることがある.また足関節周囲に痛みを伴うケースでは防御的な反応が生じリラックスした状態でテストを行うことができない.このようなケースでは正確なテスト結果が得にくいため,無理にテストを行わずに理学療法施行後に再テストすることを勧める.

4 足関節運動と運動時痛の確認（非荷重位）

膝窩部にクッションを入れて膝関節軽度屈曲位のポジションにて足関節の運動を観察する.背屈運動が制限されていることが多く,他動的に強制すると内果後方(後脛骨筋腱部,長母趾屈筋腱部)や外果後方(腓骨筋腱部)に痛みを訴える.また足関節前部(距腿関節天蓋前部)や遠位脛腓関節部にも痛みを訴えることがある(図11a,b).関節運動を観察すると距腿関節における距骨滑車の滑り込みがスムーズではなく,内がえしを伴う背屈運動(母趾側が上がり,小指側が下がる)が観察される(図11c).

次に膝関節伸展位とし足関節底屈運動を観察し関節可動域制限の有無を確認する.底屈制限がある場合は伸筋腱部および伸筋支帯部に運動時痛を訴えることがあり,足指を屈曲させると痛みが増す.

 5 足関節運動と運動時痛の確認（荷重位）

荷重位での足関節運動と運動時痛の有無を確認する.足部間を握りこぶし二つくらい開き下腿を前傾させる.可動域制限があると下腿前傾が小さ

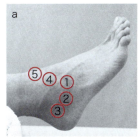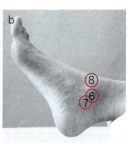

図9 圧痛部位の確認
① 前距腓靱帯部,② 踵腓靱帯部,③ 腓骨筋腱部(外果後方),④ 遠位脛腓関節部,⑤ 伸筋支帯部,⑥ 後脛骨筋腱部(内果後方),⑦ 長母趾屈筋腱部(内果後方),⑧ 距腿関節内側部

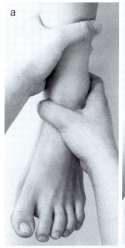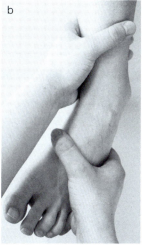

図10 足関節の徒手的不安定性テスト
a：前方引き出しテスト：下腿遠位端を把持して固定し,他方の手で後足部を把持して距骨を前方へ引き出すようにストレスを加える.足関節を軽度底屈位・内転位でテストすると不安定性を確認しやすい.
b：内反ストレステスト：下腿遠位端を把持して固定し,他方の手で中足部を把持して内反ストレスを加える.いずれのテストもストレスを加えた最終域で靱帯の制動感を感じることができれば陰性である.

く(図12a),足関節前部に運動時痛や「つまるような感じ」を訴える(図12b).また内果後方にも運動時痛を訴えることが多く,内側縦アーチ(土踏まず)を下降させるように誘導して荷重させると痛みが増す.腓骨筋腱部に運動時痛の訴えがあることがあるが,外果後方から腓骨筋腱滑車までの腓骨筋の走行に沿い現れる(図12c).

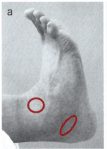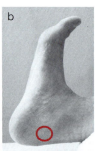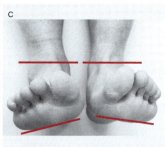

図11 非荷重位での運動時痛の確認

背屈強制で内果後方(後脛骨筋腱部,長母趾屈筋腱部)や外果後方(腓骨筋腱部)に痛みを訴える(a, b).背屈運動を観察すると距腿関節における距骨滑車の滑り込みがスムーズではなく,内がえしを伴う背屈運動が観察される(c).

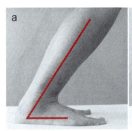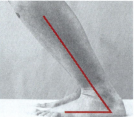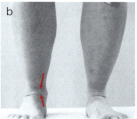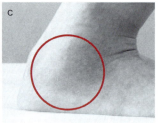

図12 荷重位での運動時痛の確認

可動域制限があると下腿前傾が小さく(a)足関節前部に運動時痛や「つまるような感じ」を訴え(b),可動域制限を足部外転にて代償して補う.写真は腓骨筋腱部に腫脹が残存しており下腿前傾すると痛みを訴える.痛みは外果後方だけではなく腓骨筋腱滑車までの腓骨筋の走行に沿い現れる(c).

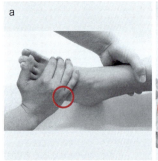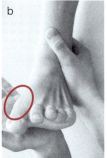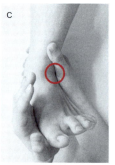

図13 長・短腓骨筋と後脛骨筋の徒手筋力テスト

短腓骨筋のテストを行うときには第5中足骨基部に抵抗をかけ(a),長腓骨筋では足底前内側部に抵抗をかけると選択的にテストを行うことができる(b).後脛骨筋のテストを行うときは過度な内がえしが起こらないように等尺性収縮でテストを行う(c).テストを行う際に前距腓靱帯部の走行に沿い母指球で押さえ内がえしを制動するように操作すると安全にテストができる.

6 長腓骨筋と後脛骨筋の相互作用

長腓骨筋は立方骨腓骨筋腱滑車を走行して内側楔状骨および第1中足骨部に停止し,後脛骨筋は主に舟状骨結節部に付着するが一部は足底部へ走行し内側楔状骨などに停止する.これら二つの筋はその走行から,互いに作用して距骨下関節での回内・回外,内転・外転をコントロールしている.長・短腓骨筋と後脛骨筋に対し徒手筋力検査(Manual Muscle Testing:MMT)を行う.短腓骨筋の検査には抵抗をかけるポイントは第5中足骨基部とし(図13a),長腓骨筋の検査では足底前内側部にする(図13b).後脛骨筋のテストを行うときは過度な内がえしが起こらないように等尺性収縮でテストを行う(図13c).

7 長腓骨筋の足部外側アーチ挙上機能の確認

長腓骨筋は足部外側アーチを挙上させる作用がある.足底部を観察し外側アーチの下降(扁平化)がみられたときには長腓骨筋を収縮させたときに,

| 図14 | 長腓骨筋の足部外側アーチ挙上機能の確認 |

足底部を観察し外側アーチの下降（扁平化）の有無を確認する．扁平化がみられたときには長腓骨筋を収縮させたときに外側アーチが挙上し「えくぼ」のようなしわがみられるかを確認する（a, b）．つぎに踵骨と立方骨を両手の母指と示指の2指で把持して可動性を確認する（c）．足関節外側靱帯損傷慢性期では踵立方関節の可動性が低下しているケースが多い．

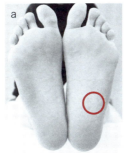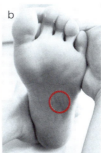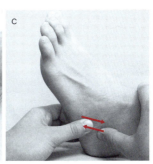

立方骨腓骨筋腱滑車に一致した部位に「えくぼ」のようなしわがみられるが（図14a, b），くぼみがみられない場合には長腓骨筋の機能低下がある．また踵立方関節の可動性が低下すると外側アーチの扁平化が生じる．踵骨と立方骨を両手の母指と示指で把持して可動性を確認する（図14c）．

> **Point**
> 足関節外側靱帯損傷慢性期では踵立方関節の可動性が低下しているケースが多く，傾斜した路面や不整地での歩行時に足部外側に荷重すると痛みを感じることや，不安定感を感じることがある．急な斜面や不整地で再受傷することもあるので留意が必要である．

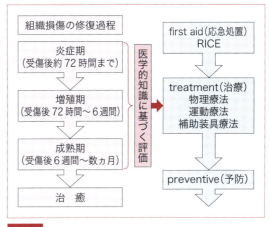

図15　組織損傷の修復過程と理学療法

8 慢性期に移行した足関節靱帯損傷

急性外傷により組織損傷が発生した患部には理想的な組織修復を進行させるための医療的管理が必要であるが，急性期の応急処置に失敗したケースでは，過度な炎症症状が出現し，理想的な組織修復過程の進行を妨げ，慢性炎症へ移行し，不完全な組織修復のため後遺症に至る．長期に及ぶ炎症所見の残存は足関節の運動機能障害も生じさせ，可動域制限や筋力低下・筋機能低下，これらによる足部機能の低下を導き，その機能改善には時間を要する．競技者は代償運動によりスポーツ活動を再開してしまうことが多く，その結果，二次的慢性外傷を発症し悪循環を引き起こす．理学療法士は組織修復のメカニズムを理解し，修復状態に応じたスポーツ理学療法プログラムを提案できることが大切である（図15）．慢性炎症に移行させず後遺症をつくらない最善策は炎症期の処置を適切に行い，理想的な組織修復を進行させるための環境を理学療法士が整えることである．

文献

1) 東山一郎ほか：ジャンパー膝の病態―骨梁構造，組織学的検討―．臨スポーツ医 27：1063-1071, 2010
2) 宮本大輔：膝蓋大腿関節シミュレーションを用いた大腿四頭筋力の配分に関する二種類の評価法の比較．理学療法京都 36：109-109, 2007
3) 嶋田智明ほか監訳：筋骨格系のキネシオロジー，医歯薬出版，東京，485-486, 2005
4) Standring S, et al eds：The Anatomical Basis of Clinical Practice, Elsevier/Churchill Livingstone, Edinburgh, 2004

和文索引

あ

アウトサイドキック　187
アキレス腱　116
足関節内がえし捻挫　152
足関節外側靱帯損傷　230
足関節内反捻挫　104, 218
足踏み　164
アスパラギン酸アミノ基転移酵素　135
圧縮　90
圧痛　67
圧迫　9
──骨折　90
アミラーゼ(AMY)　136
アライメント　22
アラニンアミノ基転移酵素　135
アルカリホスファターゼ(ALP)　136
アルブミン(Alb)　134
安定性　39

い

一次性損傷　208
一次予防　12
一過性四肢麻痺　212
インサイドキック　187
インステップキック　187
インフロントキック　187

う

ウェアラブル端末　205
烏口鎖骨靱帯　94, 97
運動支持側　51
運動性　41
運動速度　51
運動単位　141
運動ニューロン　141
運動面　50
運動連鎖　49

え

エラストグラフィ　122
炎症　226
円錐靱帯　97

お

オニオンスキン現象　143
オーバートレーニング症候群　197, 205

か

γ-GT　135
γ-GTP　135
回外足　25
回旋　90
外側アーチ　232
外側縦アーチ　24
回内足　25
外反母趾　22
外乱　39, 46
外力　8, 90
踵脂肪褥炎　118
角度　174
下行性斉射　141
下肢自動挙上　73
下肢伸展挙上テスト　69
鵞足炎　162
加速度センサ　174
家族歴　14
肩関節　56
活動張力　125
可動性　32
カーフレイズ　166
カリウム(K)　138
カルシウム(Ca)　138
カルボーネン法　204
患者教育　18
関節アライメント　42
関節間力　41

関節キネマティクス　102
関節動揺性　214
──テスト　57, 215
関節トルク　46
関節の不安定性　42
関節包　40

き

機械的ストレス　9
機械特性　124
キック　187
機能評価　58
求心性入力　141
90°外転・外旋テスト　57
急性硬膜下血腫　212
競技復帰　2
胸椎回旋　35
協働筋　48
棘上筋テスト　56
距骨下関節中間位　85
距腿関節　184
亀裂骨折　90
筋活動電位　141
緊急時対応計画　209
筋骨格モデル　177
筋挫傷　220
筋周膜　116
筋線維　141
筋電図検査　149
筋電図積分値　150
筋内腱　116
筋肉　116
筋放電パターン　150

く

空間的解像度　113
屈曲　90
──回旋テスト　75
──骨折　90
グルコース(Glu)　139
グルタミルトランスフェラーゼ

135
クレアチニン（CRE）　136
クレアチンキナーゼ　137
クレイグテスト　80
グローバルスタビライザー　75
クロール（Cl）　138

頚髄損傷　212
経皮的動脈血酸素飽和度　198
血液　132
血液検査　132
血清　132
──鉄（Fe）　138
結帯肢位　95
腱　116
牽引　90
肩鎖関節脱臼　94
肩鎖靱帯　94
ケンプテスト　72

こ

後遺症　230
高エコー域　114
高エネルギー外傷　208
光学式モーションキャプチャ
　177
後脛骨筋　232
後踵骨滑液包　116
剛性　40, 42
股関節屈曲外転外旋テスト　71
骨性 Bankart 損傷　93
骨折の形　90
骨端線損傷　92
骨盤捻転テスト　71
コリンエステラーゼ（ChE）　135
コンプライアンス　18

サイズの原理　142
再損傷　17
──率　18
最大心拍数法　204
サイドブリッジテスト　77

再発予防　12
サイレントピリオド　153
サッカー　182
三次元動作解析　177
三次元骨モデル　101

し

時間的解像度　113
支持面　51
膝蓋腱炎　226
膝蓋骨　227
──高位　229
──の可動性　227
シャトルラン　191
重症頭頚部外傷　208
柔軟性　32
主観的疲労度　201
受動システム　40
受動張力　125
傷害予防調査　12
小転子裂離骨折　93
食事　197
触診　67
神経支配比　141
靱帯　40, 115
──損傷　214
伸張　9
心拍計　203
心拍数　197, 204
振幅 H/M 比　152
心理コンディション診断尺度
　198
心理的プロフィールテスト　197

垂直跳び　191
睡眠　197
スクリューホームムーブメント
　84
スタティック・アライメント　22
ステップ　50, 191
ストレス　9
──テスト　41
スペシャルテスト　56, 66
スポーツ貧血　198

スランプテスト　69

せ

制御システム　40
静的アライメント　22
脊椎すべり症　66
脊椎分離症　66
前十字靱帯再建術後　152
剪断　9, 90
──骨折　90
仙腸関節圧迫テスト　70
仙腸関節炎　66
仙腸関節離開テスト　70
前方引き出しテスト　231

そ

総コレステロール　137
総蛋白質（TP）　134
走動作　161
総ビリルビン　136
足底圧中心　150
足底腱膜　118
──炎　118
足部アーチ　23
──高率　23
足部アライメント　87
足部幅率　25
組織性状　131
ソレンセンテスト　77

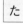

体温　196
体幹　66
──屈筋筋持久力テスト　76
体脂肪率　197
体重　197
大腿骨前捻角　15, 80
大腿神経伸張テスト　69
大腿スラストテスト　71
タイトネス　229
ダイナミック・アライメント　22
ダウン走　192
立ち5段跳び　191
立ち幅跳び　191

打撲　220
短軸画像　115
短軸走査　115
単純X線像　90
弾性特性　122

ち

力　8
知識教育　14
中間周波数　149
中性脂肪（TG）　137
超音波画像診断装置　113
長軸画像　115
長軸走査　115
長潜時反射　152
長・短腓骨筋　232
長腓骨筋腱　119

つ

椎間板ヘルニア　66

て

低エコー域　114
定量的画像解析法　106
手投げ　158

と

投球動作　157
動作学的筋電図　149
動作分析　157
等尺性収縮　144
疼痛誘発テスト　56
動的アライメント　22, 46
──評価　13
読影　90
徒手筋力検査　42
トーマステスト　82

な

内側側副靱帯　117
内側縦アーチ　23
内側半月板　117

内的モデル　41
内反小趾　23
内反ストレステスト　231
内力　8
ナトリウム（Na）　138
軟骨　40, 115

に

二関節筋　222
肉ばなれ　220
二次性損傷　208
乳酸脱水素酵素（LD・LDH）　135
ニュートラルゾーン　40
尿　197
尿酸（UA）　138
尿素窒素　136
尿比重　197

ね

捻れ　9

の

脳振盪　210
能動システム　40

は

バーナー症候群　212
ハムストリングス　184
半月板　40, 117

ひ

腓骨筋腱鞘　119
肘下がり　157, 158
表面筋電図　141
ピリオダイゼーション　202
ヒールキック　187
疲労　203
──骨折　90

ふ

フィードバック制御　41

フィードフォワード制御　41
フィールドテスト　182
不顕性骨折　90
部分的カールアップテスト　75
プランクテスト　75
プロアジリティテスト　191
分泌型免疫グロブリンA　198
分まわし　164

へ

ヘモグロビンA1c（HbA1c）　139
ヘモグロビン値　198
便　197
片脚スクワット　13, 165
片脚着地動作　13
ベンチトランクカールテスト　75

ほ

方向転換　184
歩行動作　161
ボタンホール変形　92

ま

曲げ　9
末梢神経　117
マルチステージテスト　192
慢性外傷　225
慢性足関節不安定症　101

む

無エコー域　114

ゆ

誘発筋電図　149
歪み　9
指伸筋腱付着部裂離骨折　92

よ

用手的頭頸部固定　209
腰椎分離症　99
腰部障害　66

横アーチ　25
予防　19
──戦略　12
──トレーニング　19

ら

ラグビー　189
ラセーグテスト　72
らせん骨折　90
ランニング　183

り

梨状筋検査　72
リスクファクター　19
立位股関節屈曲テスト　74
立位/坐位前屈テスト　74
菱形靱帯　97
隣接関節　48

れ

レッグヒールアライメント　86
裂離骨折　90

ろ

ローカルスタビライザー　75
ロバストネス　40

欧文索引

A

ACL 再建術後　153
ACL 損傷　12
active straight leg raising (ASLR)　73
ALT　135
AST　135

B

Balance Error Scoring System (BESS)　211
bench trunk curl test　75
Biering-Sorensen test　77
bird dog　36
BUN　136

C

CK　137
coordination　48
CPK　137
Craig's test　14, 80
CT　98

D

drop jump　13
drop vertical jump (DVJ)　194

E

Ely test　34
empty can テスト　56

F

femoral nerve stretch (FNS) test　69
fibrillar pattern　114
flexion-rotation test　75
flexor endurance test　76
follow-through reach test　161
fps　168
frog's eye patella　26
full can テスト　56

G

Gaenslen's test　71
GOT　135
GPS 機能付き心拍計　205
GPT　135

H

H 反射　152
HDL コレステロール (HDL-C)　137
hyper angulation　157, 158

I

ImageJ　173

J

Jones 骨折　93

K

Kemp's test　72
Kinovea　173
knee-in & toe-out　28
knee-out & toe-in　28

L

Lasègue's test　72
LDL コレステロール (LDL-C)　137
leg-heel angle　25

M

medial tibial stress syndrome (MTSS)　162
mobility　32, 41
MRI　105

O

O 脚（内反膝）　26
Ober test　34
O'Brien テスト　57
one-leg standing test/Gillet test　74
1,000 athlete-exposure　16

P

partial curl-up test　75
Patrick's (FABER) test　71
PDCA サイクル　202
PIP 関節開放性脱臼　93
plank to fatigue test　75
probe compression test　118
profile of mood states (POMS)　197
psychological condition inventory (PCI)　198

Q

Q-angle　26, 227
QuickTime　173

R

rated perceived exertion (RPE)　201
Return to Participation　3
Return to Performance　3
Return to Sports　3
Rockwood 分類　94

S

sacroiliac compression test　70
sacroiliac distraction test　70
Salter-Harris 分類　92
scapular lateral slide test　36
Schober's test　35
secretory immunoglobulin A
　（SIgA）　198
side bridge test　77
sit-and-reach test　33
S/N 比　146
SLR test　69
Slump's test　69
Sport Concussion Assessment
　Tool（SCAT）　211
squinting patella　26
Standardized Assessment of
　Concussion（SAC）　211
standing flexion test/sitting
　flexion test　74
Stinger syndrome　212
straight leg raising（SLR）test　33
sulcus テスト　58

T

T テスト　191
T1 値　105
T2 値　105
TB　136
T-Bil　136
TC　137
T.CH　137
The Strategic Assessment of Risk
　and Risk Tolerance（StARRT）
　framework　3
thigh thrust test　71
Thomas test　34
──変法　82
3D-to-2D レジストレーション法
　102
Thurston-Holland's sign　92
Transfer Jet　171

U

UN　136

V

$\dot{V}O_2$ grid　193

X

X 脚（外反膝）　26

Y

Yo-Yo 間欠性持久力テスト　193

|検印省略|

スポーツ理学療法プラクティス
機能評価診断とその技法
定価（本体5,000円＋税）

2017年9月1日　第1版　第1刷発行

編　者　片寄 正樹・小林 寛和・松田 直樹
発行者　浅井 麻紀
発行所　株式会社 文光堂
　　　　〒113-0033　東京都文京区本郷7-2-7
　　　　TEL（03）3813-5478（営業）
　　　　　　（03）3813-5411（編集）

Ⓒ片寄正樹・小林寛和・松田直樹, 2017　　　　　印刷・製本：広研印刷

乱丁，落丁の際はお取り替えいたします．
ISBN978-4-8306-4559-4　　　　　　　　　　　　　　Printed in Japan

・本書の複製権，翻訳権・翻案権，上映権，譲渡権，公衆送信権（送信可能化権を含む），二次的著作物の利用に関する原著作者の権利は，株式会社文光堂が保有します．
・本書を無断で複製する行為（コピー，スキャン，デジタルデータ化など）は，私的使用のための複製など著作権法上の限られた例外を除き禁じられています．大学，病院，企業などにおいて，業務上使用する目的で上記の行為を行うことは，使用範囲が内部に限られるものであっても私的使用には該当せず，違法です．また私的使用に該当する場合であっても，代行業者等の第三者に依頼して上記の行為を行うことは違法となります．
・JCOPY〈出版者著作権管理機構 委託出版物〉
本書を複製される場合は，そのつど事前に出版者著作権管理機構（電話03-3513-6969, FAX 03-3513-6979, e-mail：info@jcopy.or.jp）の許諾を得てください．